遗传咨询技巧

（第2版）

［美］帕特里夏·麦卡锡·维奇
Patricia McCarthy Veach

［美］邦妮·S.勒罗伊　　　　　　　著
Bonnie S. LeRoy

［美］南希·P.卡拉南
Nancy P. Callanan

朱丽萍　　徐　飚　　沈亦平　**主译**

U0397423

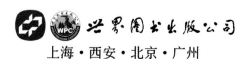
世界图书出版公司

上海·西安·北京·广州

图书在版编目（CIP）数据

遗传咨询技巧：第2版/（美）帕特里夏·麦卡锡·维奇，
（美）邦妮·S.勒罗伊，（美）南希·P.卡拉南著；朱丽萍，徐飚，
沈亦平译. —上海：上海世界图书出版公司,2021.2
　　ISBN 978－7－5192－8014－7

　　Ⅰ.①遗… Ⅱ.①帕… ②邦… ③南… ④朱… ⑤徐…
⑥沈… Ⅲ.①遗传咨询—教材 Ⅳ.①R394

中国版本图书馆 CIP 数据核字（2020）第 219792 号

First published in English under the title
Facilitating the Genetic Counseling Process: Practice-Based Skills by Patricia
McCarthy Veach, Bonnie S. LeRoy and Nancy P. Callanan, edition: 2
Copyright © Springer International Publishing AG, part of Springer Nature, 2018*
This edition has been translated and published under licence from
Springer Nature Switzerland AG.
Springer Nature Switzerland AG takes no responsibility and shall not be made liable
for the accuracy of the translation.

书　　名	遗传咨询技巧（第 2 版） Yichuan Zixun Jiqiao(Di-er Ban)
著　　者	［美］帕特里夏·麦卡锡·维奇　［美］邦妮·S.勒罗伊 ［美］南希·P.卡拉南
主　　译	朱丽萍　徐　飚　沈亦平
责任编辑	马　坤　沈蔚颖
装帧设计	南京展望文化发展有限公司
出版发行	上海世界图书出版公司
地　　址	上海市广中路 88 号 9－10 楼
邮　　编	200083
网　　址	http://www.wpcsh.com
经　　销	新华书店
印　　刷	杭州宏雅印刷有限公司
开　　本	787mm×1092mm　1/16
印　　张	25.5
字　　数	450 千字
印　　数	1－2000
版　　次	2021 年 2 月第 1 版　2021 年 2 月第 1 次印刷
版权登记	图字 09－2020－681 号
书　　号	ISBN 978-7-5192-8014-7/R·563
定　　价	168.00 元

版权所有　翻印必究
如发现印装质量问题,请与印刷厂联系
（质检科电话：0571－88855633）

译 者 名 单

主 译

朱丽萍　上海市妇幼保健中心

徐　飚　复旦大学公共卫生学院

沈亦平　哈佛大学波士顿儿童医院

主 审

华嘉增　上海市第一妇婴保健院

顾 问

贺　林　院士

译 者（按姓氏笔画排序）

王　洁　上海市妇幼保健中心

卢映宏　复旦大学公共卫生学院

杜　莉　上海市妇幼保健中心

沈心荷　上海市妇幼保健中心

张雨格　复旦大学公共卫生学院

范崇纯　上海市妇幼保健中心

胡淑怡　上海市妇幼保健中心

侯新新　上海市妇幼保健中心

崔梦晴　上海市妇幼保健中心

蒋　泓　复旦大学公共卫生学院

Lindsey Walker　Kech Graduate Institute

推荐序

遗传咨询在国内作为新的发展领域,近年来正快速发展。从中国遗传学会遗传咨询分会(CBGC)的成立,各级各类遗传咨询师培训班、公益普及班的召开,到与国际权威遗传咨询机构——美国遗传咨询资质委员会(ABGC)和美国遗传咨询认证委员会(ACGC)进行经验交流,我国已培养了约4 000名遗传咨询工作者。2017年6月,"上海市'健康孩'协同创新中心"在上海市妇幼保健中心正式挂牌成立,以开展遗传咨询、遗传检测、加强出生缺陷三级预防为重点,全方位整链条地打造出生缺陷防控服务体系,在上海市妇幼保健中心打造遗传咨询示范服务高地,并组织开展全球首次大型综合性远程遗传咨询义诊活动,在上海市设立6个示范区先行先试创新探索实践模式。2018年,上海在全国首次出台了《上海市遗传咨询技术服务管理办法》,为推动上海乃至全国遗传咨询的正规化、标准化和职业化起到积极作用。然而,中国遗传咨询道路要走向"造福患者,服务大众,实现健康中国"的目标仍然任重道远。

施普林格出版社出版的《遗传咨询技巧(第2版)》旨在帮助遗传咨询学员掌握基本的助人技能,为形成有效的遗传咨询关系奠定良好基础,从获取病史信息到提供指导、提出选择方案、促进患者决策、提供支持性咨询等技能,都是遗传咨询不可或缺的重要方面。针对国内目前遗传咨询相关培训教材的匮乏,该书由上海市妇幼保健中心牵头组织国内外知名专家翻译。此书从各个方面介绍遗传咨询的助人技能,内容涵盖倾听、共情、会诊、决策制订、自我表露等多个维度,强调与患者及其家属的互动技巧,重视咨询对象的心理状态,具有很高的系统性和科学性。通过大量遗传咨询案例、自我问答练习和角色扮演等多形式的活动,由理论到实践,为学习者深入掌握临床咨询技能提供了更多机会。

此书不仅可供遗传咨询专业学生、遗传咨询医师使用,也能用于所有从事遗传咨询相关工作的人士,具有很好的实用性。与我目前正在主编的《解码生命》一起,推荐用于遗传咨询队伍培训。相信大家一定能学有所获,更能学以致用,为提高出生人口质量、建设健康中国做出努力。

贺　林

2020 年 10 月

译者序

　　出生缺陷是指婴儿出生前发生的身体结构、功能或代谢异常。出生缺陷严重危害儿童健康,是新生儿死亡的重要原因,不仅给患儿带来巨大的伤害,也会给家庭、社会、医疗卫生系统等带来沉重的负担。据世界卫生组织(WHO)报道,全球每年有超过 30 万新生儿由于先天异常而在出生后的 4 小时内死亡,占全球新生儿死亡率的 11%。中国是出生缺陷高发国家,每年新增出生缺陷患儿约 90 万例,出生缺陷发生率约为 5%,且呈逐年上升的趋势。随着二孩政策的全面实施,高龄产妇逐年增多,进一步增加了新生儿出生缺陷的发生风险。

　　随着基因技术的迅猛发展,人们对疾病的认识提升到一个新的高度。对遗传信息的正确解读可为疾病的防治提供重要的信息,由此产生了一门新的学科——遗传咨询。遗传咨询是咨询医师和咨询对象之间就其家庭中遗传病的病因、遗传方式、诊断、治疗、预防、复发风险等所面临的全部问题进行讨论和商谈,最后形成恰当的对策,做出选择,并在咨询医师的帮助下付诸实施,以达到最佳防治效果的过程,为临床上有效预防和治疗遗传相关的出生缺陷提供不可或缺的支持。遗传咨询和检测在出生缺陷遗传学研究成果的临床转化中发挥核心作用。对子代的遗传特征信息进行评估并判断其致病性,能够在婚前筛查、辅助生殖以及产前诊断等环节中及早发现潜在患儿。临床上若能借助遗传咨询发挥"桥梁"作用,将现代医学遗传知识有效地传递给普通民众,促成理性的互动,帮助育龄夫妻或患儿父母做出合理的选择,则能够有效降低出生缺陷发生率,提高我国人口健康水平。

　　在美国等发达国家,遗传咨询学科已经日趋成熟,拥有大批致力于遗传咨询技术的专业人员,经过几十年的发展积累了大量经验。但在国内这一学科尚不成熟,在医疗机构包括第三方遗传检测机构仍存在较为严重的过度诊断或诊断不足等问题,其中一个重要原因是目前鲜有针对遗传咨询师的专业培训及教材。2015 年 2 月 9 日,由贺林院士领衔的中国遗传学会遗传咨询分会在上海正式成立。2017 年 6 月,"上海市'健康孩'协同创新中心"在上海市妇幼保健中心正式挂牌成立,旨在联合贺林院士团队,以开展遗传咨询、遗传检测、加强三级预防管理为抓手,全方位整链条地打造出生缺陷防控示范服务体系,开展遗传咨询示范服务和出生缺陷检测技术。

针对目前国内日益突出的出生缺陷挑战,为了提高遗传咨询相关医务人员的知识技能,降低出生缺陷发生率、提高出生人口素质,上海市妇幼保健中心组织专业人士对施普林格出版社出版的《遗传咨询技巧(第2版)》进行了翻译,并邀请领域内的专家,包括复旦大学公共卫生学院徐飚教授、哈佛大学沈亦平教授等对译文进行校译,保证了译文的科学性、权威性和可读性。

《遗传咨询技巧(第2版)》包含了遗传咨询的各个环节,从询问病史、给患者介绍可能的选择以便其做出决策、提供预期的指导方向等,使患者能够在充分了解相关遗传知识与信息的基础上做出最有利于自身的决策。本书从各个方面发展遗传咨询的基本帮助技能,内容涵盖倾听、共情、会诊、决策制订、自我表露等多个维度,强调与患者及其家属的互动技巧,重视咨询对象的心理状态,具有很高的系统性和科学性。此外,本书还提供了大量遗传咨询案例、自我问答练习和角色扮演等多形式的活动,由理论到实践,为学习者深入掌握临床咨询技能提供了更多机会。

本书内容条理清晰,有较强的针对性和实用性,本书的使用对象可以是遗传咨询专业的学生、遗传咨询医师,及以后可能从事遗传咨询工作的人士。由于学术方面的需要,本书所涉研究者姓名均保留为原文,特此说明。本译著的出版,将能切实帮助遗传咨询相关专业人员在日常工作中运用这些知识技能,为有需求的家庭提供更专业的遗传咨询服务。

朱丽萍

2020 年 9 月

前　言

本书初次出版至今已 14 年,遗传咨询领域发生了巨大的变化。在此期间,遗传学知识、检测方法和技术的迅速发展,给患者及其家庭成员带来了更多的选择,同时也增加了决策的困难度。数量众多、种类繁多的可利用信息和选择使决策过程更加复杂。现在或许比以往任何时候都更需要基本的咨询技能来提供遗传咨询服务,以帮助患者更好地理解他们的情况、做出合适的决定、积极应对并适应他们的遗传状况。遗传咨询基本技能,鉴于其重要性,依然是本书第 2 版的重点内容,但我们很高兴能综合遗传咨询领域日益增多的文献,将基本技能的进展包括遗传咨询过程和结果的实践和研究模型等内容纳入本书。

本书旨在帮助学习遗传咨询的学员掌握基本的助人技能,为形成有效的遗传咨询关系打好基础。从获取病史到提供信息、提出选择方案、促进患者决策、提供先期指导和支持性咨询,这些技能对遗传咨询的各个方面都是不可或缺的,它们还有助于患者接受健康教育,从而运用遗传知识使自己获益。除了关注基本的助人技能(微技能),本书还提供了案例和自我反思式实践。值得注意的是,本书包括许多课堂活动和书面练习,为基本助人技能(包括互动技巧)、自我反思技能和批判性思考技能所需要的督导实践提供了机会,而这些基本技能是学员做到触类旁通、举一反三所必需的。练习和活动基于主动与协作的学习方式,目的是增强学员的高度参与感和学习责任感(Johnson et al. 1991)。学员在相互合作而非竞争的学习活动中共同努力。此外,这种方法可促进学员对自己的优势和局限性进行自我评估。请注意,每章结尾的课堂活动都可以改为书面练习,而许多书面练习也可改为课堂活动。

本书介绍了遗传咨询认证委员会(2015)所认可的社会心理方面、基于实践的能力[详见附录 A,由遗传咨询认证委员会列出的遗传咨询师应具备的基于实践的能力,包括人际交往、社会心理和咨询技能(第 2~11 章)以及专业发展相关内容(第 12~13 章)]。本书所述内容也许不能为学员的独立实践做好完全的准备,但随着学员学术水平的提高和临床经验的丰富,学员所具备的基本技能将得到进一步拓宽和加深。尽管本书设定用于课堂环境,但大多数材料、活动和练习可由医务工作者应用于临床实践。

本书第2版包含对遗传咨询实践中互惠参与模型的讨论(第2章),扩展了提供建议和影响性回应这两项遗传咨询基本技能的内容(第10章),增加了遗传咨询师职业倦怠、同情疲劳(第12章)以及专业发展和自我反思式实践的新内容(第13章),还有能够反映当前基因检测方法和技术的遗传咨询实例/情景,综合遗传咨询研究结果,在每一章增加活动和练习,以及多角色扮演的技能训练。鉴于当前人们普遍熟悉互联网的使用这一背景,我们删除了利用互联网资源这一章的内容。

修订本书时,我们利用了许多资源,包括作为专业的遗传咨询和心理健康咨询领域的从业人员、教育工作者和研究人员的综合经验,以及遗传咨询和心理学方面的文献著作。心理咨询和遗传咨询有着惊人的相似之处,许多概念实际上是共通的,但是我们的目的并不是把遗传咨询专业的学员培养成心理治疗专家,因此,用于阐述技能、概念和过程的案例均针对遗传咨询关系。此外,由于遗传咨询是一个以医学为基础的保健专业,故本书强调了心理健康咨询和遗传咨询之间的重要区别。

书中内容反映了多种理论倾向,包括强调遗传咨询师真诚助人、正向关怀、尊重他人和无指向性的人道主义理论;强调遗传咨询师-患者沟通互动,以及有意识和无意识咨询过程强度和质量的心理动力学理论;描述思想、感觉、行为复杂的交互作用,以及强调用具体的行为术语定义患者关注点和目标的重要性的认知行为理论。

我们的观点深受西方文化背景和传统西医理论的影响,但我们也尝试通过对遗传咨询中文化因素的研究,指出对文化背景、信仰和世界观与我们不同的患者某些概念和技术所具有的局限性,来拓宽我们的视角。此外,我们还挑选了来自不同背景的患者的案例,但是,请记住,这些案例不一定代表所有的文化群体,也不一定适用于某一特定群体的每位成员。

虽然本书关注的是在面对面的临床背景下与患者互动相关的遗传咨询技能,但是我们也意识到,越来越多的遗传咨询师在非临床的环境中工作,或者以非传统的方式提供临床指导,如远程医疗或一些基于网络的服务。我们相信,遗传咨询核心技能在遗传咨询实践的所有领域都是共通的。精通遗传学知识,同时掌握沟通和咨询技巧的专业保健人员不仅是遗传咨询在过去50年取得巨大发展的主要因素之一,而且将成为遗传咨询在未来继续蓬勃发展的中坚力量。

格式

　　本书每章伊始都会明确基本学习目标,接下来定义相关的遗传咨询技能,把它们置于上下文中进行介绍(在遗传咨询中的功能或目的),并提供代表性的案例。读者也许会注意到,一些案例是重复的(例如,许多案例涉及产前遗传咨询、唐氏综合征、乳腺癌、肌营养不良和亨廷顿病等),然而这种重复是有意为之,因为我们希望不同程度的学员,包括那些对遗传知识了解有限的学员,均能理解这些"基本"案例。

　　本书每章结束都会通过课堂活动和书面练习来进行技能实践。课堂活动可以在书面练习之前进行,以促进学员思考;也可以在书面练习之后进行,使学员有机会考虑自己愿意分享多少。无论选择哪种练习和活动,无论是以书面还是口头的形式进行实践,都应提醒学员注意选择那些他们愿意向他人分享的信息。教师或导师应强调这一点,并始终提前告知学员将要进行分享的信息类型。

结束语

　　我们建议你从"本书使用者指南"这一章开始阅读,因为它为其余章节"奠定了基础"。我们希望这本书对你有所帮助,并且欢迎你进行任何评论或提问。我们的联系方式是:veach001@umn.edu,leroy001@umn.edu,npcallan@uncg.edu。

参考文献

Accreditation Council for Genetic Counseling. Practice based competencies for genetic counselors. 2015. http://gceducation.org/Documents/ACGC%20Core%20Competencies%20Brochure_15_Web.pdf. Accessed 18 Aug 2017.

Johnson DW, Johnson RT, Smith KA. Active learning: cooperation in the college classroom. Edina, MN: Interaction; 1991.

帕特里夏·麦卡锡·维奇　美国明尼苏达州明尼阿波利斯

邦妮·S.勒罗伊　美国明尼苏达州明尼阿波利斯

南希·P.卡拉南　美国北卡罗来纳州格林斯伯勒

鸣　谢

本书第 1 版得到了 Jane Engelberg 纪念奖学金的资助。

本书凝聚了来自遗传咨询、生物伦理学和成人教育领域专家的智慧。我们还要特别感谢本书的原作者之一——Dianne Bartels 博士，他的理论和观点在本书第 2 版的每一章均有介绍。

缩略语表

ACGC	遗传咨询认证委员会
The ARC	美国 ARC
ASHG	美国人类遗传学学会
BRCA	乳腺癌
CEGRM	彩色生态遗传关系图
CF	囊性纤维化
cfDNA	无细胞 DNA
Co	咨询师
COE	伦理规范
Cl	当事人
CMA	染色体微阵列分析
DMD	杜氏肌营养不良
EOFAD	早发家族性阿尔茨海默病
FAP	家族性腺瘤性息肉病
GC	遗传咨询师
GLBT	同性恋、双性恋或跨性别族群
HBOC	遗传性乳腺癌和卵巢癌
HD	亨廷顿病
IA	中间等位基因
ID	智力障碍
ITM	交互训练模型
LGBT	同性恋、双性恋或跨性别族群
MPSII	亨特综合征
NSGC	国家遗传师协会
OCD	强迫症
Obs	观察者

Pt	患者
REM	互惠参与模型
SDM	共同决策
SMA	脊髓性肌萎缩
SUVQ	施瓦茨价值问卷
TAGC	跨国遗传咨询联盟
TS	结节性硬化
VUS	重要性不明的变异
WES	全外显子序列测定

目　录

本书使用者指南：教员、督导和学员　1

> **学习目标**
> 1. 描述本书的哲学和教育学基础。
> 2. 确定发展基本帮助技能的共同挑战。
> 3. 促进教学和学习基本帮助技能的建议策略。

帮助技能是教与学的乐趣所在。学员们渴望掌握技能，他们乐于参与各类技能练习活动。同时，帮助技能的培训也有其独特的挑战（例如区分相似类型的咨询师反应，如初级共情和高级共情，管理学员的焦虑和抵触情绪，从技能缺陷中区分发展问题）。这一章为本书的内容提供了一个哲学和教育学背景，讨论了帮助技能发展所涉及的一些挑战，并为帮助技能的教与学提供了建议。建议包括适用于帮助技能的主动学习技巧、角色扮演和反馈技巧，以及商讨策略。我们还提供有关评估和学员抵触的建议，并且加入了整合学习活动（见附录）。大多数建议都可由临床督导员根据实际进行相应修改并使用。其中许多内容是由过去 30 多年我们合作过的学员和同僚们共同构建的。在此由衷感谢明尼苏达大学教育创新中心。

1.1　哲学基础和总体学习目标

大量经验证据表明，通过微技能培训可以提高基本的咨询技能（例如，专注、反思）（Ridley & Mollen 2011）。本书的主要目的是培养学员在基本咨询技能（基本技能列表和简要说明见附录 1.1）和遗传咨询选定的关键要素（如连接、决策）方面的能力。这双重目标的强调有助于学员学习在特定的遗传咨询情境中与特定的咨询对象应用这些内容，并增进他们对遗传咨询这门复杂的艺术和科学的理解。

两个基本学习目标涉及学员的知识和技能增长，并形成合适的临床实践专业态度。他们通过作为"假设"的遗传咨询师角色亲身体验，通过参与互动监督过程(给予和接受反馈),以个性化的概念、理论和技能来实现这些目标。另一个基本学习目标是认识到基本技能如何适用于其他更广泛的能力;这一目标是通过课堂活动和书面练习来实现的,这些书面练习侧重于基本帮助技能、案例概念化和自我反思。在学员的专业培养早期,展现基本技能和综合能力之间的相互关系可避免简单化和孤立化的认识。

我们希望学员对遗传咨询的复杂性有真切的认识,建立他们的自信和觉知,并对咨询对象及在遗传咨询过程中使用技能更具策略。总之,我们希望提高学员与人交谈、倾听和理解他人的能力,了解自己,并领会成为遗传咨询师的职业意义。

1.1.1　自我反思实践

本书中的大量活动和练习要求学员进行反思。自我反思是一种有意的心理过程,主要用于复杂或不确定的情况或想法,以满足特定的目标(Lowe et al. 2007)。自我反思有几个潜在的好处,包括增加专业教育和培训对个人行为产生有意义影响的可能性,从而帮助遗传咨询从业人员继续专业发展(Lowe et al. 2007);允许遗传咨询从业人员更好地从自身关注点中区分咨询对象的关注点(Silverman 2008);以及促进移情表达和观点采纳。理论上,那些更了解自身内在过程、生活挑战、个人优势和局限性的遗传咨询从业人员能够更好地与他们的咨询对象建立联系(Joireman et al. 2002)。自我反思有助于学员获取自我监督技能;创建帮助过程的概念图(Bennett-Levy 2007);以及培养文化能力,因为深度的自我认知是文化能力实践的重要组成部分。Ridley 等人(2011)引用几项咨询及心理治疗的研究证明,"持续的自我反思和自我意识……对高质量的治疗关系和专业发展至关重要"(第829 页)。来自遗传咨询文献的证据支持了遗传咨询专业发展中自我反思的必要性(例如,Callanan & Redlinger-Grosse 2016;Miranda et al. 2016;Wells et al. 2016;Zahm et al. 2016)。

1.1.2　最大化学习效用的基本原则

这本书中推荐的技能学习方法对许多学员来说是相当新颖的。因此,分享几个有助于学习的原则:

- 提出问题比自信知道所有答案更重要。问题展示了你的批判性思维、寻求商讨的意愿以及寻找答案的愿望。培养"自我监督"技能至关重要。作为一名遗传咨询专业人员,你必须能够进行批判性评估,然后根据需要进行修改。

- 你将沉浸在反馈的思想中。每一次互动都应该包含积极、正确的反馈，你应该努力做到更加开放，并愿意以尊重的方式给予和接受反馈。
- 希望你能够更加开放，愿意分享你作为一个遗传咨询师的个人发展反思。
- 鼓励你尝试各种遗传咨询基本技能。
- 要求你努力让自己以遗传咨询师的角色面对不认识的咨询对象，参与不可预知的互动。
- 鼓励你花更多的时间关注咨询对象，而不是你自己。
- 在遗传咨询交流过程中，你应该积极主动、有策略，而不是被动应对。
- 希望你试着去探究遗传咨询互动的内涵。避免简单肤浅地应对咨询对象的行为，或你自身的行为和反应。
- 希望你认识到，在任何时候，作为一名遗传咨询专业人员都应秉承高标准要求，并付诸行动。

1.2 主动学习指南和技巧

本书的主要教学方法是主动学习、合作学习（参见 Johnson et al. 1991）。理论和研究表明，学员并不是被动的容器，他们并不会通过讲座授课积累知识来最优化学习效果（参见 Smith et al. 2013）。相反，他们需要主动参与课程内容以学有所得。此外，学生不仅仅通过阅读和讨论来发展临床技能；临床技能的发展需要有监督的实践，包括集中反馈。因此，本书是高度体验性的，包含自我反思活动和书面练习，旨在让学员有机会在监督中实践。

在下面的内容中，我们提供了主动学习方法的建议，以及不同类型主动学习技巧的示例。

1.2.1 一般性建议

开始

- 描述主动学习理念，以及其与学习目标的关系。教学大纲中包含了对主动学习的描述，并在第一堂课期间进行讨论。对一些学员而言，这可能是第一次参加一门不以讲座为主要形式的课程。
- 第一堂课以"破冰者"主动学习开始。这为整个课程将要进行的活动类型设置了基调。例如,在一个"笔记卡片"破冰练习中,学员在索引卡上写下自己的姓名、家乡、最喜欢的书或电影等个人信息,以及一两条他们希望从课程中学到的内容,然后与班上的其他人分享他们的信息。

建立关系

- 如果你和你的学员还不知道对方的名字,应该尽快互相了解。可以使用姓名标签或进行"名字游戏",在这个游戏中,你绕着走一圈,说出自己的名字和一个自我描述的形容词,以自己名字的第一个词开头;下一个人说出自己的名字和形容词,并重复上一个人的名字和形容词。以此类推,直到最后一个人(也许是指导员)重复每个人的名字和形容词。

- 改变学员组团模式,如二人组、三人组和小团体等,以便他们有机会与每个人互动(例如:倒数;预分配;同一桌的每个人;让学员在课程早期或在学员可能透露更多亲密信息的活动中选择最佳合作伙伴)。

保持专注

- 为每项活动提供口头和书面指导(如提供讲义,以幻灯片的形式给予指导,或写在黑板上)。

- 让学员口头总结你的活动方向。

- 在课程开始时提供更多的指导。特别是在小组活动中,学员可能不会自然而然地参与必要的活动,如守时、记录小组成员的想法,以及努力让每个人都参与到对话中。你应该为小组讨论分配必要的角色(例如,围绕着小组说:"姓名笔画最少的人是记录员,左边的人是计时员,下一位是过程观察员,下一位是发散思考者,下一位是促进者,下一位就是汇报者")。

- 在主动学习练习中四处走走,了解正在发生的情况,帮助学员完成任务,并提供指导。告诉学员你将在整个课程中"倾听"大家;学员们将很快适应你的走动或加入。

- 推动学员前进,特别是当他们愿意交谈而非练习时。例如,试着说:"我知道我们还有很多可以讨论的,但我想确保你们都有机会练习这些技能,所以在我们继续之前,让我们再来一轮。"

提高效率

- 对于小组活动,以指定的方式分配角色,以便快速确定角色(例如,记录员是穿红色衣服的人,或生日离当天最近的人,或个子最高的人等)。改变角色分配,让学员有机会扮演所有角色。
- 当多个小组讨论同一问题时,应避免不必要的重复汇报。一个有效的方法是让每个小组给出一个想法,或者让每个小组对问题的不同部分给出答案,直到汇集各小组所有独特的想法。
- 在计划活动时,一定要留出时间指导学员,以帮助学员融入工作组。我们在每个活动的末尾提供了预计时间。然而,由于以下几点的不同,活动时间会有很大的差异：① 班级规模;② 学员的陈述时长;③ 问题的数量和类型;④ 活动所依据的技能或概念的复杂性。

1.2.2　给教员的建议

本书中的课堂活动强调自我反思、讨论和技能练习。为了使学习过程和结果最大化,我们给出如下建议。

回答学员的问题和意见

- 当学员问你问题时,将问题重新导向小组成员(例如,"你对此有什么想法?",但前提是你相信组内有人可以给出准确的回答,你可以就此进行总结和扩展)。
- 在强调时注意尊重他人。试着把每个人的反应与手头的问题联系起来,在总结性陈述时重复最相关或最有用的评论。

鼓励学员参与

- 注意用非言语行为吸引学员参与讨论,但应注重"邀请"而非"要求"学生回应(例如,"你看起来好像想说什么?")。
- 对个体差异保持敏感。当你逐渐了解你的学员后,你将能够对带入他们讨论的方式进行调整。例如,一个学员从不自愿参加讨论,而且看起来很不情愿,偶尔邀请这个学员在讨论中首先做出反应。或者,一个学员的回答通常过于冗长,可以最后询问该学员的反馈。

采用小组形式

- 采用小组形式时,每个小组包含 4~5 名学员最有利于鼓励个体参与和产生高质量的讨论。

- 为了便于展开讨论,先从任何人都能回答的问题开始,然后逐步增加问题难度。

  示例:开始时讨论"关系",让每个人回答"他们是什么?",然后更具体地询问"遗传咨询关系"包含什么,如关系的目标,以及遗传咨询师和咨询对象的角色和责任。

- 为了使小组讨论结果最大化,首先定义并简要概述将要讨论的概念或术语。在讨论时,尽量通过总结主要的主题、问题等将学员的意见联系在一起。同时,随时纠正可能出现的任何不准确信息。

利用案例

- 在展示时尽可能多用案例。新手们对"它看起来是什么"和"它是怎么做的"非常感兴趣。一种技巧是让学员参考课文中示例的内容,并要求他们拓展更多的例子,这将有助于他们的学习和理解。

- 具体的案例非常有助于说明概念。有条件的话可以为学员提供视频或音频,以及遗传咨询的现场演示(最好演示一名以上的遗传咨询师)。如果可能的话,请志愿者来当遗传咨询师和咨询对象。

- 案例应足够基础,如此学员便不需要很多关于遗传条件的知识。提供案例有关的详细信息,以便学员继续进行活动。

组织课堂

- 在准备每堂课时,先确定活动的优先级,这样就可以提前知道如果时间不足你可以删除哪些活动。

- 安排你的课堂活动,让学员从容易的活动发展到更具挑战性的活动。你还应该从威胁性较小的活动(例如定义"防御机制")开始,然后转向更具威胁性的活动(例如讨论自己的"防御机制")。在安排活动时,记住威胁性越强的活动,学员可能倾向于向越少的人披露信息(例如,使用二元格式,学员可以选择他们想要的人作为合作伙伴)。在处理更具威胁性的活动时,尽管学员可以自由提供细节,但尽量不要主动询问。例如,在处理防御机制二元练习时,询问"如何进行此活动? 关于防御机制对遗传咨询的影响,你学到了什么?",而不是问"你用什么防御机制?"。

- 对于各种角色扮演场景,你可以分配给学员进行角色扮演练习。本书中的各种练习和活动包括可用于角色扮演的场景。你也可以给学员分配创建角色扮演场景的任务，目的是让他们在角色替代中进行实践，从而促进移情和案例概念的实践。例如，一个 24 岁的白人男性可以创造这样一个场景——患者是一个 38 岁的患有乳腺癌的亚洲女性，从而在实践中尝试文化移情（Ridley & Lingle 1996）。附录 1.2 包含了一个关于遗传咨询角色扮演场景的书面练习。如果你让学员创建场景，建议你对其进行回顾，以确保其适当性和准确性。

- 如果可行，请聘用共同导师（例如高级别遗传咨询学员）。他们会提供不同的观点，你可以让共同导师直接观察小组学员的角色扮演活动，并且参与其他小组的活动。理想情况下，每个小组应配备一名共同导师。在展示帮助技能时，共同导师还可以充当遗传咨询师和咨询对象。

演示／模型

- 个体学习的方式之一是对比。在时间允许的情况下，总是从低水平（差）的帮助技能开始培训，逐渐至高水平（好）的帮助技能。要求学员说出两个层次技能之间的差异。
- 在咨询技巧演示后询问学员：你观察到咨询师说了什么？做了什么？对咨询对象有什么影响？咨询对象说了什么／做了什么？给你的印象？咨询师的行为是否可取？抑或是不受欢迎？你会有什么不同的做法？为什么？
- 你可以先为如何做一项活动建模，以此来设定规范。
- 对于个人技能演示（通常是 10~15 分钟的简短互动），强烈建议在整个课程中使用相同的角色扮演者。一种选择是展示两次遗传咨询活动的部分内容（第一次活动将遗传检测作为咨询对象的最终决定而进行讨论，然后是结果讨论会，即咨询对象决定如何处理检测结果）。这种方法可以让你展示更高级技能（例如对峙、决策模型）的恰当运用，并让学员具体了解遗传咨询的进展。

角色扮演方式

角色扮演是本书的主要学习方式。尽管角色扮演是人为的，但它在提高学员的技能方面是有效的（参见 Duys & Hedstrom 2000）。可以在角色扮演后立即通过口头和书面反馈提供持续的支持和指导。角色扮演没有单一的方式。我们在附录 1.3 中描述了两种可能的方式。此外，我们有如下建议：

- 组织角色扮演练习小组(经常变换小组成员)。
- 提醒扮演每个角色有多少时间。
- 先请志愿者作为遗传咨询师和咨询对象。
- 提醒观察员做笔记并记录时间。
- 让咨询师和咨询对象将自己定位在一个实际的遗传咨询活动中(他们可能需要移动椅子)。
- 指导遗传咨询师的扮演者专注于每一项技能,并酌情使用这些技能(换言之,不要仅为了展示某项技能而勉强使用)。
- 告诉遗传咨询师,如果他们陷入困境,可以在角色扮演期间要求暂停。如果咨询似乎陷入困境,观察员也可以暂停。在暂停期间,遗传咨询师应该谈论她/他认为正在发生的事情(咨询对象说了什么、做了什么、感觉到了什么?),遗传咨询师和观察员可以询问继续进行下去的方法。咨询对象在暂停期间应保持安静,然后继续角色扮演(让咨询对象先开始通常会有所帮助)。当有暂停时,可缩短角色扮演结束后的反馈时间。
- 汇报时让观察员分享至少一条积极的和一条纠正性的反馈,接下来请咨询对象提供反馈。随着学员在课程中获得经验,汇报可以从咨询师的自我批评开始,然后进行观察员和咨询对象反馈。
- 反馈应集中在咨询师而不是咨询对象身上!
- 反馈应首先聚焦于该节课的技能,然后是前期课程中涉及的技能。尽量减少对未涉及技能的反馈(这在早期课堂上尤其可能发生;例如,学员正在练习"参与技能",但他们的同伴会给他们关于"提问技能"的反馈)。
- 有些咨询对象的扮演者陷入角色扮演可能会变得情绪化,应让他们在得到反馈之前恢复镇定。此外,对遗传辅导员的非个性化反馈应包括对咨询对象的评论,因为角色扮演的某些元素可能是学生的真实反应。例如,你可以说,"你对这类咨询对象使用的开放式问题是……";或者你可以说,"当咨询对象高度抵抗时,最好……";避免说"某位是高度抵抗的咨询对象,所以你应该……"
- 在角色扮演过程中尽可能多地坐下来观察每个学员。
- 一旦学员参与了角色扮演并了解了他们当前的技能水平,你可以在下次角色扮演之前邀请他们,了解他们希望获得反馈的特定技能(反馈在被要求时最有效）。

- 如果可行,在角色扮演时录制视频。学员可能因录制而紧张,但从视频中观察自己的行为会让他们受益良多。这些视频将以一种具体的方式记录他们的进步。
- 每次角色扮演或课程结束时,务必向咨询师提供角色扮演观察笔记。

角色扮演和汇报中的关键问题

- 学员们喜欢谈论而非实干。你可能轻易地改变计划,谈论技巧,以致没有足够的练习时间。应鼓励学员多练习。
- 咨询师和/或咨询对象在角色扮演过程中一旦偏离轨道,观察员应该要求暂停。
- 时间不够。如果你想限制讨论,让每个观察员和咨询对象只给咨询师一到两条反馈。角色扮演也可以缩短几分钟。
- 提供无效或苛刻的反馈。告诉参与角色扮演的学员如何提供反馈。有不同的反馈意见时应得体表达（例如,"我认为我作为咨询师对待这个咨询对象的方式会有所不同""我认为这表明了不同的咨询对象对同一个咨询师的行为可能会有不同的反应"）,另一个选择是询问小组中的其他学员（作为患者或观察员）是否与反馈者有相似的看法。
- 咨询师有防备心理。记住使用基本的帮助技能（即共情）会有很大帮助！另外,经常对学员说:"这是大多数初学者都会做的事情""这不是什么大问题"或"通过练习,你会改进这种行为"。角色扮演是一种威胁性的活动,所以会有一定的焦虑紧张感。在课程评估时,学员们经常说这是他们最害怕的活动,但也发现这是从中学到最多的活动之一（他们对自我反思、录音或录像的角色扮演活动的反应类似）。而且,最有经验的学员往往对角色扮演最紧张,也许因为他们认为对他们的期望更高。
- 从不同的观察者那里获得不一致的反馈时,可能会感到沮丧或困惑。我们告诉学员要在他们收到的反馈中倾听主题。一条单独且过于直接的评论可能不如来自多源的多条评论有效。对于一些寻找正确做事方式的学员来说,矛盾的反馈可能会带来麻烦。
- 抱怨角色扮演使用虚构的材料。一些学员抱怨角色扮演的人为模拟性质（例如,这不是遗传咨询活动中真正会发生的;他们无法真正进入角色,因为他们知道这不是真实的)。我们承认存在一定程度的人为因素,但最重要的是实践(例如,实习护士在给真实患者打针之前的互相打针实践),鼓励学员尽可能多地尝试实践。一旦克服了最初被观察的紧张感,就会习惯于角色扮演。角色扮演者会将自己的感觉、想法和态度投射到角色中。

- 在开始角色扮演练习之前,我们建议通过回顾常见的问题和应对方式来解决学员对参与角色扮演和反馈的紧张感(见附录1.4)。

提供反馈

- 平衡正面反馈和纠正反馈。从正面的评价开始是有帮助的,然后是纠正评价,建议学员可以尝试些什么来改进。尝试"三明治"式反馈,告诉她/他做得很好,接下来指出需要改进的地方,最后再重复一遍她/他做得很好。
- 要求自我评估。
- 当学员互相给予反馈时,告诉他们直接与接受反馈的人交谈,而不是与老师交谈。
- 当给出反馈时,可能只会谈论另一个角色扮演者的积极方面(例如:"你做的一切都很棒!"),或者给另一个学员列出做错的事情清单。建议在课程开始时讨论给予和接受反馈,并通过反馈练习(见附录1.5)让学员优化其反馈技能。

1.2.3 自主学习技巧精选

自主学习练习

以下列表包含了不同类型的主动学习练习示例,这些示例可能适于学习目标的设定和达成:

- 调查全班:"你们中有多少人同意他的观点?有多少人不同意?"让学员举手。
- 随机点名:对于人数较多的班级,随机点名个别学生或二人组(例如,在标签纸上写下每个学生的名字放入容器中,随机抽出点名)。
- "豆子柜台":在小组中,每个人都会收到三颗豆子或三个筹码,每次发言,她/他需要把豆子扔进碗或盒子里。当她/他的豆子或筹码没有了,就不能再发言了。
- 演讲棒:在小组成员之间传递演讲棒。拿到演讲棒的人发言。

- **记录法**：在笔记本空白处写下问题的答案，这种安全、匿名的方式可以检查自己知道什么。完成后，教师提供答案或要求学员分享他们所写的内容。

- **思考-配对-分享**：这是两人成组的活动。学员们首先思考一个问题、概念等。然后，找到一个合作伙伴，配对形成二人组互相分享答案。为了推进进程，你可以绕着班级走动，让每一组分享一个想法，直到这个概念或问题被充分地探索出来。一种变式是让学员在与同伴交谈前写下各自的回答（例如，"写下你所知道的关于共情的一切"）。另一种变式是让两个二人组形成四人组进行"第二轮"活动，分享他们对这个问题的回答。

- **课堂写作**：给学员 1~5 分钟的时间"采取一种态度""捍卫一个立场"或"对咨询对象的陈述做出回应……"，然后让两人搭档，或组成多人小组，或在全班讨论各自所写的内容。

- **数据解释**：指导二人组或多人小组对表格或图表进行阅读和解释。例如，他们可以阅读一个关于特定遗传条件风险的数据表，解释这些数据，并制订一种向患者解释这种风险的方法。

- **列清单**：当你在黑板上列出问题时，学员们会提出关于某个主题的所有问题（例如，接触患者、无定向性、自我表露）。然后继续解决每一个问题（使用任何适当的形式，如课堂写作、二人组等）。

- **10~20 分钟的新闻发布会**：学员们匿名写下迄今为止课程所涉及主题的问题。收集他们的问题，打乱并重新分配（给每人一个问题）。然后志愿者阅读任何有趣的问题，你来回答这些问题。在课程结束时使用这种形式，届时学员们会对能够提出复杂的问题和敏感的话题感到自信。在课程中，这项技术也可提早发挥作用。如果课程形式包括共同导师，学员可听到对同一问题的不同意见，那么这个练习就变得更加有效。特别提醒，学生提出的问题应该是关于课程内容而非形式的（我们不鼓励提出"为什么某项作业值这么多分？"等问题，这类问题更适合课程/教师评估）。

- **学员发掘案例**：让学员在文献中找到具有挑战性的遗传咨询情境案例带到课堂上分组讨论（例如，制订应对策略、角色扮演场景、讨论情境）。

- **对话日志**：学员在每堂课的 5 分钟时间内成对回答对方的日志，且在整个课程过程中保留这样的二人组人员配对。你可以给他们分配日志主题,或者让他们自由讨论。要求日志集中在课程内容上。应该定期收集日志,并非正式地查看。建议提供一些日志条目的示例,让学员了解预期的长度、范围和主题。

- 配对和研磨:给每个学员一张写有信息的纸(每人收到的信息不同),然后让他们在教室里走动,将他们的信息与其他人的进行比较。他们的任务是弄清楚如何组合这些碎片。例如,你可以给每个学员一份患者的家族史,包括一些相关和不相关的信息。学员的任务是发现患者的风险。接下来,由 4~5 名学员组成小组进行头脑风暴,然后对如何向咨询对象传达这些风险信息进行角色扮演。

  示例:建立一个复杂的癌症家族史。分配一些学员来描绘家庭情况(每个学员都有一些关于家族史的信息);分配其他人作为遗传咨询师,他们负责通过询问家庭成员来收集信息。让遗传咨询师首先集思广益,讨论如何为家庭提供咨询,然后参与角色扮演,在角色扮演中主导与家庭进行的团队咨询。

- 聚类:这是一种更结构化的头脑风暴形式,首先在黑板上写一个词(例如,风险、患者愤怒、抵抗)。以这个词为中心,在词的周围画圈,学员们用头脑风暴的方式将在课程中学到的相关单词、短语和想法写在圈内。接下来,可要求学员根据他们在圈内所写的单词确定一个主题,或者你可以做一次"即兴"演讲,演讲时串连圈内的单词。你可以通过"列清单"练习来完成这项活动,在这个练习中,学员们会产生关于这个概念的所有问题(参见前文对这项技术的描述)。

1.3　评分和评估

1.3.1　基础标准:书面写作

- 明确你的评估标准。例如,告诉学员我们对作业的评价是基于信息的质量、连贯性、一致性和自我反思的程度,而非我们是否同意一个学员的意见,或者我们是否认可她/他作为遗传咨询师的动机。同时强调希望在课程结束前提高每个学员基本的帮助技能,并鼓励学员大胆冒险和犯错以发展其技能,应明确指出我们重视的是对优势和不足的自我觉察,而非完美。

- 将反馈与课程目标联系起来(Flash et al. 1995)。

- 提供从其他学员那里(需在他们的书面许可下,并且在你提交了他们的最终课程成绩后）获得的优秀作业样本（若你教过这门课将更可行）。一定要从作业样本中删除学员的姓名和任何身份信息。

- 如果你为作业的每个主要部分分配分数，请明确每个主要部分对应的分数，并解释为什么要扣分。无论是否分配分数，请提供他们获得分数的 1~2 个原因，特别是如果分数低于满分。

- 提供行为反馈，并尝试平衡积极的和纠正性的意见。指导学员在下一次作业中如何改进（决定是否允许学员修改并重新提交作业）。在批复作业时提出反问句以鼓励进一步思考。

- 给学员利用反馈来改进表现的机会（例如，布置大型作业时，允许他们在截止日期前先提交草稿）（Flash et al. 1995）。

- 提供明确、具体的反馈，指导如何改进。

- 提醒学员作业每个部分的注意点。要列出作业的每个部分，并说明每个部分的最高分数。

- 虽然本书的重点是基本的帮助技能，但你将同时需要评估和纠正有关遗传咨询、信息等方面的技术或内容错误。强调在客观的任务（如计算风险率）中，准确性很重要。对于需要自我反思的作业（如个人价值观、遗传咨询哲学等），要从循证角度证明学员已经将自己的意见个性化，而不仅仅是引用他人的想法。鼓励学员根据自己的经验提供具体的例子。

- 建议学员在练习中大声朗读他们的答案，要求他们形成实际的咨询师应对策略。说话和写作的方式不一样，大声说出来有助于形成更自然的反应。

- 经常性评估。频繁的反馈会提供更多信息，增加在学习过程中的舒适度；允许评估工作方式；激发纠正问题的想法，并提示跟上教材的进度。

- 定期给学员分享在学习什么的机会。例如，书面或录音记录日志（Parikh et al. 2012）、自我反思论文和 1 分钟论文（Davis et al. 1983）。对于 1 分钟论文，在一节课结束时，要求学员花 1 分钟的时间匿名写下他们当天学到的 1~2 件最重要的内容，以及 1~2 件他们有疑问的事。收集并了解他们的问题，并在下一节课中解答。

- 在决定最终成绩时，先了解作业的整体质量。

- 了解学员的背景信息。例如，一般期待年龄较大、有过相关行业经验者表现更佳，理解非母语学员可能存在语法和拼写方面的困难等。

1.3.2　角色扮演评估

帮助技能的评估方法具有高度的主观性。但无论如何,尽可能清晰和一致对评估学员的表现十分重要。

在本书某些章节中,我们提供了评估帮助技能的基本标准。你可能还希望为观察员开发一个标准表单或检查表。例如,可以包括 Barkham(1988)的建议标准:

- 行为类型(主要为共情、开放性问题等)
- 遗传咨询师的技能(及时性、合理性、相关性、适当性、与咨询对象观点不一致等)
- 人际关系方式(共情、尊重、疏远、刻板等)

观察员可以检查咨询师展示的任何类别,或评估其有效性程度(例如,差、良、好、优秀)。

在课程中,我们强调行为反馈比检查评分表更重要。学员通过聆听他们所做事情的具体反馈来学习(例如,"当你说患者和你说话有点紧张时,她似乎放松了")。他们还通过接收如何改进的具体建议来学习(例如,"一次试着问一个问题,这样患者就不会太不知所措了")。

1.3.3　发展或不足

研究表明,系统的训练可以提高帮助技能。例如,可以教会学员简洁的初级共情反应。然而,学员在监督下获得的遗传咨询经验,将逐渐发展为更高级的技能(Bernard & Goodyear 2013;McCarthy Veach & LeRoy 2009)。那些有足够认知发展水平、自我意识、具有在不同情况下选择合适反应的人际关系敏感度高的学员,往往会成为更有效的帮助者。面临的挑战是如何评估表现不佳的学员,他们是由于发展问题(如缺乏经验、过于天真)还是由于可教导或不可教导的缺陷(如沟通能力差、不成熟、缺乏自我意识、缺乏推理能力)(Veilleux et al. 2012)而表现不佳。

帮助判断的标准包括以下四项(Lamb et al. 1987):

- 问题行为无处不在。
- 当问题被识别时,学员不承认、不理解或不做任何努力改变。
- 问题行为没有随着培训、反馈或其他补救措施而改善。
- 学员及其问题行为需要过多的指导时间。

增加第五项标准:

- 学生通过否认或反驳(例如,"因为你的错导致我没有做得更好。")来对批评性反馈做出防卫反应。当情况并非如此时,这种防御行为将此作为学习风格、人际风格或文化等差异所致,去辩护或讨价还价;质疑帮助技能方法的有效性;或避免进一步反馈。

1.3.4　学员的抗拒

在学习和使用遗传咨询技能时,学员们自然会感到不同程度的紧张、担忧和抗拒。"抗拒可能源于信心不足、害怕受伤害或缺乏明确的心理社会目标"(Shugar 2017,第 215 页)。他们可能会抵触帮助技能培训的不同方面,出于一个或多个原因,包括:

- 害怕未知。
- 担心自己不能成为合格的遗传咨询师。
- 看不到特定主题、活动等的相关性。
- 不想在别人面前显得愚蠢或无能。
- 习惯于作为一名学员,在许多课程中通过记住教材而获得高分。而帮助技能培训是不同的,因为遗传咨询师做的事情总是不同的。
- 指示或期望不明确或不一致。

此外,当学员在没有做过遗传咨询的情况下尝试基本的帮助技能培训时,他们可能倾向于:① 认为遗传咨询比实际操作更容易;② 对于不是从患者或临床指导医师那里得到的反馈不予理睬;③ 怀疑帮助技能模型、理论和实践的某些方面。例如,他们可能对遗传咨询能做什么持教条态度;这对于新手来说是很常见的,他们需要一些确定性来解决他们的担忧从而真正起步。

1.3.5　解决学员抗拒的策略

可以尝试以下几点来解决学员的抗拒:

- 扪心自问,这种抗拒是否合理(例如,你没有提供明确的指示,某项活动的相关性值得怀疑等)。
- 创造这样的情境,逐渐增加事情的难度,这样有助于学员轻松地参与这些活动,并在做这些活动时更加成功。
- 提供每个主题和活动的基本原理。如果受到质疑(例如,"我们为什么要这么做? 好像是在浪费时间!"),问小组中的学员,"你认为我们为什么要这样做? 这样做有什么意义?"通常会有学员说出令人信服的理由。

- 与学员谈论在尝试新事物时感到有些尴尬或窘迫是很自然的。
- 自我表露对某些帮助技能曾有的不适,并谈论你作为遗传咨询师时所犯的一些错误,特别是最近犯的错误。这有助于学员认识到遗传咨询工作的不易,每个人在其职业发展的任何时候都有值得学习的内容。
- 如果可行的话,让志愿者在角色扮演时为学员服务。在角色扮演过程中,局外人可以提供有影响力的反馈,包括哪些有效,哪些无效。且比起同学的评论,志愿者的反馈通常很难被忽视。
- 与学员讨论帮助技能培训与其他课程在绩效和评估方面的区别。与他们一起集思广益,讨论被评估人际交往技能和敏感性时的压力和焦虑,以及如何处理(关于给予和接受反馈的指导原则见附录 1.5)。
- 有时,你可能是唯一一个对角色扮演或其他活动中发生的事情以及学员在活动中的表现有真实、有效看法的人。需要有策略地(特别是当其他人说一个学员做得很好的时候)表述。可以试着说:"这是另一种考虑做这件事的方法⋯⋯"或者"让我们谈谈当患者说⋯⋯时你的应对策略的优缺点"。

1.4　技能整合

　　逐章介绍基本技能,学员可能很难看出这些技能是如何整合的。需要帮助他们理解如何将这些技能融入帮助患者的模式中。推荐四个活动帮助学员把基本技能和更广泛的概念联系起来。第一个活动为"由学员提出问题开展讨论"(见附录 1.6),要求学员根据阅读材料、课堂活动和他们自己对遗传咨询的个人思考,定期提出问题,然后在小组中讨论一个或多个问题。这个活动旨在让学员有机会批判性反思重要的临床问题。根据我们的经验,这些问题会随着学期的进展而变化,因此不建议学员提前写下所有的问题。我们保留每个人的讨论问题,并努力在整个学期的不同阶段解决它们。

　　第二个活动为"遗传咨询访谈分析"(见附录 1.7),活动要求学员在学习了大部分基本的帮助技能之后写一篇指定的论文。论文是基于观摩一个遗传咨询现场,即遗传咨询师和"患者"之间 50 分钟的遗传咨询模拟课程。这个活动和由此产生的论文为学员提供了巩固学习的机会,并允许教师评估学员对基本技能和概念的理解程度。我们发现学员们更容易被现场访谈所吸引，而不是观看视频。他们还可以静静地坐着，专心地观察遗传咨询的互动。现场演示允许一项可选活动，让遗传咨询师和"患者"在课程结束时留下，邀请学员就刚才的互动向他们提出问题。

第三个活动为"技能整合：刺激性问题"（见附录1.8），在课程结束之前提出一系列问题，以激励学员巩固本节课所学习的内容。

第四个活动为"关于遗传咨询的个人思考"（见附录1.9），要求学员在论文中阐明他们对遗传咨询的看法。这篇论文要求学员巩固他们对课堂活动的自我反思，并允许他们评估专业优势和特定于临床实践的成长领域。

1.5　结束语

对遗传咨询专业的教员/主管及其学员来说，训练和监督最好是持续的学习过程。学员的技能随着实践和经验的提升而逐步提高。通过各种各样的活动和练习、冒风险的意愿、不断反思自己的经验、将反馈纳入实践，学员的学习能力也会得到增强。应牢记，帮助既是一门艺术，也是一门科学，每个遗传咨询师都有高度个性化的帮助方式。鼓励学员与他们的临床导师讨论不同环境下、不同遗传咨询师对待遗传咨询的不同方式，反思这些差异将有助于学员发展其个人风格。

附录 1.1　基本咨询技能

	关　注
生理关注	遗传咨询师的非言语行为
心理关注	遗传咨询师关注咨询对象的非言语行为

	共 情 和 抵 触
初级共情（内容）	对患者表面经历的反应
初级共情（情感）	对患者表面情感的反应
高级共情	对患者内在经历的反应
抵触	挑战患者的感知、信念、观点

	问　题
开放性问题	一言难尽的问题
封闭式问题	用一两个字词就能回答的问题

（续表）

自 我 参 照	
自我披露的遗传咨询师	透露有关自己的信息
自我融入的遗传咨询师	"此时此地"表达对患者的感受/反应

额 外 技 能	
忠告	建议患者应该或不应该做某些事情
提供信息	提供关于某件事的数据
影响	遗传咨询师陈述他/她的意见

附录 1.2 遗传咨询角色扮演场景

你要设定六个咨询对象角色,在角色扮演的练习中使用。每个咨询对象脚本不超过半页。使用以下 10 个类别创建 6 个场景。每个角色扮演的脚本分开。注意:① 假设遗传咨询师已经给咨询对象提供了遗传信息,把重点放在咨询对象的反应、决定、问题上。② 咨询对象可以是个人或夫妻。③ 两种场景应该包括给咨询对象提供"坏消息"(阳性或异常的检测结果)。

1. 咨询背景设定:遗传咨询。

2. 咨询对象基本情况:性别、年龄。

3. 描述一下情况:你现在关心的是什么? 为什么咨询对象看着你?

4. 咨询对象的表面感受是什么?

5. 咨询对象的内在感受是什么?

6. 咨询对象在想什么?

7. 咨询对象在做什么? 担忧表现为哪些行为?

8. 咨询对象如何应对? 尝试了哪些策略(积极或消极)来解决自己的问题,并取得了哪些成功? 利用了哪些资源(包括人力)?

9. 描述触发事件:是什么因素导致咨询对象来寻求咨询? 想从咨询师那里得到什么?

10. 简要描述遗传条件:以两到三行为宜,这样学员们能够对遗传条件有一个工作概念。

角色扮演场景示例

咨询背景:遗传咨询机构。

基本情况:35 岁女性,律师,孕 10 周。

情况描述：高龄产妇,其姐姐生育一名 18 三体综合征婴儿。

表面感受：恐惧。

内在感受：担心,困惑,不清楚如果孩子罹患 18 三体综合征她能做什么。

思考：对终止妊娠和基本决策表示担忧。

行为：钻研细节,坐立不安。

应对策略/资源：寻求知识,避免与他人谈论她的处境。

触发事件：姐姐告诉她,她有生育 18 三体综合征婴儿的风险。

遗传状况描述：高龄产妇是……18 三体综合征是……

目标：这项任务提供了前瞻实践,从而促进共情。

附录 1.3　学员角色扮演指南

大量的课堂时间将用于角色扮演。尽管角色扮演是人为的,但它在提高学员技能方面是有效的(Duys & Hedstrom 2000)。

A 1.3.1　角色扮演 1：三人组/四人组

形式

角色扮演通常由三个或四个学员组织进行。在可行的情况下,一名共同导师加入三人组或四人组。学员将轮流担任咨询师、患者和观察员。角色扮演小组应经常重新安排角色,这样就有机会与不同的人共事。

学员有时会在两节课上与同一个"患者"共事,这使他们能够花更多的时间使用基本技能,对患者的问题和遗传咨询过程的概念更加深化。第二次角色扮演可以是第一次遗传咨询活动的延伸、第一次遗传咨询的"复刻"或第二次遗传咨询活动(例如,遗传检测结果讨论)。

长度

在课程的早期,角色扮演建议是简短的 5 ~ 10 分钟。随着课程的进展和新技能的引入,角色扮演时间会更长。

角色

1. 咨询师将被要求展示课程中涵盖的技能。

2. 希望咨询对象能够提出令人信服的担忧。表现应具一定的复杂性和真实性,但不至于使遗传咨询师无法实践相关技能。不适当的患者行为包括太安静或太健谈、有心理疾病、高度抵触。

3. 观察员要观察角色扮演,并向咨询师提供有关她/他表现的良好行为(积极反馈)和可改进行为(纠正反馈)的反馈。强烈建议观察员对角色扮演进行书面记录,以便反馈更加具体和有时效性。一种方法是在纸上写下三列:

遗传咨询师	患 者	观察员

在"遗传咨询师"和"患者"栏中,写下关键的短语或句子。在"观察员"栏中,记下你对角色扮演的任何评论。

在反馈结束时把你的表格交给遗传咨询师。

A 1.3.2   角色扮演2:互动训练模型(ITM)

模型和角色

这是一个完整的课堂角色扮演模型,有助于培养咨询技能、自我意识和工作概念化技能。班级成员轮流扮演下列角色之一:咨询师、患者、咨询师顾问、患者辩护人和观众。观众将作为观察员,如果在课程中使用书面形式,他们将填写反馈表,并将表格交给咨询师。

各种角色包括:

患者——真实地描绘场景中的细节。

患者辩护人——偶尔口头表达患者的想法、感受和需求来展现患者的内心对话,患者不直接分享,咨询师也不发表意见。当学员是新手时,这个角色应该由指导教师来扮演。

咨询师——接受患者辩护人的评论就像在杂货店里听对讲机一样,并继续扮演角色。

咨询师顾问——为咨询师提供支持。始终保持沉默,直到咨询师要求他们发表评论。说话的声音应是可以听见的。通常安排两个学员扮演。

观众——充当观察员,记录所使用的技能和过程。

每个ITM角色扮演的处理由指导员按以下顺序进行,使用以下问题。

咨询师

● 你说了什么/你认为进展顺利吗?

● 你希望有什么不同的做法?

● 如果角色扮演继续下去,你希望重点关注什么?

- 确定你可以使用咨询师顾问的时刻,但实际上并没有。

患者

- 你喜欢咨询师的做法吗?
- 你希望从咨询师那里听到什么?

咨询师顾问(通常为两个学员)

- 你觉得咨询师的介入怎么样?
- 如果你是咨询师,你会在课程中增加什么内容?

患者辩护人(通常由指导员扮演,因为需要相当多的专业知识)

- 讨论你对课程的看法,重点是咨询师的优点和改进机会。
- 如有必要,重新制订咨询师和咨询师顾问的应对措施。
- 讨论如果你是咨询师,你可能会在课程中添加什么内容。

观众

- 你喜欢咨询师的做法吗?
- 你对患者和咨询师有什么疑问?
- 如果你是咨询师,你会在课程中增加什么内容?

教师笔记

- 这个角色扮演模型的实施可能有点复杂。建议你读一下 Paladino 等(2011)的文章。然后让咨询师和患者讨论一个无害的话题。
- 在使用该模型时,最常见的误解之一是患者认为患者辩护人的评论旨在塑造其行为。患者辩护人评论的目的是指导咨询师的行为。在最初使用此模型时,可能需要提醒学员注意这一点。

A 1.3.3 角色扮演的附加指南

两个重要标准

- 确保反馈平衡(积极性和纠正性)
- 确保反馈准确(侧重于具体行动/对话)

指导员反馈

- 讨论积极的和不太积极的方面,注意基本技能,也包括课程中涉及的所有技能。

- 如有必要,重新组织观察员的反馈。
- 如果你是咨询师,你会增加/做什么不同的事情?

工作模式

- 询问学员(患者除外)关于患者情况的假设。
- 如果有更多的时间或进一步的课程,加入你自己的假设和其他想法。
- 让患者说出内在情感、想法,以及她/他希望咨询师提供的内容(患者角色扮演场景见附录 1.2)。

附录 1.4　解决角色扮演时学员关心的典型问题

问:当我扮演患者的时候,应该使用真实的案例材料吗?

答:没有明确的答案。真实的材料有利于更接近实际的遗传咨询情境,不必费劲地编造信息。但当透露的信息超出了你的预期,或反馈强调咨询师的行为时,可能会感到沮丧,编造材料的好处是不会那么情绪化,可适用于更多的情况和患者类型。

问:角色扮演时感到紧张是正常的吗?

答:是的!但当越来越习惯于角色扮演时,紧张会减少。这也有助于认识到没有完美的遗传咨询活动,也没有终极技能水平,经验丰富的各级咨询师都可从实践和反馈中受益。

问:角色扮演应该怎么做?

答:角色扮演的基本规则:① 当你扮演患者角色时,在开始之前仔细考虑这个角色,这样你就可以尽可能自然地对咨询师做出回应(例如,这个患者可能会有什么想法、感觉和行为)。② 在扮演遗传咨询师角色时,考虑一下你是否希望你的团队成员注意到某些技能或行为,并在开始角色扮演之前告诉他们这些技能/行为是什么。③ 认识到在这个过程中会收到来自不同个体的很多反馈,反馈的有效性和重要性会有所不同。倾听不同观察员、角色扮演的"主题"。重复的反馈通常是你的咨询优势和成长领域的一个很好的指标。④ 不要在三人组/四人组或班级之外讨论角色扮演。不管是假设的还是真实的情况,患者和咨询师都应该保密。

附录 1.5　给予和接受反馈

反馈是帮助他人考虑改变行为的一种方式。包括传达你对他人行为的印象、感受和观察，以便对他人有所帮助。

A 1.5.1 反馈类型

反馈类型有四种：

- 积极的
- 纠正的
- 实践的
- 个人的

表 1－1 反 馈 类 型

	积 极 的	纠 正 的
实践的	强化持续行为 强调分享看法或思想 举例：我认为你的摘要组织得很好	加强修正行为 强调分享看法或思想 举例：我认为你的问题太长了
个人的	强化持续行为 强调分享感情 举例：当你像处于危险中的患者那样倾听我的担忧时，我很感激	加强修正行为 强调分享感情 举例：当你问我为什么做基因检测时有那样的感受，我感到不舒服

A 1.5.2 提供有效的反馈

有效的反馈是：

- 如果可能的话，由接受者要求反馈。
- 观察到行为后尽快给予反馈。
- 简洁反馈，不包含不必要的细节或信息。
- 关注人的可观察行为，而非性格。例如，"当你和患者说话时，你没有看着她"，而不是"你很奇怪，很疏远"。
- 以个人和非威胁性的方式给予反馈，避免道德或价值评判。例如，"当你和患者说话时，你看向别处，我会觉得你和别人连接不够"，而不是"没有人喜欢说话时看向别处的人"。
- 只关注人可以改变的行为。例如，咨询师不能为了更好地与患者沟通而改变性别。
- 同时关注人的优点和局限性。
- 给予和接受反馈的两个人进行讨论，直到彼此理解对方的观点。
- 明确反馈，而非给予反馈后"收回"。

A 1.5.3　有效地接收反馈

当个人收到反馈时,以下行为可以最大限度地提高其效率:

- 弄清反馈内容。让给你反馈的人明白你理解她/他说的话。如果不理解,可要求对方予以解释说明。

- 分享你的反应。当你收到反馈时,会有认知和情感反应。了解这些反应,并决定你想与反馈者分享的内容。

- 接受积极的反馈。如果反馈是积极的(特别是当它是你已经知道的信息时),你可能会很快忽略,也许会感到尴尬,不相信积极的反馈,对重复的评论感到厌烦。记住,认识到你的优点和缺点对培养强大的技能很重要,努力尝试新的方法,并创造性地在不同的情况下发挥优势。

- 接受纠正性反馈。如果反馈是纠正性的(尤其是对你来说是新的信息),你可能会有消极的反应。你可能会否认这一点,抵触消息来源,感到威胁或尴尬等。记住,纠正性反馈并不是对你作为一个个体(或作为遗传咨询师)的批评。努力找出改正的策略,可以问一些具体的建议。

- 测试反馈的有效性。如果反馈与你的自我感觉不太相符,那就进一步跟进。可以要求反馈者解释清楚,也可以问其他人的看法是否相同。每个人的观点均基于自身的参照框架,不一定是绝对的"真理"。如果坚持去理解反馈,就会发现反馈的本质及其中有用的元素。

- 履行个人责任。当你成为一名遗传咨询师,会更加意识到自己的优势和局限性。在职业发展的早期为自己的成长负责是很重要的,方法之一就是要求别人对自身有问题的具体行为和事项给予反馈。在开始前就提出反馈要求,有助于观察员集中注意力观察行为以及咨询技巧等方面。

- 避免过度反馈。有时候,你可能觉得被各种评判声音淹没了,此时应让他人知道你在一个课程中得到的反馈已经足够了,可以安排其他时间来完成接收反馈。记住,接受反馈是为了自身的成长,如果来得太快太多而无法消化吸收,无助于发展技能。

反馈练习

这是一个可以在课程早期或临床实践中与学员一起使用的练习。

- 首先,让学员思考他们一生中是否有一段时间收到了特别有帮助的反馈,然后思考是什么让这些反馈如此有帮助。接下来,让他们想一想他们是否收到过没有帮助的反馈,并思考是什么让反馈没有帮助。然后让学员分享是什么让反馈有帮助或没有帮助,并在黑板上列出。将他们可能忽略的任何特征添加到列表中。
- 接下来,使用本附录开头给出的反馈定义,要求学员形成四种反馈类型的示例。
- 最后,让学员找一个搭档,讨论这个问题:"你会做些什么让自己足够安全地接受所有类型的反馈?"然后与整个小组展开讨论,讨论在本课程或临床轮转中如何更容易地给出和接受反馈。

预计时间：45 分钟。

附录 1.6 由学员提出问题开展讨论

告知学员他们将在课程中多次会面,以便进行讨论。告诉他们每次讨论时,他们都会和同一组人在一起。要求他们提出问题（每次讨论一个问题）,如下所示：

- 根据阅读材料、课堂活动、你个人对遗传咨询的思考等,提出一个问题。你的问题可以涉及广泛的主题/问题,或者更具体。
- 在每次讨论的当天把书面问题交给教师。把你的名字写在问题上方,这样就能得到相应的学分。

教师从收到的问题中随机选择一个或两个问题,并在 15～20 分钟的讨论中引导小组成员。教师不必确认所选问题的作者。

教师笔记

- 问题往往会随着学期的进展而改变,因此不建议学员一次写下所有问题。
- 建议保留每个人的讨论问题,并在整个学期的不同时间解决。
- 学员最喜欢讨论解决问题的最佳方法。
- 如果有多个小组讨论,需引导全班讨论,要求每个小组总结他们对一个问题的评论,再加上你自己的阐述。

目标：这项活动为学员提供了批判性思考重大遗传咨询问题的机会,包括那些对他们自身来说很重要的问题。

附录 1.7　遗传咨询访谈分析

在学员观摩遗传咨询过程时,教师(或"咨询师嘉宾")与一名非班级成员的志愿者"患者"一起模拟整个遗传咨询过程。这节课须录像,这样学员可以在准备书面作业时复习。可参考附录 1.1,以便在课程学习前了解基本的咨询技巧。

预计时间:60 分钟。

过程:课程结束时,分成小组讨论在课程中所观察到的。

预计时间:30 分钟。

A 1.7.1　书面练习

根据你观察到的咨询过程,准备一份 6~7 页的书面文字(双倍行距),内容描述如下。

A 1.7.2　背景信息

基本情况:对患者的基本情况进行描述(例如,年龄、性别、种族、一般外貌、社会经济地位、行为表现方式和寻求遗传咨询的动机)。

患者提出问题/课程期望:患者如何描述她/他的问题? 她/他为什么寻求遗传咨询?

病史和家族史:总结患者的病史,并在适当的情况下提供风险评估。

工作模式:如何描述患者担忧的问题? 你对患者的工作模式/假设主要是什么:① 医学方面;② 遗传方面;③ 心理社会方面。提供证据以支持你的工作模式。

A 1.7.3　咨询过程

- 评估遗传咨询师建立的咨询关系。咨询师做了什么来建立这样的关系?(提示:使用本课程介绍的技能类型,将遗传咨询师使用的每项技能进行命名,并描述每项技能对患者的基本影响。同时用课程的简要引文说明每项技能。)
- 在这节课上,咨询师有什么目标?
- 咨询师有什么不同的做法?

A 1.7.4　值得注意的遗传咨询师技能

- 确定两种特定的咨询师行为（咨询师说的或做的），你可能会在你的遗传咨询中使用。
- 对于遗传咨询师的这两种行为，解释一下什么时候可能会使用这种行为及其原因。
- 你将如何改变行为，如果有改变，如何在你的遗传咨询中体现？

目标：这项任务类似于病例报告，是遗传咨询临床指导的一项常见活动。它还允许教师评估学员对本课程所涵盖的基本技能和概念的理解。

附录 1.8　技能整合：刺激性问题

学员两人配对，轮流回答下列每一个问题，或者按照他们设想的顺序来回答问题。

1. 如何描述你目前对咨询技巧的自信水平？
2. 作为一名遗传咨询师，你在培训中了解到了什么？
3. 你认为什么是最重要的技能？
4. 有什么事你还不明白吗？
5. 我们讨论过的最难的技巧是什么？
6. 在这门课上学到的最有用的是什么？
7. 这门课对你的沟通方式有什么影响？
8. 你觉得还需要学习什么？
9. 是什么让遗传咨询如此困难？
10. 你认为遗传咨询和听朋友讲的有什么不同？
11. 作为一名遗传咨询师，什么会让你感到"精疲力尽"？
12. 你想学但没学的是什么？是否有哪件事你没想到会学但是学到了？
13. 你对遗传咨询的看法有什么改变？
14. 遗传咨询有多大帮助？为什么？

预计时间：20~75 分钟。

教师笔记

- 可选择用于大组课程。
- 本练习的另一方式是将每个问题单独写在一张纸上，学生随机抽取问题并回答。

附录 1.9   关于遗传咨询的个人思考

准备一篇 5~6 页的论文(双倍行距),结合阅读、课堂活动和个人经历,表述你对遗传咨询的看法。包括以下方面:

1. 什么是遗传咨询? 是什么让它如此具有挑战性? 多样性(如文化多样性)在遗传咨询关系中扮演什么角色?

2. 在本课程中,我们讨论了在患者陈述时识别患者担忧问题的重要性,同时也讨论了通过咨询师的工作模式来识别患者担忧问题的重要性。为什么工作模式很重要?

3. 我们在这门课上所学的哪些技能对你来说最简单? 哪些技能最难? 什么方面让你觉得困难?

4. 描述一个临床轮转中的咨询互动,在这个过程中,你使用了本课程的一项技能,效果很好。那么你做了什么? 为什么有效? 如何使之有效?*

5. 请描述你在本课程中收到的一条正面反馈和一条对你特别有启发性的纠正反馈。

6. 自本课程开始以来,你对遗传咨询的信念有何改变?

目标:这项作业建立在课程早期自我反思活动的基础上,也为学员提供了巩固学习成果和"评估"迄今为止专业发展的机会。

教师笔记:＊如果学员还没有开始临床轮转,你可以要求他们描述课程中的角色扮演互动。

参考文献

Barkham M. Empathy in counselling and psychotherapy: present status and future directions. Couns Psychol Q. 1988; 1: 407 – 428.

Bennett-Levy J. Self and self-reflection in the therapeutic relationship: a conceptual map and practice strategies for the training, supervision and self-supervision of interpersonal skills. New York: Routledge/Taylor & Francis Group; 2007.

Bernard JM, Goodyear RK. Fundamentals of clinical supervision. 5th ed. Boston: Pearson Merrill Counseling Series; 2013.

Callanan N, Redlinger-Grosse K. Time flies: an examination of genetic counselor professional development: introduction to special issue on genetic counselor development. J Gene Couns. 2016; 25: 611 – 616.

Danish SJ, D'Augelli AR, Hauer AL. Helping skills: a basic training program. New York: Human Sciences Press; 1980.

Davis BB, Wood L, Wilson R. ABC's of teaching with excellence: a Berkeley compendium of suggestions for teaching with excellence. Berkeley: Office of Educational Development, University of California; 1983.

Duys DK, Hedstrom SM. Basic counselor skills training and counselor cognitive complexity. Couns Educ Superv. 2000; 40: 8 - 18.

Flash P, Tzenis C, Waller A. Helpfulness of feedback given you about your performance. In: Using student evaluations to increase classroom effectiveness. Minneapolis, MN: Faculty and Teaching Assistant Enrichment Program, University of Minnesota; 1995. p. 58 - 61.

Johnson DW, Johnson RT, Smith KA. Active learning: cooperation in the college classroom. Edina, MN: Interaction; 1991.

Joireman J, Parrott L, Hammersla J. Empathy and the self-absorption paradox: support for the distinction between self-rumination and self-reflection. Self Identity. 2002; 1: 56 - 65.

Lamb DH, Presser NR, Pfost KS, et al. Confronting professional impairment during the internship: identification, due process, and remediation. Prof Psychol Res Pr. 1987; 18: 597 - 603.

Lowe M, Rappolt S, Jaglal S, et al. The role of reflection in implementing learning from continuing education into practice. J Contin Educ Heal Prof. 2007; 27: 143 - 148.

McCarthy Veach P, LeRoy B. Student supervision: strategies for providing direction, guidance, and support. In: Uhlmann WR, Schuette JL, Yashar B, editors. A guide to genetic counseling. 2nd ed. New York: Wiley; 2009. p. 401 - 434.

Miranda C, Veach PM, Martyr MA, et al. Portrait of the master genetic counselor clinician: a qualitative investigation of expertise in genetic counseling. J Genet Couns. 2016; 25: 767 - 785.

Paladino DA, Barrio Minton CA, Kern CW. Interactive training model: enhancing beginning counseling student development. Couns Educ Superv. 2011; 50: 189 - 206.

Parikh SB, Janson C, Singleton T. Video journaling as a method of reflective practice. Couns Educ Superv. 2012; 51: 33 - 49.

Ridley CR, Lingle DW. Cultural empathy in multicultural counseling. In: Pedersen PB, Draguns JG, Lonner WJ, Trimble JE, editors. Counseling across cultures. 4th ed. Thousand Oaks, CA: Sage; 1996. p. 21 - 46.

Ridley CR, Mollen D. Training in counseling psychology: an introduction to the major contribution. Couns Psychol. 2011; 39: 793 - 799.

Ridley CR, Mollen D, Kelly SM. Beyond microskills: toward a model of counseling competence. Couns Psychol. 2011; 39: 825 - 864.

Shugar A. Teaching genetic counseling skills: incorporating a genetic counseling adaptation continuum model to address psychosocial complexity. J Genet Couns. 2017; 26: 215 - 223.

Silverman E. Ongoing self-reflection. Am J Speech Lang Pathol. 2008; 17: 92.

Smith KA, Sheppard SD, Johnson DW, et al. Pedagogies of engagement: classroom-based practices. J Eng Educ. 2013; 94: 87 - 101.

Veilleux JC, January AM, Vanderveen JW, et al. Differentiating amongst characteristics associated with problems of professional competence: perceptions of graduate student peers. Train. Educ. Prof. Psychol. 2012; 6: 113 - 121.

Wells DM, Veach PM, Martyr MA, et al. Development, experience, and expression of meaning in genetic counselors' lives: an exploratory analysis. J Genet Couns. 2016; 25: 799 - 817.

Zahm KW, Veach PM, Martyr MA, et al. From novice to seasoned practitioner: a qualitative investigation of genetic counselor professional development. J Genet Couns. 2016; 25: 818 - 834.

遗传咨询概述：专业发展史与 2
实践互惠参与模型

学习目标

1. 了解遗传咨询历史的主要方面。

2. 认识遗传咨询师互惠参与模型(REM)的原则、目标及价值。

3. 理解实现互惠参与模型目标的遗传咨询策略和方式。

2.1 遗传咨询发展史

遗传咨询作为一种公认的、独立的医学专业仍然相对年轻。尽管如此，在整个医学史上，人们利用遗传信息做出医疗和生殖方面的决定已经有很长时间了。例如，犹太法典不建议给易出血者(尤指血友病患者)的兄弟行割礼；并且大多数文化在历史上都禁止近亲结婚。虽然，人们并不明白许多疾病发生的原因，却依然能够通过观察家庭中的疾病模式来建立联系(Walker 2009；Weil 2000)。尽管以前甚至时至今日仍然有许多关于疾病起因的非科学信念，但从这些观察中得到的信息可以用来预防未来儿童出现同样的疾病。

20世纪上半叶，遗传咨询成为公共卫生的范畴，承担着社会改革的使命。遗传被认为不仅仅可以导致疾病，同时也是许多社会问题如贫困、犯罪和精神疾病等的根源。此时，优生学初现端倪，并逐渐成为公开的社会运动(Sorenson 1993)。在早期的出版物中，Sorenson 将这一运动描述为一个使命："在一定程度上这是阿卡迪亚式的，许多人将过去视为一种理想，试图重建已经失去的美国种族的纯洁性，或是重新找回早期社会存在形式的简洁性。这场运动也是乌托邦式的，也有人认为可以借助选择性生育、移民和社会规划这些机会来改善人类和社会的未来。无论是阿卡迪亚式的梦想还是乌托邦式的幻想，这场运动都将遗传学作为方法"(第474页)。

公众、心理学家、医学专业人士和政治家都期望利用这门新的遗传学来改善人类，并最终惠及每个人。20世纪初，美国许多州都有法律强制智力有缺陷者必须绝育。在未签署知情同意书的情况下,超过 6 万人被非自愿绝育(Stern 2009)。到了 20 世纪 30 年代,"劣等"种族不允许移民,这些观念不仅在美国,在许多其他国家也被广泛接受。甚至在德国,这些思想成为杀害被认为是劣等人的可怕借口。这段遗传学历史在医学和公共卫生史中值得记住,因为它可能仍然影响公众对遗传咨询职业的看法。尽管如今情况有所改善,但许多人仍然不愿寻求遗传咨询,因为担心自己的"不良"家族史而被建议不要生育。

此外,基因歧视也是需要注意的问题,它影响患者对检测和遗传咨询的决策。Maio 等(2013)研究了加拿大公众对遗传咨询和其他检查的认识和看法,发现"相当一部分参与者认为遗传咨询的目的是预防遗传疾病和发育异常,向夫妇可否生育提供建议,并可帮助夫妇生理想型孩子"(第 768 页)。Riesgral 等(2015)研究了中西部农村地区公众对遗传咨询的看法和态度,发现"受访者大多数都了解遗传咨询是如何进行和实现的。例如,大多数受访者赞成遗传咨询的保密性,遗传咨询师可提供情感支持并接受过专业培训等。大多数人也赞成进行遗传咨询并不会导致保险或工作上的损失,同样也不会被用来帮助父母选择未来孩子的性别或眼睛颜色。这些发现不同于以往关于遗传检测的研究。之前,在芬兰和英国的研究中发现,公众对基因歧视及优生学非常担忧。这些数据一方面反映了人们对遗传咨询和遗传检测的不同看法,另一方面也反映了自早期研究开展以来,社会态度的转变以及不同地区的文化差异"(第 575 页)。

1947 年,Sheldon C. Reed 医师创造了遗传咨询这一术语。他描述了遗传咨询的三个要求:① 人类遗传学知识;② 尊重咨询者的担忧、态度及反应;③ 教授和提供已知的全部遗传信息(Reed 1955)。此阶段标志着遗传学的一个重大转变,科学界掌握了遗传咨询的实践,采纳了个人应该为自己的遗传风险做出决定的理念。Reed(1980)在评价第一本关于遗传咨询实践的著作《医学遗传咨询》(*Counseling in Medical Genetics*)时写到,"第 1 版是为医师介绍医学遗传学这一新领域而编写的。我希望它能够广泛发行,它做到了。成千上万的医师喜欢它的趣味性,希望有些人学到一些遗传学知识,所有看到它的人都能了解遗传咨询。"

1975 年,美国人类遗传学协会(the American Society of Human Genetics,ASHG)发表了遗传咨询的定义(ASHG 1975)。该定义最重要的方面是承认遗传咨询是一个交流过程,患者自主性是这一过程的指导原则。Reed 在《医学遗传学咨询》第 3 版中承认 ASHG 关于遗传咨询的正式定义。但他自己将其定义为"遗传咨询通常是医学工作,但并不总是如此,它是一种社会工作"（Reed 1980，第9页）。这些定义构成了当代遗传咨询实践的框架。遗传咨询的基本原则和价值观很重要，这使它不同于优生学。它充分给予患者权力，患者自主权比其他任何因素都重要。

随着时间的推移，尽管遗传咨询的定义已经逐渐形成，患者自主及授权仍然是核心。2006年，国家遗传咨询师协会专门成立了一个工作小组来更新遗传咨询的定义，这一定义至今仍然有效：

> 遗传咨询是帮助人们理解和适应遗传因素在疾病中的作用所进行的医学、心理及家庭指导的过程。这个过程整合了以下几点：
> - 解释家族史及病史，以评估疾病发生或再次发生的风险。
> - 对遗传、检测、管理、预防、资源和研究的相关教育。
> - 通过咨询，协助做出知情选择，促进对风险或疾病的适应。

1980年，Seymour Kessler 医师将遗传咨询的主要变化描述为模式转变。从最初强调优生学框架，逐渐转变为强调预防医学框架，再到转变为心理社会学范畴。这种心理社会学模式强调患者自我决定权，遗传咨询师作为患者利益维护者、悲伤心理咨询师、研究员和保健专业人员，提供支持性服务、教育、资源和转诊（Kessler 1980）。这种转变使遗传咨询成为一种独特的、综合性的卫生保健服务。

随着遗传诊所在美国各大医学中心的兴起，遗传学正在成为一项成熟的医疗服务。Reed 在《医学遗传学咨询》第3版中也谈到了遗传咨询的需求将逐渐超过遗传咨询师的服务能力。当时，遗传咨询师主要指临床医师和获得博士学位的医学遗传学家。时至今日，遗传咨询实践也才刚刚开始发展，但 Reed 的预测是完全正确的。

1969年，纽约的莎拉·劳伦斯学院设立了第一个专门提供遗传咨询服务的医疗保健专业研究生项目，并招收了第一批学生。该项目课程经过最初几年的发展，逐步形成将遗传咨询的心理社会学研究与遗传疾病的医学实践结合起来的课程（Mark 1993）。该专业是一个复合型专业，需要同时具备医学和咨询专业的技能。该研究生课程，以及其他紧随其后开展的课程，教育学生成为独立的医疗保健专业人员，帮助患者应对遗传风险和遗传疾病的医学和心理社会问题。遗传咨询师不仅提供遗传风险信息，而且与家庭一起，帮助他们了解疾病、选择处理疾病的方法，促进做出决定，并提供心理社会支持服务（Eunpu 1997）。

2017 年,北美共有 4 000 多名遗传咨询师执业,每年新增约 350 名专业人士。此外,北美设有 41 个遗传咨询的研究生项目,还有一些项目在规划。遗传咨询专业的国际发展也很迅速,在英国、澳大利亚和南非设立了长期项目,在亚美尼亚、古巴、法国、意大利、以色列、日本、韩国、荷兰、挪威、菲律宾、葡萄牙、沙特阿拉伯、西班牙等地设立了近期项目(TAGC 2017)。

根据国家遗传咨询师协会(NSGC 2017),遗传咨询师的执业范围包括:

1) 获取并评估个人史、家族史和疾病史,以确定患者及其子女和其他家庭成员的遗传病或相关疾病情况以及疾病的遗传风险。

2) 讨论遗传病或相关疾病的特征、自然史、诊断方法、遗传和环境因素以及对疾病风险的管理。

3) 识别并协调实验室遗传检测和其他诊断研究,做出合适的遗传评估。

4) 将实验室遗传检测结果和其他诊断研究与个人史和家族史相结合,评估和沟通遗传病或相关疾病的风险因素。

5) 解释实验室遗传检测、其他诊断研究及其结果的临床意义。

6) 评估患者及其家属对疾病和复发风险的反应,并提供以患者为中心的咨询和指导。

7) 识别并利用提供医疗、教育、财政和心理社会支持的社区资源。

8) 为家庭和医疗保健人员提供医疗、遗传咨询的书面文件。

如今,遗传咨询师每年通过直接服务或在教育、研究和商业领域的间接服务帮助了成千上万的患者。他们在多种环境下工作,拥有从基础科学到咨询、教学、研究、管理、教育等多种技能。遗传咨询师已经并将继续以新的和不同的方向从事该职业。虽然如此,患者与遗传咨询师的关系仍然是核心,扎实的沟通和咨询技能始终是遗传咨询的基本内涵。

2.2　遗传咨询实践的互惠参与模型

"遗传咨询与人类行为直接相关。因此,它必须建立在对心理动力学和人际功能原则非常了解的基础上。还需要了解遗传咨询所涉及问题的心理含义,即健康-疾病、生育、为人父母的问题,以及实现遗传咨询目标的复杂过程"(Kessler 1979,第 21 页)。

尽管写于 1979 年, Kessler 关于遗传咨询关键因素的评价在今天仍然适用。随着专业的发展和实践的成熟, 遗传咨询逐渐成为一种特定的实践, 具有明确而独特的指导模式, 不能通过直接借鉴其他专业来定义。定义遗传咨询的实践模式是许多人为之奋斗已久的目标。

2.2.1　实践模式的组成部分

实践模式与实践范围(定义服务中涉及哪些活动)不同, 也不是服务提供模式(描述人群如何获得服务)。实践模式定义了指导实践的原则、目标、策略和行为(McCarthy Veach et al. 2007), 它体现了实践的基本价值, 阐明了"实现遗传咨询目标的复杂过程"(Kessler 1979, 第 21 页)。实践模式直接解决这些问题:"① 实践的理论框架是什么? ② 实践的目的是什么? ③ 我们如何知道什么时候实现了这些目标? ④ 我们如何评估服务? ⑤ 我们如何改善服务? ⑥ 我们如何教授这些实践?"(McCarthy Veach et al. 2007, 第 714 页)。实践模式至关重要, 因为它为教授实践所需的技能提供了框架, 模式是产生评估服务方法的基础。没有特定的模式, 很难教别人如何实践, 也不可能衡量服务的影响以及改进实践。

2005 年, McCarthy Veach 等召开了一次共识会议, 汇集了代表北美大多数遗传咨询研究生项目的首席专家和教育家, 目的是界定遗传咨询实践模式的要素。与会专家和教育家制订了遗传咨询的五个基本原则, 确立了遗传咨询实践最重要的目标、策略和实施。在这一共识过程中, 产生了遗传咨询实践的互惠参与模型(REM)。

遗传咨询实践的五个基本原则(McCarthy Veach et al. 2007):

- 遗传信息是关键:这是第一个原则, 因为它是患者寻求或转诊进行遗传咨询的主要原因。遗传信息对于理解和应对某种疾病及做出知情决策至关重要。毕竟, "知情胜于不知情"(第 719 页)。
- 关系是遗传咨询不可或缺的一部分:该原则是指患者与遗传咨询师的重要关系, 可以促进患者理解遗传信息并从中得益。这种关系是遗传咨询的核心。
- 支持患者自主权:该原则强调了遗传咨询的长期价值, 即患者能够准确地理解自己的情况, 能够为自己的遗传信息做出个人决定。必须支持患者的自我指导能力。
- 患者自我恢复能力:即给予适当的心理支持和相关信息, 大多数患者都有能力学习并应对自己的情况。

- 患者情绪影响(也可以说患者情绪很重要):情绪在遗传咨询过程中发挥重要作用。情绪(包括积极和消极情绪)是处理遗传咨询状况的关键部分,是理解遗传信息和做出决定的重要因素。它们影响患者与遗传咨询师的关系,影响患者的应对能力。

McCarthy Veach 等(2007)提出了与这五个原则相对应的遗传咨询培训的 17 个目标。表 2-1 列出了这些目标以及遗传咨询师的策略和方式示例。

表 2-1　遗传咨询实践的互惠参与模型(REM)——与
REM 原则和目标相对应的初步策略和方式

目　标[a]	策　略[a]	方　式[a]	其他策略[b]
原则:遗传信息是关键			
患者知情	评估患者的教育程度 评估患者的决策方式	通过开放式和封闭式问题收集病史,并判断患者的理解能力	提供信息 利用心理咨询技巧及策略 建立合作
咨询师知道该告知哪些信息	评估医学知识 倾听错误	询问问题 通过开放式和封闭式问题判断患者的理解能力 重复或改述信息	提供信息 利用心理咨询技巧及策略 评估
咨询师解释遗传信息	双向沟通 使用视觉辅助工具	使用患者能够理解的话语解释材料	提供信息 评估 利用心理咨询技巧及策略
患者获得新观点	评估患者的理解能力	通过开放式和封闭式问题了解患者是否明白这些信息意味着什么	评估 利用心理咨询技巧及策略 提供信息
原则:关系是遗传咨询不可或缺的一部分			
咨询师和患者建立联系	积极倾听	安静地坐着 回应患者的想法和感受 总结患者的陈述 复述 使用相似的肢体语言	建立合作 利用心理咨询技巧及策略 提供信息
良好的咨询师-患者沟通	—	—	提供信息 利用心理咨询技巧及策略 建立合作
咨询师特征对咨询过程的积极影响	符合道德的言行举止 意识到对会话的影响 保持客观 保持界限 自我关心 同行监督	自我公开 请求反馈 提供反馈	利用心理咨询技巧及策略 提供信息 建立合作 实践自我意识 提供遗传咨询会话之前与之后的关怀

（续表）

目 标[a]	策 略[a]	方 式[a]	其他策略[b]
原则：支持患者自主权			
建立工作连接	评估患者期望值 提供知情同意 制订切实可行的日程	询问问题 描述过程 陈述目标	建立遗传咨询目标和期望 提供信息 建立合作
遗传咨询关系和决策要综合考虑家庭和文化背景	采用多种策略 灵活应用于咨询	—	利用心理咨询技巧及策略 提供信息 建立合作
患者感到更有自主权和控制力	讨论患者想要讨论的内容 创造安全的环境 尊重患者的决定及观点 做出知情决定	—	提供信息 利用心理咨询技巧及策略 提供遗传咨询会话之前与之后的关怀 建立合作
协助促进决策	询问患者的选择	回应患者的想法和感受 再选择	利用心理咨询技巧及策略 评估 提供信息
原则：患者自我恢复能力			
认识患者的优势	确定患者的优势 建立联系 预期指导 灌输希望	询问有关患者应对技能的问题	评估 利用心理咨询技巧及策略 提供信息
患者适应能力	同化 顺应	—	提供信息 评估 利用心理咨询技巧及策略
激励患者自主权	创造安全的环境 维护或增进患者自尊 识别可能的结果	—	提供信息 利用心理咨询技巧及策略 提供遗传咨询会话之前与之后的关怀 建立合作
原则：患者情绪影响			
咨询师和患者了解患者的顾虑	认识患者生活中的道德困境 预测患者的需求	—	利用心理咨询技巧及策略 提供信息 评估
咨询师和患者了解患者的家庭动态	—	—	利用心理咨询技巧及策略 提供信息 评估

（续表）

目标[a]	策略[a]	方式[a]	其他策略[b]
维护或增进患者自尊	解释患者支持网络 确定可用资源 表达同情心	—	利用心理咨询技巧及策略 提供资源 赋予患者自主权

[a]REM 原则、目标、初步策略与方式参照 McCarthy Veach 等(2007,第720-721页)
[b]实现每个 REM 目标的大部分策略参照 Redlinger-Grosse 等的研究(2017,第1378-1379页)

　　互惠参与模型(REM)展示了患者与遗传咨询师之间的关系是如何在遗传咨询过程中发挥核心作用的。在这种关系中，以支持患者自主权，考虑患者情绪，并支持患者自然恢复力的方式进行交流。"相互性一词反映了该模型的每一个要素都是互补的，缺少一个都不完整；参与则是指遗传咨询师和患者在遗传咨询中的相互参与。如图2-1所示，以三角形直观地表示该模型，体现了与会专家们提出的遗传咨询实践的五个原则：教育代表遗传信息原则；个体属性代表患者自主权、自我恢复能力和情绪原则；关系代表遗传咨询师与患者的关系原则"(McCarthy Veach et al. 2007,第724-725页)。

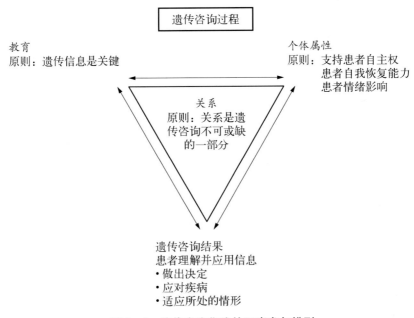

图 2-1　遗传咨询实践的互惠参与模型

注：每个元素都与其他元素相关联，不可独立存在。经《遗传咨询杂志》许可转载

REM 是遗传咨询实践的特定模式,它是以专业的基本价值观为基础,通过考察实践的组成部分而发展起来的。如前所述,该模式的核心是患者与遗传咨询师的关系。这种关系传达了对患者情况至关重要的信息,支持患者自主权,重视患者情绪,使患者更好地应对疾病。遗传咨询过程通过此关系进行。本书中描述的基本帮助技能是建立这种重要关系所必需的工具,没有这些技能,遗传咨询的目标就无法实现。

2.2.2　互惠参与模型(REM)目标和结果的相关研究

Hartmann 等(2015)调查了执业遗传咨询师,要求他们根据自己实践中的重要性及完成目标的频率对 17 个 REM 模式目标进行打分评级。这 17 个目标按照一般重要到非常重要进行评定。同时,这项分析确定了解释重要性等级差异的四个因素。REM 的五个原则同样适用于这些因素。表 2 - 2 列出了 REM 模式的 17 个目标和相应因素。这四个因素如下：

- 理解与肯定：该因素包括六个目标,强调患者的病情和特征可能会影响他们对疾病诊断或风险的决策和感受,咨询师和患者都应该意识到这点。这一因素中的许多目标与 REM 原则中的患者自我恢复能力和患者情绪影响相对应。
- 支持与指导：该因素包括六个目标,强调遗传咨询师与患者的支持性关系。这意味着咨询过程中要让患者感到参与、自主和有效。这些目标与 REM 原则中的患者自主权、患者自我恢复能力和关系是遗传咨询不可或缺的一部分相对应。
- 促进决策：该因素包括三个目标,其中一些目标的重要性等级被评为最高。这些目标聚焦于知情、协助决策。它们与 REM 原则中的患者自主权、遗传信息是关键相对应。
- 以患者为中心的教育：该因素包括两个目标,咨询师以患者能够理解的方式和良好的沟通来解释遗传信息。这些目标与 REM 原则中遗传信息是关键、关系是遗传咨询不可或缺的一部分相对应。

表 2 - 2　REM 目标和相应因素

REM 目标	相应因素
咨询师知道该告知哪些信息	促进决策
咨询师以患者能够理解的语言解释遗传信息	以患者为中心的教育
咨询师帮助患者知情	促进决策

（续表）

REM 目标	相应因素
咨询师帮助患者获得新观点	支持与指导
咨询师和患者建立联系	支持与指导
咨询师与患者之间良好的沟通	以患者为中心的教育
咨询师特征对咨询关系和良好沟通的积极影响	支持与指导
咨询师与患者建立工作关系	理解与肯定
遗传咨询关系和决策要综合考虑家庭和文化背景	理解与肯定
咨询师帮助患者感到自我控制能力	支持与指导
咨询师协助患者促进决策	促进决策
咨询师了解患者的优势	支持与指导
咨询师帮助患者适应自己的状况	支持与指导
咨询师激励患者自主权	理解与肯定
咨询师和患者一起处理影响患者情绪的顾虑	理解与肯定
咨询师和患者了解患者的家庭动态及其对患者状态的影响	理解与肯定
咨询师维护或增进患者自尊	理解与肯定

改编自 Hartmann 等(2015)

在 Hartmann 等(2015)的研究基础上,其他研究者(Redlinger Grosser 等)研究了 REM 目标和可衡量的遗传咨询结果之间的关系。从 REM 目标开始,就有可能看到预期的结果,进而可以衡量这些结果。例如,REM 的目标是"患者知情",这属于因素三(促进决策)。Redlinger Grosser 等确定了六种可能的可衡量结果: ① 患者家庭内部关于遗传信息交流的变化;② 患者对其医疗服务提出合理问题的能力变化;③ 患者参与遗传咨询过程的能力变化;④ 患者遗传知识的变化;⑤ 患者获得自主权;⑥ 患者接受短期咨询。这些研究表明,REM 的原则和目标与预期结果之间的动态交互作用,反映了遗传咨询的复杂性。

2.3　Carl Rogers 的以人为中心的咨询理论

在 REM 发展之前,Carl Rogers 的以人为中心的咨询理论是遗传咨询专业为患者提供服务的基础。Rogers 的以人为中心的咨询理论,为 REM 的两个基本原则即支持患者自主权、患者自我恢复能力提供了背景,这两个原则是该专业的基本价值观。Rogers 理论的基本哲学包括对人类的积极看法和对自我的信任,以获得更大的内在指向性。Rogers 认为,人们有能力自我意识、自我指导,并实现成为一个完整的、充分发挥作用的个人(Rogers 1992)。

在 Rogers 看来,治疗的目的是帮助患者在其个人成长过程中更好地应对现在和将来面临的困难(Corey 1996)。

Rogers 关于人的本性以及人的心理社会发展的基本假设如下(Hjelle & Ziegler 1984):

- 人类天生追求自我实现。他们能够克服价值条件化(如别人的期望),做出有助于他们成长为自己期望的选择。
- 人类基本上是理性的,有计划、有思想等。不理性的行为源于一个人脱离了内在本质。
- 人类本身是整体的、全面的、完整的,而不是割裂的。因此,必须从整体上理解一个人。
- 人类天生具有自我实现的潜能,但这种潜力会受到环境的影响。尽管如此,个人仍然能克服。
- 人类的本质是自我认知。个人的生活经验塑造了其自我认知。
- 自我实现趋势是有目的的、面向未来的。人们从外部经验中成长,而不是对其做出反应。
- 自我实现趋势将个人推向成长、自我实现和人格提升。
- 自我实现趋势引导人类不断成长和潜能激发。
- 没有人能完全了解另一个人的内心世界。

这些假设奠定了以人为中心的咨询模式基础。例如,Rogers 的理论认为,咨询师的态度以及咨询师与咨询者关系的质量决定了咨询的结果。值得注意的是,Rogers 认为主要的焦点是咨询师的思维方式。当咨询者能够传达关键要素时,积极的结果就会随之而来。他描述了三种关键的、发挥促进作用的咨询师态度:

- **无条件的积极尊重**:对咨询对象持积极的看法,相信尽力合作应对,作为个体完全尊重他们,接受咨询对象的优点和缺点,相信其有自我指导能力,关注当下。
- **共情**:努力理解咨询对象的真实处境,从咨询对象的角度看问题。
- **真诚**:咨询师与咨询对象建立开放的关系,对咨询对象的情绪持开放态度,并建立一个让咨询对象自由展现自我的安全环境。

通过对 Rogers 理论的研究,可以看到这种方法的基础与遗传咨询实践的互惠参与模型(REM)很好地契合。以人为中心的咨询和 REM 都赋予患者自主权,尊重其信仰,并尽量理解其经历。

2.4　以人为导向与以内容为导向的遗传咨询

通过 Seymour Kessler 的工作,可以更好地理解 REM 的另外两个原则:关系是遗传咨询不可或缺的一部分和患者情绪影响。没有人比 Kessler 更详细地研究了遗传咨询的复杂心理层面。他在这一领域的工作可以追溯到遗传咨询最初在主要医疗机构建立起医疗保健服务的时期。Kessler 孜孜不倦地研究与提供这项服务相关的心理问题,并向遗传咨询师传授他们需要的技能,增强他们的实践能力,促进遗传咨询专业的不断发展。

1979 年,Kessler 论述了与之前以内容为导向的遗传咨询相比,出现了一种更注重心理或人为导向的遗传咨询。他指出,"以人为导向的遗传咨询以处理人类行为为前提。人类重要的行为有:健康和疾病、生育、为人父母,甚至生和死。遗传性疾病带来的问题与人们的整体状况、他们解决问题的方式、决策和对生活危机的适应能力密切相关。以内容为导向的咨询方法强调事实,而以人为导向则侧重于事实对咨询对象的各种意义,以及这些意义对人的内在心理和人际关系的影响"(第 19 页)。

以内容为导向的遗传咨询:
- 咨询师认为客观事实和数据是做出决定和采取行动的基础。
- 咨询师更重视提供信息。
- 咨询师是权威、教育家和指导者。
- 这种方法促使咨询师在情感方面与咨询对象的疏远。

以人为导向的遗传咨询:
- 咨询师认为咨询对象对事实和数据的理解、事实和数据的不同含义是做出决定和采取行动的基础。
- 咨询师帮助咨询对象理解并将其经历体验整合到咨询过程中。
- 咨询师是沟通促进者、引导者和示范者。
- 这种方法促进咨询师融入咨询对象的情感世界。

2.5　教导式与咨询式遗传咨询方法

Kessler(1997)随后描述了遗传咨询的两种基本方法:教导与咨询。尽管他命名了这两种模式,但实际上是为遗传咨询患者服务的方法。这两种方法与其 18 年前所述的遗传咨询师的两种基本导向(以内容为导向和以人为导向）非常吻合。

2.5.1 教导式遗传咨询模式

- 主要目标是教育患者。
- 患者接受遗传咨询的前提是获取信息。
- 知情的患者能够自主做出决定。
- 认知和理性构成了该方法的基础，心理方面的影响被弱化。
- 咨询过程包括以公正的方式提供全面、准确地信息，咨询师不卷入其中。
- 教导是实现最终目标的唯一手段：被教化的患者。
- 咨询师与患者的关系基于咨询师的权威。

2.5.2 咨询式遗传咨询模式

- 主要目标是理解患者，提高患者的自我能力，帮助患者获得控制感，缓解其心理压力，提供支持，帮助患者解决问题。
- 患者接受遗传咨询是基于复杂的原因，比如，需要信息，希望得到确认，希望得到支持，以及寻找减轻焦虑的方法。
- 遗传咨询对象其行为及心理方面都是复杂的。
- 咨询过程是多方面的，包括对患者优点、缺点、需求、价值观和决策方式等的心理评估。积极的结果需要一系列的咨询技能。咨询必须是个体化的和灵活性的。咨询师必须考虑到咨询对象的内在自我。
- 教育只是实现上述最终目标的一种手段。
- 咨询师与患者的关系是互动的。

在比较这两种模式时，Kessler(1997)指出，"教导式遗传咨询模式是以牺牲咨询对象为代价来丰富咨询师的权威、地位和自我。而咨询式遗传咨询模式的目的是为了扭转这一过程，即使是以牺牲咨询师为代价，也要让咨询对象在心理上得到充实"(第291页)。要达成专业的成熟，学员需要摒弃教导模式的以内容为导向的咨询，而是努力成长为一名咨询模式的以心理为导向的咨询师。"咨询师努力完善理解咨询对象的能力，让他们有被理解的感觉，帮助他们感到更有希望、更有价值，并且更有能力处理自己的生活问题。遗传咨询师会与充满犹豫、对未来感到恐惧、经历痛苦和个人失败感的人一起工作，因此他们有机会来完成这些任务"(Kessler 1999，第341页)。

2.6　结束语

　　遗传咨询是一种独特的以医学为基础的保健实践服务。遗传咨询师帮助患者及其家庭弄清各种情况。比如,在某次咨询会谈中,患者被告知其婴儿患有某种将限制其充分体验生活的疾病。而在另一种情形中,父母为他们的孩子等来了期待已久的诊断结果,帮助他们最终了解到底发生了什么。还有其他的情形,如一位年轻女性得知她没有遗传到会增加她患癌症风险的基因,因此她的孩子也不会增加患癌症的风险。不管是哪种情况,遗传咨询的过程总是动态的和复杂的。REM 提供了一个理论框架,并定义了适用于临床实践所有领域的遗传咨询原则。由经验总结的 REM 目标是可识别和可量化的。理解这个模型可以让我们不断教学、评估和改进遗传咨询实践。回顾遗传咨询的历史,其核心的价值观一直是不变的,在遗传咨询实践的互惠参与模型的五个原则中足以体现。

2.7　课堂活动

活动:认识遗传咨询的目标、策略和方式(两人成组访谈)

学员选择一个搭档,小组可选择自己的案例,也可以使用以下案例:

- 案例1:一名40岁的妇女在初次怀孕16周时因为异常的超声检查就诊。由于怀疑胎儿小于孕龄,医师安排了超声检查,并怀疑胎儿有染色体异常。
- 案例2:一对夫妻带着2岁的儿子来就诊。这名幼儿生长发育延迟,个子矮小,并有些畸形。遗传学家怀疑他患了一种综合征,已经要求进行基因检测。
- 案例3:一名49岁男子由其初级保健医师转诊而来。他的父亲和祖母患有胰腺癌,均于45岁左右去世。近期,42岁的弟弟也被诊断为胰腺癌。

学员要对咨询会谈的五个目标进行描述。这些目标可以是 REM 确立的目标(见表2-1),也可以是学员确定的其他目标。对于每个目标,他们要确定一个支持该目标的策略和相应的方式。最后,要求学员描述至少一个可取的和可量化的咨询结果。

示例

对于案例1，可能的目标、策略、方式和结果如下：

目　标	患者理解超声结果的意义
策　略	评估患者对目前情况的了解
方　式	请患者讲述医师告诉她的内容
结　果	患者询问了有关处理方式的相关问题

预计时间：20~30分钟。

过程

小组与全班同学分享他们的答案，全班同学向每个二人组提供反馈。

预计时间：30分钟。

教师笔记

● 可以附加一项活动，要求学生们找出能够表明目标已经实现的措施。例如衡量患者满意度、患者生活质量、对决策的后悔等。

● 另一项活动为每个双人小组进行15分钟的角色扮演，同时让同学们确认角色扮演时所展示的目标、策略和方式。

参考文献

American Society of Human Genetics. Genetic counseling. Am J Hum Genet. 1975；27：240－242.

Corey G. Theory and practice of counseling and psychotherapy. 5th ed. Pacific Grove，CA：Brooks/ Cole；1996.

Eunpu DL. Systemically based psychotherapeutic techniques in genetic counseling. J Genet Couns. 1997；6：1－20.

Hartmann JE，McCarthy Veach P，MacFarlane IM，et al. Genetic counselor perceptions of genetic counseling session goals：a validation study of the Reciprocal-Engagement Model. J Genet Couns. 2015；24：225－237.

Hjelle DJ，Ziegler LA. Personality theories. 2nd ed. New York：McGraw-Hill；1984.

Kessler S. Genetic counseling：psychological dimensions. New York：Academic Press；1979.

Kessler S. The psychological paradigm shift in genetic counseling. Soc Biol. 1980；27：167－185.

Kessler S. Psychological aspects of genetic counseling：IX. Teaching and counseling. J Genet Couns. 1997；6：287－295.

Kessler S. Psychological aspects of genetic counseling：XIII. Empathy and decency. J Genet Couns. 1999；8：333－344.

Maio M, Carrion P, Yaremco E, et al. Awareness of genetic counseling and perceptions of its purpose: a survey of the Canadian public. J Genet Couns. 2013; 22: 762 - 770.

Marks JH. The training of genetic counselors: origins of a psychosocial model. In: Bartels DM, LeRoy BS, Caplan A, editors. Prescribing our future: ethical challenges in genetic counseling. New York: Aldine de Gruyter; 1993. p. 15 - 24.

McCarthy Veach P, Bartels DM, LeRoy BS. Coming full circle: a Reciprocal-Engagement Model of genetic counseling practice. J Genet Couns. 2007; 16: 713 - 728.

National Society of Genetic Counselors Web. Scope of practice. https: //www.nsgc.org/p/cm/ld/fid=18#scope. Accessed Nov 2017.

Redlinger-Grosse K, Veach PM, Cohen S, et al. Defining our clinical practice: the identification of genetic counseling outcomes utilizing the Reciprocal Engagement Model. J Genet Couns. 2016; 25: 239 - 257.

Redlinger-Grosse K, Veach PM, LeRoy BS, et al. Elaboration of the Reciprocal-Engagement Model of genetic counseling practice: a qualitative investigation of goals and strategies. J Genet Couns. 2017; 26: 1372 - 1387.

Reed SC. Counseling in medical genetics. Philadelphia, PA: WB Sanders; 1955.

Reed SC. Counseling in medical genetics. 3rd ed. New York: Alan R. Liss; 1980.

Resta R, Biesecker BB, Bennett RL, et al. A new definition of genetic counseling: National Society of Genetic Counselors' task force report. J Genet Couns. 2006; 15: 77 - 83.

Riesgraf RJ, McCarthy Veach P, MacFarlane IM, et al. Perceptions and attitudes about genetic counseling among residents of a midwestern rural area. J Genet Couns. 2015; 24: 565 - 579.

Rogers CR. The necessary and sufficient conditions of therapeutic personality change. J Consult Clin Psychol. 1992; 60: 827 - 832.

Sorenson JR. From social movements to clinical medicine: the role of law and the medical profession in regulating applied human genetics. In: Mulinsky A, editor. Genetics and the law. New York: Plenum Press; 1976. p. 467 - 485.

Sorenson JR. Genetic counseling: values that have mattered. In: Bartels DM, BS LR, Caplan A, editors. Prescribing our future: ethical challenges in genetic counseling. New York: Aldine de Gruyter; 1993. p. 3 - 14.

Stern AM. A quiet revolution: the birth of the genetic counselor at Sarah Lawrence College, 1969. J Genet Couns. 2009; 18: 1 - 11.

Transnational Alliance for Genetic Counseling (TAGC). Education programs. http: //tagc.med.sc.edu/education.asp. Accessed 29 Nov 2017.

Walker AP. The practice of genetic counseling. In: Uhlmann WR, Schuette JL, Yashar B, editors. A guide to genetic counseling. 2nd ed. New York: Wiley; 2009. p. 1 - 36.

Weil J. Psychosocial genetic counseling. New York: Oxford University Press; 2000.

聆听患者：关注技能 3

学习目标

1. 定义关注技能并描述其在遗传咨询中的功能。
2. 区分身体和心理关注。
3. 学习根据患者个体和文化特征、实践专业和服务提供方式量身定制关注技能的方法。
4. 通过自我反馈、练习和反馈来发展关注技能。

3.1 关注技能的定义

关注技能包括遗传咨询师对患者言语和非语言行为的观察，这是一种了解患者在遗传咨询过程中正在经历什么，并向患者展示有效的非言语行为的方法。关注技能的这两个方面分别可称为"心理关注"和"身体关注"（Egan 1994）。

3.1.1 心理关注

心理关注是一项重要技能，可用于识别遗传咨询患者未说出的感受意图和经历。当你通过患者的眼睛而不是你自己的眼睛体会到对方的情感经历时，这就是心理上的关注。通过与他们的言语和非言语交流，你可以了解患者表现的或内在的情感、态度和意图。患者的非语言行为可能特别有用，例如，许多人不会直接陈述他们的感受和想法。因此，心理关注在很大程度上依赖于注意到患者非言语行为的信息并领会其意思。

许多作者指出，非语言行为具有重要的人际交流功能，其中包括显示个人的感受，并提供有关其内部生理状态和意图的线索（Patterson 2003；Philippot et al. 2003）。霍尔等（2008）提到："在日常生活中，我们不断地处理和评估他人通过面部、身体和声音传达的或隐藏在其外表中的各类提示，并且基于相当少的提示，我们可以做到惊人的准确性……"（第 238 页）。当从心理关注患者时,重要的是你试图理解患者采取行动的可能原因。例如,当你向患者解释她处于致命遗传病风险中时,她可能会微笑。显然,她并不是对此消息感到高兴。微笑可能是她表达合作和礼貌的方式。

心理关注不仅为了解他人的内在世界提供了一个窗口,还传达了你对他人的兴趣和关切(人际敏感性),这有助于遗传咨询的结果。研究证据表明,在卫生保健机构中医师对人际关系的敏感性较高,则患者对医师的满意度也较高(例如,Mast 2007;Roter et al. 2006)。

3.1.2　身体关注

身体关注技巧涉及非言语方式,你可以用你的身体语言与患者进行沟通,可能比语言交流更强大,因为非语言交流是持续发生的(Egan 1994),其信息往往可从非语言行为中传达出来。此外,感觉和思想可以融入我们的非语言表达方式(例如,当你感到不适时低头看笔记;或因为你不同意他或她的决定,在患者说话时翻阅笔记或电子病历;当你对患者做出决定的速度不耐烦时会看手表等)。

Roter 等(2006)声称,在医疗就诊服务中,"卫生服务的情感环境尤其与非语言交流有关,并与情感相关的交流技巧有关,发送和接收非语言信息以及流露情感的自我意识,是高质量服务的关键要素"(第S28页)。他们指出,医师和患者都表现出情绪,有时甚至试图掩盖情绪,双方都会对彼此感觉做出判断,并影响卫生服务过程。例如,在遗传咨询中,一些患者可能会担心或不确定会发生什么。他们可能还会认为你隐瞒信息或要求他们怎么做。他们会努力去捕捉任何不诚实的、不适的、不赞成或批判的非语言行为迹象。

良好的身体关注可以减轻患者的忧虑,建立融洽的关系,并促进牢固的工作关系(例如,Leach 2005;Philippot et al. 2003)。例如,Solomon 等(2012)采访了南非血友病男孩说科萨语的母亲/照护者。他们的数据收集方法包括一名口译员,他们将口译员描述为"……善解人意,待人友善,并建立了与被关注者轻松友好的关系。她通过积极的言语和非言语行为建立了融洽的关系。良好的眼神交流,微笑和开放的肢体语言确保被关注者对过程感到舒适,并充分放松以'回应'"(第729页)。这些行为与有关身体关注行为的文献建议相一致。

3.1.3　心理关注和身体关注技能的重要性

Tickle-Degnen 和 Gavett(2003)提出了关系发展的三个阶段模型:① 建

立融洽关系；② 建立工作联盟；③ 正在进行的工作关系。三个非言语内容促成了这些阶段中的服务过程和结果，即专注力、积极-消极和协作（第76页）。专注力是两个人（例如，遗传咨询师和患者）将注意力集中于彼此的程度（通过目光接触、身体姿势等）。积极-消极是指他们对传达合作做出反应的程度，和"不伤害"的表现（例如，微笑，靠近一点）；而相反，是指暗示或表示不喜欢或敌对，以及"想要伤害他人，至少在情感上"（例如，皱着眉头，看上去很生气）。协作是他们的行为相互模仿的程度（例如，类似的手臂和腿部位置，语调）。下文我们使用术语"synchrony（同步）"和"synchronicity（同步性）"来指协作的非语言成分。

在遗传咨询中，这个分为三个阶段的模型强调了在建立和维护医患关系中非语言行为的重要性，这些要素可以帮助建立联系，建立共同的遗传咨询目标，交换相关信息并努力实现目标。在为患者提供咨询时，应努力使用良好的身体关注技能，从心理上关注患者的行为及其可能的含义（专心和积极），并努力了解自己的行为与患者的行为相匹配的程度。行为匹配（协作）应仅在适当的时候发生（例如，你希望与哭泣的患者轻声说话，但当患者沮丧地大声说话时，应避免提高自己的声音）。

专注力、眼神交流和开放的身体姿势是医师重要的肢体语言，对于增进信任、促进沟通和融洽关系（Leach 2005）非常重要。它们与临床医师的其他技能和素质正相关。心理疗法的研究表明，治疗师眼神交流的增加与更好的融洽、尊重、同情和真诚有关（Darrow & Johnson 2009）。治疗师表达积极情绪的面部表情（幸福，感兴趣，关心）的增加与更融洽的关系有关（Sharpley et al. 2005）；使用点头和打手势，治疗师受患者欢迎的程度更高（Darrow & Johnson 2009）；良好的目光接触以及治疗师的前倾肢体语言，会提高同理心、同心协力和治疗信誉的评级（Dowell & Berman 2013）。Henry 等（2012）发现，使人感觉温暖的临床医师，关注患者多与更高的患者满意度有关。Philippot 等（2003）有类似报道，认为心理治疗师与自己相处融洽的服务对象对他们的治疗师及其关系抱有积极的态度。

一些作者认为，关注技能的积极作用是由于"感知的反应"（Dowell & Berman 2013；Lemay et al. 2007；Murray et al. 2006；Reis et al. 2000），或一个人认为另一个人"理解，重视并支持自己"（Dowell & Berman 2013，第159页）。我们认为感知的反应是有效的遗传咨询的重要方面，因此，所有遗传咨询的实践都依赖关注行为。有效的心理和身体关注可以传达你对患者的关注和理解；建立融洽的关系鼓励患者自我披露；增加患者对你的专业认同

(胜任和专业),具备社交吸引力(热情,受人喜欢)和促进信赖;并建立了解并协助患者进行决策的一个基础。

然而,出于多种原因,良好的关注往往很难获得。如果遗传咨询师意识到有其他紧迫的临床事务或咨询时间有限,则可能很难用心关注患者。遗传咨询师的传呼机可能会振动,患者可能无法按计划准时就医或完成其他过程,其他医疗团队可能会中断服务,等等。有时,其他的因素,例如周边有孩童,或有些患者的某些症状(例如孕妇恶心),可能会使遗传咨询师和患者都难以集中精力。在某些情况下,如果学员或新手遗传咨询师担心自己的表现,可能会难以完全融入患者的情景中。

3.2 有效的心理关注技能

有效的心理关注包括三个主要活动:观察和应对患者的非言语行为,了解患者的身体和面部运动以及注意细微的提示。我们建议以下策略作为一般准则。

3.2.1 观察和应对患者的非言语行为

- 注意患者的非言语行为并考虑其可能的含义(例如,如果患者握住椅子的扶手,则可能表示她/他很焦虑)。
- 注意患者的非言语行为和言语行为之间的不一致(例如,摇头否认时说"是")。通常,你应该选择不一致时的非言语行为。非言语行为更发自于内在,更少受人的意识控制,因此与他们的言语行为相比,非言语行为更能说明患者的心理/情绪状态。
- 考虑向患者指出其非言语表达的意义(例如,"您说您对这个决定没问题,但看起来却快要哭了")。
- 当患者保持沉默时,对非言语行为进行评论(例如,"您现在非常安静。我想知道您在想什么?"或者问,"您的感觉怎么样?")。
- 寻找可以暗示患者正在以某种方式感觉或思考的行为方式。谨防过度解释单个非言语行为(例如,叹气本身可能表示由于急躁、疲倦、后悔和绝望而产生的多种感觉。叹气与眼球滚动和交叉双臂相结合更强烈地表明患者感到沮丧或被误解了)。
- 观察以下患者特征,因为这些特征可能会为你提供有关患者特征和/或情绪状态,对遗传咨询的态度以及动机的线索:活跃水平(激动或昏昏欲睡），说话缓慢或快速，着装方式（随意或谨慎，适应场景或随意），动作（容易或困难，不稳定或断断续续），健康状况，紧张行为（吞咽，紧张的笑声，过度清嗓），声音（强硬或颤抖，响亮或柔软）和患者的自我投射（成熟并可以自我控制，或孩子气的，顺从的或攻击性的）（Fine & Glasser 1996）。当然，重要的是要始终考虑患者的行为在多大程度上反映出遗传疾病的症状。例如，在神经内科就诊的患者可能表现出神经退行性疾病的症状。

3.2.2 了解患者细节提示

- 关注面部，因为它是非言语交流非常丰富的信息来源（Batty & Taylor 2003）。一个人的感觉信息中有多达 55% 是通过面部发出的（Egan 1994）。人类已经识别出 1 000 多种面部表情，就其中许多表情而言，来自不同国家和文化的人们往往表达相似的含义（Ekman & Friesen 2003）。而且，面部表情可以提供有关认知过程的线索，例如注意（基于一个人凝视的地方）以及他们如何评估触发其情绪的事件（Sander et al. 2007，第 470 页）。

- 除眼睛外，面部所有肌肉都可以控制（Hill 2014），因而眼睛可以提示更多真实的自我信息。观察患者的眼睛是否有恐惧和愤怒的迹象；受惊或焦虑时人的瞳孔会扩大，而生气时人的瞳孔会缩小。此外，愤怒、痛苦和恐惧可体现于太阳穴处（表现为脉搏加快），颈动脉处（表现为血液明显地涌向头部），上、下颌肌肉处（表现为咬合在一起）以及鼻翼处（表现为扩张和收缩）。

- 寻找腿和脚的运动和生理反应。腿部和脚部运动最容易流露非言语动作，因为我们无需意识就可以不自觉地移动它们（Ekman & Friesen 2003）。受到严格控制的人经常在手脚上表现出情绪，例如，双手紧握在一起，轻拍脚部；或在生理行为中表现出情绪，例如脸红，出汗，呼吸（浅或快速地）和眨眼。

- 注意凝固的表情（避免表现出情绪，扑克表情），遮掩（用另一种更合适的表情代替感受的情绪），最小化表情（使感觉看起来更温和）以及夸大表情（例如，对你提供的信息感到困惑，大力点头并说"嗯"）。

- 非言语表达可能取决于年龄、性别和/或文化（例如，老年患者的脸部表情可能会更难以阅读，因为他们的脸红反应减弱，并且皱纹可能掩盖了微妙的反应；女性可能比男性更容易哭泣；某些文化不鼓励公开表达情感)。此外,尽管研究表明,对情感的识别是一种普遍的能力,但准确度可能会随着文化背景和接触程度而变化(Elfenbein & Ambady 2002)。具体而言,当双方来自同一个"民族、族裔或地区性群体"时,面部的情感识别通常会更准确(Elfenbein & Ambady 2002,第 203 页),而且当人们更多地接触文化群体时,面部识别的准确性也会提高。此外,研究表明,多数群体成员对少数群体成员面部表情的判断较不准确,而少数群体成员对多数群体成员表情的判断较准确(Elfenbein & Ambady 2002)。

- 听不完整的表述。由于患者表述的内容带有情感色彩,因此患者可能会讲话越来越轻,或转向另一个句子/主题。此时,可以要求患者表述完整。

- 观察患者的行为在任何方向上的突然变化(从打开姿势变为闭合姿势,说话速度从快到慢,从深处呼吸到更浅的呼吸等)。例如,患者可能会根据会话的内容(风险信息的呈现,人工流产提及等),其行为可能会突然发生变化。

3.3　有效的身体关注技能

身体关注有五个主要方面:面部和眼睛,身体,声音,分心行为和触摸。

面部和眼睛

有效地运用面部表情和眼睛,通常包括偶尔使用点头,在适当的时候微笑,看着患者而不是凝视。但需要注意,如患者在说不正确和/或有贬低自己的内容时,点头是否恰当。例如,如果患者说"我认为这是我的错。如果我在怀孕初期小心一点,我的宝宝就没有任何风险了",在这种情况下,你如通过点头传达出你了解患者所说内容的信息,但是患者可能会以为你同意这实际上是她的错。

身体

有效使用身体是指保持放松而警觉的姿势,偶尔使用手和手臂动作强调重点,保持双腿和双脚静止(不晃动双腿或双脚),摆好姿势,使自己尽可能直面患者,并以开放的姿势坐着(手臂和腿没有交叉),并且坐的位置与患者保持适宜的距离。如果你在桌子后面工作,请将患者椅子放在一侧,然后将自己的椅子移到患者的那一侧,尽可能减少桌子带来的障碍。

声音

有效的使用声音进行关注包括：以适当的音量说话,保持适当的语速语调,使用患者能听懂的单词(注意避免使用"高高在上的口气"与患者交谈,这通常表现为你将简单的单词与抑扬顿挫的声调结合使用,并且语速很慢),并使用与咨询内容相匹配的音调。

分心行为(应避免的行为)

当我们感到焦虑、有心事和/或不能完全关注患者时,我们都会显现为注意力分散。分心行为包括选择习惯性、非正式的词语,过多使用填充词(您知道,对,好的,就像,嗯等);翻阅笔记和/或专注于计算机而不是看着患者;玩笔、珠宝或回形针之类的东西;拨弄手指、头发或紧握双手;摇晃双腿;嚼口香糖(很不专业)。

触摸

如果触摸能改善人际关系,则可能有益,但如果患者抵触触摸,则可能有害。在遗传咨询的背景下,与其他医学中医患互动一样,在传出坏消息后轻轻碰触患者可能是正常的,是富有同情心的人类反应。但是,触摸会引发许多社会和文化问题,因此此是一种有争议的行为:"在这一争议中,唯一可以达成共识的是,触摸对于不同的人可能具有不同的含义"(Dewane 2006,第546 页)。

建议你注意接触或触摸患者是否有可能会被误解。人们在被陌生人触摸时的感觉各不相同。遭受过暴力虐待的人,可能对不是自己要求/发起的触摸特别敏感。当你将一只手放在他们的肩膀或手臂上时,某些患者可能会感到他们受到保护或处于顺从的位置。在哪些人可以接触以及如何接触方面,文化差异也很大。当你进行触摸这一行为时,有可能会特别危险。一些患者会发起触碰(伸出手来握手,张开手臂和/或请求拥抱);通常,儿童比成年人更容易通过触摸进行交流,并且一些智障患者(例如唐氏综合征)可能会用触摸来表达交流。

请注意,虽然握手在西方文化中普遍适用,但在某些文化团体中可能令人反感(例如,某些中东文化背景的人只与同一个性别的人握手)。一种策略是等待患者先伸出她/他的手。

最后,有一些方法可以在不接触患者的情况下与他们建立联系。你可以通过将椅子靠拢,向前倾斜,摘下眼镜,柔化声调,放低音量,并减慢步伐来表达自己的情感。当患者表示对消息感到高兴或感到欣慰时,你可以通过衷心地表达"消息真棒"或"我为您感到高兴"来表达你的祝福和支持。

其他注意事项

- 形式:人们对非正式交流的舒适度有所不同。我们发现,对每个患者最好均以正式的形式开始,直到他们的行为显示可以不用太正式的方式。询问他们希望如何被称呼(先生,太太,女士,博士)。除非对方首先伸出手,否则避免发起身体接触,例如握手。告诉他们如何称呼你。

- 礼貌:所有文化都有礼仪规范。在咨询开始时,如果你想提出问题,请先征得患者的同意,"您能告诉我……"或"我想问一下,如果您同意的话"。请说明你为什么要关注某些主题和/或提出某些问题。如果做笔记,请说明你在记什么以及为什么要记。确保始终关闭传呼机和手机或将其置于静音状态。如果你被叫走了,需向患者解释原因,并就造成的不便之处向患者道歉。

- 人际关系:当其他人陪伴患者(无论是伴侣、家庭成员、朋友)时,请注意非语言信息提示谁可能是决策者。谁先说?患者在回复你之前会先看一下对方吗?患者在讲话过程中是否犹豫?他们相互之间的互动是怎样的?在许多情况下,提供家庭遗传咨询可能是适当的。患者将其他人一起带入咨询过程,可能表示想让这些人参与讨论和/或决策。但是请记住,情况并非总是如此。通过非语言关注进行交流,你应该能够确定何时,或提供机会与主要患者单独会面提供咨询。

为关注做好准备

既然你已经了解了身体关注的注意事项,你可能会认为你必须使用好每一项。请记住两点。首先,没有人能够一次控制任何非语言行为超过几分钟。我们最终都会回到自然的反应。其次,并非所有这些行为都会让你感到"自然/正确"。不要勉强根本行不通的行为。但是,请努力尝试,将"通常不建议"行为与其他建议的行为相抵消。例如,如果你是"二郎腿人士",请不要尝试完全消除它。当你双腿交叉时,请尝试使其他更加开放的行为(双臂不交叉,面对患者,进行眼神交流)。与患者沟通最重要的是,你要真正关心他们。

最后，我们建议你尽可能安排自己的肢体语言，最大限度地提高关注效果。选择一把不旋转或不晃动的椅子，一把有扶手的椅子，这样你就可以将手放在椅子上而不是紧握住腿。一把身高适合的椅子，可以让你将脚放在地板上而非交叉翘起。挑选你的服饰，以避免在咨询时把玩珠宝；如果你的脖子易有脸红反应，请穿高领的衣服；尽可能重新布置家具，以减少你与患者之间的障碍。

3.4 有效关注的其他建议

为了建立融洽的关系并向患者传达你的兴趣和理解，在此提出以下建议：

- 保持一致。你的身体应该与你的口头信息保持一致。当你的用词和非语言行为不一致时，患者将倾向于相信你的非语言行为。例如，你皱着眉头并握紧双手时说"我尊重您终止妊娠的决定"，则患者容易认为你不同意该决定。

- 保持同步。如果你的举止与患者的举止和谐，沟通将更加有效。同步可能会增加共情，促进共识，导致相似的观点（Ramseyer & Tschacher 2011）。Ramseyer 和 Tschacher（2011）研究了患者和治疗师之间的非语言同步［也称为行动协调（Tickle-Degnen & Gavett 2003；即我们所称的同步性）］。较高的同步性与更积极的治疗过程和结果相关，包括客户将这种医疗服务关系评为质量较高，并报告其自我效能得到提高。因此，如果患者非常难过，并且说话缓慢，几乎听不到声音，那么你也放慢语速并更轻声地说话，这就是同步性。或者，如果患者在哭，你不应微笑；你的非语言行为应该传达关怀。倘若融入患者的情感，那么同步就会自动发生，几乎不需要努力。但是请小心，不要将这种镜面效应无限延伸。如果患者非常焦虑，大声疾呼，那么以相似的方式回应只会加剧双方的紧张。

- 身体放松。如果你的身体放松，并且有规律的深呼吸，将能更好地聆听患者。尝试在遗传咨询前花几分钟时间准备，以使自己平静下来并集中注意力。

- 进行内部过程检查。遗传咨询师有时会意识到，他们在整个咨询过程中进展太快，或者由于患者的语言或非语言暗示而跳过了重要内容。例如,当患者用力点头或对提供的内容说"是,是"时,咨询师可能会通过说得更快或提高声音来做出回应。观察这些行为可以深入了解患者的感觉以及你的反应方式(同步性),并让你"重新上阵",即坐下来,深呼吸,放慢节奏,放松身体。

- 使用眼神交流。眼神交流有助于关注患者并表明你正在聆听。通常最好注视着患者,即使她/他没有看你,而是盯着地板或看着墙壁。最终,大多数患者都会对你投来一瞥,当他们这样做时,重要的是要让他们看到你在看着他们。如果你的注视使患者感到不适,请减少你的眼神交流。
- 传达敏感性。你的非语言行为应传达关注、机敏和警觉。

3.5　关注挑战

根据我们的经验,如果遗传咨询师在关注方面遇到挑战,往往是因为过多或过少的融入,或其关注的强度过低或过高。适度关注是关键。考虑以下挑战情况:

- 热情。在这种情况下,遗传咨询师会表现出过高的热情和精力,以至于实际上冒犯了患者的个人空间。如大声、快速且欢快地说话,频繁点头(试想一下摇头娃娃),每次患者说话后都回答"嗯""好的",这些行为可能会令人疲劳,甚至有盛气凌人的感觉以致令人生厌。
- 焦虑。过度焦虑的遗传咨询师可能会避免目光接触,摆弄钢笔或纸,或表现出一种或多种注意力分散的举止,以示自我保护。
- 疏离。有时候,遗传咨询师似乎太像一块白板了。例如,使用犀利的眼神凝视患者;采取冰冷的临床模样(面部表情不变);很少或完全没有情感表达;身体僵直,没有手或手臂的动作;这些举动类似心理咨询师在分析和/或评判患者。
- 过度关注。这一类型的遗传咨询师会通过悲伤的面部表情、深深的叹息和紧皱眉头而表现出过多的关注。这些行为表明,遗传咨询师比患者更多地感觉到患者的问题,患者甚至反而说:"不要那么担心!我会没事的。"
- 关注不足。当遗传咨询师在咨询过程中过于悠闲,懒散地坐在椅子上打哈欠,并穿着非职业化的衣服(例如,蓝色牛仔裤,低胸上衣,短裤和/或紧身衣服)时,这些迹象会被误认为对患者缺乏关注。

　　任何一位遗传咨询师随时有可能遇到这些挑战，它们通常是由遗传咨询情况的某些方面或个人生活中的事件引起的。因此，识别可能会给你带来这些挑战的患者特征、遗传状况和/或个人生活事件的类型是十分重要的。

3.5.1　沉默或"医患之间的空间"

　　沉默是心理和身体关注的关键部分，也是更具挑战性的技能之一。困难往往源于以下常见的误解：沉默是技能的"缺失"（"如果我保持沉默，那等于我什么都不做"）；沉默会使患者（或我的上司）认为我不知道该说些或做些什么；沉默会浪费我与患者互动的有限时间（"当我可以告诉患者更多的信息时，为什么保持沉默？"）；沉默时患者只是在等待我的下一个问题或建议。这些感觉可能会使你感到焦虑，通常这不是真实的情况。我们认为，当你在努力挑战自己的误解时，就会减少对沉默的恐惧，并且能够更加有意地使用它。建议你努力体会沉默带来的舒适感，并将其视为"互动的一部分，而不是缺乏互动的体现"（Sharpley et al. 2005，第 158 页）。当你减少对沉默的恐惧，并能"在当下"充分关注患者时，你会发现沉默自然而适当地发生。我们还建议你尝试辨别主动选择沉默和由患者保持沉默的含义，因为"没有两种沉默是相同的"。

　　在心理治疗文献中，Lane 等（2002）指出必须有技能地使用沉默才能传达"安全、理解和包容"。如果沉默使用不当，会意味着"距离、无兴趣和疏离，从而损害信任"（第 1091 页）。对治疗师沉默进行的两项研究发现，使用沉默的原因包括促进反思、鼓励责任、促进情感表达和表达共情（Hill et al. 2003；Ladany et al. 2004），还可以留给治疗师一些时间来思考他们想说什么（Ladany et al. 2004）。Sharpley 等（2005）研究了沉默与和谐在初始咨询中的关系，发现在被评定为"融洽度非常高"的咨询过程中，沉默的时间明显增加。而且，由治疗师发起的沉默和由咨询对象终止的沉默，比由治疗师发起和终止的沉默，可能更有助于建立融洽的关系。

　　Levitt（2002）要求客户在视频录制的治疗中讨论停顿，发现了三种有效的停顿：情绪停顿，使咨询对象更深入自己的特定感受；表现性的停顿，在此期间咨询对象寻找词语来表达自己的想法和/或感受；反思性的停顿，在这些停顿中，咨询对象正在提问，对问题有进一步的了解和/或正建立想法并获得洞察力。

3.5.2　构成挑战的患者特征

沟通能力有限

向沟通能力有限的患者提供遗传咨询服务具有挑战性。有时沟通受限是由于心理生理原因。例如,Kring 和 Stuart(2008)将患有严重抑郁的人描述为面部、声音和手势表达受挫。他们说话时往往表现出较少的眼神交流,并且节奏平坦、迟钝和缓慢。这不应与文化差异混淆(参考 Kim et al. 2003 关于亚裔美国人文化相关的行为),或认为行为反映了与内在心理想法不同的动机或意图(Patterson 2003)。

Smith 等(2014)描述了一个遗传咨询案例,其中患者的疾病进展造成了沟通的挑战。该患者有散发性肌萎缩侧索硬化症(amyotrophic lateral sclerosis,ALS),母亲有霍奇金病(Hodgkins disease,HD)病史。作者指出:"鉴于患者的疾病进展极大地限制了患者的身体活动,这对患者非语言交流的评估也受到限制……因此,必须使用其他方法来建立与患者的关系,并了解患者的需求和想法。我们的方法是将传达的信息限制在最需要的内容上,并利用是/否提问来促进患者的融入。此外,还提供了额外的咨询时间以补偿患者沟通的局限性"(第 730 页)。

患者不满

Schema 等(2015)采访了遗传咨询师,了解患者不满的相关情况。研究指出,患者表达不满的范围从"大喊大叫"到更微妙的间接非语言行为,"例如对共享信息表现出不感兴趣"(第 723 页)。一名咨询师将不满的典型间接行为描述为"走进来,双臂交叉,对问题的简短回答,不笑,紧张的语调"(第 723 页)。Baty(2010)与此类似,将患者不满的非语言表达描述为在遗传咨询过程中的置身其外,不仔细听和/或不认真考虑咨询师提供的信息。其他可能显示不满的非言语线索包括,未能在开始咨询前完成要求的材料准备,迟到,以及对遗传咨询师的话语反应弱(Smith & Antley 1979)。良好的心理关注技能可使你识别这些线索,并考虑这些是否表明了患者的不满。

夫妻互动

Schoeffel 等(2018)采访了遗传咨询师,了解他们在产前咨询中夫妻冲突的经历。每个咨询师都指出,夫妻的非言语行为提供了他们之间存在冲突的线索。这些线索各种各样,包括彼此转身或避开对方,双臂交叉,缺乏关注,对伴侣言语的身体/面部反应，叹气，目光移开，瞥视伴侣，怒视/皱眉，在候诊室分开坐，离开房间，房间里气氛紧张，烦躁，不与伴侣交谈，不触碰伴侣。

Lafans 等（2003）采访了遗传咨询师，了解在产前咨询中父亲参与的经历。发现了许多非语言行为表现：

- 适当关注：看起来很细心并且与咨询师进行眼神交流，坐在伴侣身边，抚摸她和/或握住她的手，身体前倾面对和注视咨询师，并向咨询师点头（第 222－223 页）。

- 关注不足：即"分散，分散注意力，不合作和/或防御性行为"（第 235 页）：将视线移开，显得被动/无趣/打哈欠，做其他事（阅读杂志/报纸，使用手机/计算机），俯卧/躺着/靠在椅子上，甚至在咨询时睡觉。

- 过度投入：即"表现出控制咨询的内容和流程，无视伴侣的需求或感觉和/或按自己的节奏促进咨询的进程"（第 235 页）；其中的一种行为也可以被视为非语言行为，即打断遗传咨询师。

3.5.3 遗传咨询方式

遗传咨询的形式可能会对关注带来挑战。Goodenberger 等（2015）指出，实验室遗传咨询师的大部分沟通是通过电话进行的，通常会有医疗服务提供者或患者之间的简短互动。他们强调，实验室遗传咨询师的自我陈述方式"……尤其重要，因为（交流的接受者）只有言语线索可以做出反应，而没有面对面交流中的非言语线索"（第 8 页）。此外，通过电话进行咨询会导致你无法采用面对面咨询中对患者肢体语言的关注，并且无法让遗传咨询师反馈患者的肢体语言。他们进一步指出，这种方法限制了原本可以通过视觉帮助获得信息与学习。建议实验室遗传咨询师通过"增加他或她对声音线索的敏感性来适应这些限制，例如认真听取可用于评估理解或需求的关键词或短语……例如，如感觉到需要更多的时间来充分了解客户的情况，他或她可以尝试让患者放缓急速的语气。因为无法使用视觉和非语言行为收集信息，遗传咨询师在通过电话描述专业内容和讨论检验结果时，选择特定的词汇非常重要"（第 15 页）。如果你担任临床遗传咨询师，经常通过电话与患者打交道（例如，告知检测结果，回答患者在咨询过程以外提出的问题），那么这些建议也很有用。

远程医疗，例如电话咨询，也限制了非语言线索的获得（Peshkin et al. 2016；Zilliacus et al. 2010）。研究表明，电话遗传咨询和面对面咨询之间的主要区别在于，咨询师"通过言语和非言语的相互作用建立融洽的关系……

认识影响咨询互动的因素……评估咨询对象/家庭的情感,支持……并向咨询对象介绍基本的遗传概念(例如,在视觉观察获得信息的情况下)"(Burgess et al. 2016,第 112 页)。

Burgess 等研究中的参与者(2016)"……无法读到患者的身体语言和非言语线索,会影响建立融洽的医患关系,并对评估患者是否理解、对患者的心理评估方面产生不利的影响"(第 116 页)。参与研究的人员描述了在缺乏非语言表达的情况下,如何调整其遗传咨询方法。例如,"在谈话开始时,我通常会向患者解释,由于我们不在同一个房间,所以我无法读到非语言提示信息,因此如有疑问或感到困惑,需要说出来。在面对面的咨询中,我几乎永远不会这么迟钝。""……当不是面对面咨询时,需要更多的语言核实,以确保对方理解。""由于无法评估面部表情和肢体语言,因此需要密切注意电话咨询中的语言提示来评估咨询对象的感知和反应,并不断调整咨询的过程"(第 118 页)。有位咨询师提到了一种解决患者心理需求的方法:"我实际上已经对人说,我知道这是一个情感话题,由于我看不到你,可能会错过你表示不悦的信息迹象,而这对我可能是有用的信息,可以让我解决你关心的问题。因此当你不悦时请随时阻止我,并告诉我相关情况"(第 121页)。许多参与者建议:"……为社会心理评估提供能力培训,包括提出更多直接的问题和识别患者不同的非语言暗示(例如拐点、停顿或叹气)以确定患者的心理状态"(第 124 页)。

视频远程咨询也可能需要针对非语言关注进行调整。Zilliacus 等(2009)对遗传学从业者的研究中描述了将相机聚焦在面部表情上以促进建立融洽关系。例如,"我非常专注,以便对方能看到我脸上的表情,而我也试图看清对方的表情,就好像我们之间存在合适的联系和沟通"(第 602 页)。

3.6　关注中的文化考虑

与任何临床经历一样,文化差异在遗传咨询中也很重要。但咨询者不可能成为与遗传咨询有关的每个文化群体的问题专家。即使具有特定人群的文化知识、文化敏感性和文化技能,但是个人特征和生活经历与文化相互作用,从而使每个患者都独一无二。正如斯坦伯格·沃伦(Steinberg Warren 2011)所指出的那样,文化胜任力是复杂的产物,"……咨询对象,咨询师,他们各自所属的多种文化,两者(强调我们的)之间的言语和非言语互动,他们各自的家庭、教育和社会背景,他们各自过去和现在的生活和工作环境,他们居住的社区，他们所处的医疗保健系统，以及遗传和家族史，诊断，检测和/或决策将这两个人聚集到一起进行遗传咨询"（第545页）。

尽管如此，了解不同文化中沟通的倾向喜好还是有益的。认识到文化如何影响健康观和实践也是有助的。正如 Lewis(2010)引用 Gelman(2004)所言，"文化是动态的，因此，单一文化的内容可以随时间和地域而变化。文化的含义包括新的观念、价值和行为，并因此脱离先前具有的信念和行为，并随着时间的推移而改变。人们也是多个社会群体的成员，其中许多群体产生了一套连贯的信念和期望：在技术成熟的多元文化社会中，显然个体关于文化价值和决定，接触多种文化，文化内容本身的迅速变化，使得塑造一个静态的文化模式变得困难。将对他人的理解仅仅或主要建立在对其民族文化特征的看法上（例如，拉丁美洲人是罗马天主教徒，因此不希望考虑终止妊娠），而缺乏进一步的调查，其实是忽略了个人及其民族和种族群体的多样性"（第205页）。

你应尽可能使自己的咨询关注风格与患者的风格相适应，而不是期望患者适应你的风格。当你不确定自己的行为所产生的影响时，可以询问患者是否感到舒服，并观察你自己非言语行为的影响。例如，如果你坐得很靠近患者，他/她似乎不舒服，就尝试将椅子向后移一点，看看是否好些。另外，请记住，你应根据患者的即时需求和他/她的文化背景来调整服务行为。如本章前面所述，你可将椅子拉近正在哭泣的患者。当接触一位极度焦虑的患者时，你需要减慢讲话速度，保持稳重。你应该小心，避免与禁止非家族成员异性肢体接触的患者（例如，某些穆斯林教派的成员）有身体接触。有些寻求咨询的夫妇会希望你与丈夫沟通，然后由丈夫为妻子翻译。例如，在一些亚洲和中东夫妇中，丈夫可能更希望你通过他来进行交流，而不是直接与他的妻子讲话（Lafans et al. 2003）。

一些研究提供了关于文化可能在遗传咨询中的关注行为和交流中发挥作用的有用见解。这些研究的结果表明患者的言语和非言语交流存在差异。下面总结了一些相关示例。

3.6.1 言语/语言

Ishii 等(2003)指出在注意某些非语言方面存在文化差异。具体而言，他们指出"美国人主要关注言语内容，而亚洲人则更加关注语调……"（第39页）。在他们的研究中，他们发现美国参与者容易忽略语调而更关注内容，而日本参与者则相反。他们还发现，菲律宾的菲律宾语-英语双语使用者,无论使用哪种语言都偏向于关注语调。

Cura(2015)讨论了菲律宾人之间非语言交流的文化含义。他指出"菲律宾文化的特征是较少的言语表达,非语言暗示通常在交流过程中提供有意义的信号"(第 221 页)。患者保持沉默可能表示不愿意与其他家庭成员就一项决定提出异议,并希望保持家庭和睦。作者建议医疗保健服务提供者注意患者的肢体语言,例如低头,缺乏言语反应(沉默),呆呆地凝视或缺乏眼神交流,因为他们不愿表达自己的观点和/或遇到不确定性。Cura 还指出,菲律宾患者可能希望依靠医疗服务提供者的专业知识。他们可能会寻求建议,并在"不确定和不熟悉遗传知识的情况下"坚持遵循建议(即使在他们实际上对于自己的决定不确定的时候)(第 219 页)。

Kim 等(2003)从文献中发现,亚裔美国人"……总体上看重情感上的自我控制,即使情感是积极的,也往往不公开表达自己的感觉……即使与家人在一起,(他们)也经常被教导控制情感表达……也因为传统的亚洲文化价值观将控制情绪的能力视为坚强的象征。相反,欧洲裔美国人倾向于认为个人应该公开和直接表达彼此的感情"(第 205 页)。因此,一些亚裔患者可能会表现得镇定,较少微笑,坐姿更安静,姿势变化更少,发声更少等。你应该意识到他们的内心可能正经历各种各样的情绪(例如,困扰,困惑,羞耻)。评估其内在反应的一种策略,将其视为常见的,并邀请其直接表达。例如,"有时患者听到此信息后会感到害怕。我想知道您现在在想什么?""有时患者听到此信息时,他们会感到困惑。能否告诉我您是否也有点困惑?"

3.6.2　非口头交流

聋哑人"在与他人交流时,往往对通过面部表情和肢体语言传递的信息高度共鸣。正如 Corker(1996)指出的那样,90%的交流是以非语言的方式进行的,而这些无声的对话对于建立和维持与咨询对象的临床咨询关系非常重要"(Williams & Abeles 2004,第 644 页)。

Sagaser 等(2016)研究了产前遗传咨询师评估患者的宗教/精神信仰的策略。他们研究的一些人员指出了心理关注的作用,特别是寻找"非语言或情境线索"(第 930 页),包括患者的衣服暗示着神职,珠宝提示宗教信仰(例如十字架,其他宗教形象),以及在咨询过程中带一本祈祷书。研究人员得出的结论是,遗传咨询师可以轻松地使用这种心理关注来评估宗教/精神信仰对患者的重要性,并建议将这些线索作为"在妊娠决定中启动有关信仰问题讨论的起点"(第 930 页)。

3.7　结束语

尽管关注是有效进行遗传咨询的关键,但这并不总是一个容易的过程。由于你必须同时专注于患者和你自己,因此关注变得很复杂。我们在结束前提醒两点:

- 关注患者。请记住,普遍有效的身心关注以及非语言交流会因患者的个人特征和文化差异而不太可能做到。心理关注有助于帮助辨别患者更喜欢以哪种方式讨论他们的经历,并且你可以相应地调整自己的反应。如果不确定,请询问患者某行为在其文化中的含义。
- 关注自己。最初,你可能会发现专注于经常自发的行为会使你极为关注自我。你可能会在关注时感到有些尴尬和呆板。但是,自我意识是发展遗传咨询技能的重要的第一步。随着时间的推移和实践,你学会放松,就能更少地专注于自己,而更多地关注患者。

3.8　课堂活动

活动 1：关注行为（思考-配对-两人组）

学员分别以书面形式回答四个问题,然后与伙伴讨论他们的回答:

1. 什么是关注?
2. 作为遗传咨询师,你认为哪些关注行为有帮助?
3. 哪些关注行为没那么有帮助?
4. 是否有一个文化群体可能具有与你不同的关注风格?

接下来,配对的学员讨论他们的书面回答。

预计时间：20 分钟。

过程

教师在黑板或纸上画出四列,列出四个问题。之后,学员分享他们对每个问题的回答,由教师在相应的列下进行总结。然后,讲师对主题进行口头总结,并提出与两人组有别的任何想法。

预计时间：15 分钟。

活动 2：关注（小组讨论）

教师展示多张照片,应代表各种情感,要求学生推测其感受。另外,为了使其更具挑战性,有助于初期的共情,请包括人的面部表情不协调的图片(例如,运动员在赢得体育比赛后看起来好像很痛苦的样子)。

预计时间：20 分钟。

活动 3：心理关注角色扮演

教师与班级外一位志愿者一起进行 10~15 分钟的视频录制角色扮演。志愿者离开后,让学员们回想有关"患者"的人口学特征(性别、种族、眼睛和头发的颜色、身高、体重、穿着等)和所有非语言行为信息。然后,教师回放录像片段,学员将其与回忆进行比较。通常,学员会忽略或忘记某些特征或行为。这就启发讨论——充分关注另一个人的各个方面是很困难的。

预计时间：30~35 分钟。

活动 4：心理关注(遗传咨询视频)

教师向学员展示一段视频录制的遗传咨询过程(实际课程或模拟课程)的一部分,关闭声音。学员讨论他们认为咨询师和患者正在谈论什么以及正经历什么样的感觉。接下来,教师在打开声音的情况下重放片段。学员就声音关闭和声音放大时的片段进行比较。

预计时间：30 分钟。

教师笔记：教师还可以要求学员识别咨询师和患者的非言语行为,哪些行为是同步的(同步性)和不一致的行为。如果学员希望进行其他练习,则可以在家中通过电视节目或视频尝试相同的练习。

活动 5a：心理关注角色扮演(两人组)

两人组闭着眼睛讨论任何话题(例如,咨询技能课程的感觉,今年上学的感觉等)。一个人为演讲者(患者),另一个人为听众(咨询师)。他们进行 5 分钟的对话。扮演聆听者(咨询师)的学员应尝试从患者所说的话以及她/他如何表达感受患者的经历。

预计时间：5 分钟。

过程

回到大组中,两人组将回答以下问题：闭着眼睛交谈时感觉如何？你回应了什么暗示？什么部分感觉很难？哪些部分感觉简单些？你在多大程度上依赖于视觉信息的提示？你使用什么策略建立融洽关系？如何去了解"患者"？你认为这些策略将如何转化为电话咨询或另一种远程医疗？

预计时间：10 分钟。

活动 5b：心理关注角色扮演（两人组）

与上一练习同样的两人组,使用相同的主题轮流担任咨询师和患者的角色各 10 分钟。咨询师注意患者的非言语行为(例如,呼吸的变化,眼神交流的变化,语调的变化)。咨询师不应专注于不相关的非言语行为。咨询师观察到一种重要的非语言表达后,应着重询问患者是否知道他/她的呼吸、眼神接触、语气等的变化。咨询员不应对患者的行为进行释义或指定其含义。咨询师只应注意患者关注的焦点问题。

预计时间：20 分钟。

过程

在完成两次角色扮演之后,学生们讨论以下问题：你专注于哪种非语言表达？当你指出这些非语言行为时发生了什么？咨询师和患者都应对后一个问题发表评论。

预计时间：10 分钟。

活动 6：身体关注角色扮演（两人组）

两人组参加 10 分钟的角色扮演,轮流担任咨询师和患者。教师给患者以下指导(咨询师忽略)。

角色扮演 1：患者侵犯了咨询师的个人空间(坐得太近,俯身太近,触摸咨询师)。

角色扮演 2：患者对咨询师的眼神接触感觉不舒服。每当咨询师看向患者时,患者都避开、坐立不安、结巴等。

预计时间：20 分钟。

过程

完成两个角色互换扮演后,学员们讨论以下问题：咨询师感觉如何？每次角色扮演中的咨询师都在想什么？角色扮演 2 的咨询师是否意识到与患者的眼神接触导致对方不适,对此有何应对？

预计时间：10~20 分钟。

活动 7a：初级关注技能模型

教师和遗传咨询的患者志愿者进行角色扮演,其中教师表现出不良的身体和心理关注行为(参考"3.5 关注挑战"一节的一些例子)。学员观察并记下关注不佳的例子。

预计时间：5 分钟。

过程

学员们分享关注不佳的例子,然后讨论咨询师的不良关注技能对患者的影响。其他学员发表评论后,患者可以提供自己对咨询师行为的印象。

预计时间:10分钟。

活动7b:高级关注技能模型

教师和同一位志愿者重复相同的角色扮演,但这一次教师展现出良好的关注技能。学生记下良好的关注行为示例。

预计时间:5分钟。

过程

学员们分享关注良好的例子,然后讨论教师的关注行为对患者的影响,并与此前的不良关注进行对比。

预计时间:10分钟。

教师笔记:在每个角色扮演之后,学员可以在全班讨论之前,在"思考-配对-两人组"中共同确定关注行为的示例及其对患者的影响。

活动8:关注技能角色扮演(三人组)

三名学员在5分钟的角色扮演中练习身体关注技能,轮流扮演咨询师、患者和观察员。每次角色扮演后都需要10分钟的反馈。学员应专注于使用良好的身体关注行为。可以参考"3.3 有效的身体关注技能"一节中的良好技能示例。

预计时间:45分钟。

过程

在大组中讨论以下内容:如何进行此练习?你学到了哪些关注技能?有哪些提升?

预计时间:20分钟。

教师笔记:一些人的非言语表达能力非常强(例如,强烈、响亮的声音,有力的凝视等)。任何有这样表现的学生,教师应向他们提供反馈,告知他们如何淡化非语言表达。

3.9 书面练习

练习1

简要描述以下每种患者非语言行为的两种可能含义[改编自 Cormier 和

Cormier(1991)]：

患者非语言行为	可能的含义

- 患者盯着地板
- 患者听到"缺陷"一词时做鬼脸
- 患者反复晃动双脚
- 患者深深地叹了口气,什么也没说
- 患者额头上有汗滴
- 患者握住了伴侣的手
- 患者远离咨询师
- 患者说话结巴
- 患者皱眉
- 患者深吸一口气

练习2

书面回答以下问题：

- 你最难以使用哪些身体关注技能?
- 你最容易使用哪些身体关注技能?
- 你最有力的非语言行为是什么(即,其他人最容易注意到的你的关注方式)?
- 对于患者的不舒服状态,你可以使用哪些策略来减轻你过度的非语言行为?
- 当你感到紧张时,你会进行哪些分散注意力的非语言行为? 同时当你觉得无聊和分心时会怎么做?

教师笔记：学生可以将这五个问题的答案作为日记或案例日志的一部分。

参考文献

Batty M, Taylor MJ. Early processing of the six basic facial emotional expressions. Cogn Brain Res. 2003；17：613 – 620.

Baty BJ. Facing patient anger. In：LeRoy BS, McCarthy Veach P, Bartels DM, editors. Genetic counseling practice. Hoboken：Wiley-Blackwell；2010. p. 125 – 154.

Burgess KR, Carmany EP, Trepanier AM. A comparison of telephone genetic counseling and in-person genetic counseling from the genetic counselor's perspective. J Genet Couns. 2016; 25: 112 – 126.

Corker M. Deaf transitions: images and origins of deaf families, deaf communities, and deaf identities. London: Jessica Kingsley; 1996.

Cormier WH, Cormier LS. Interviewing strategies for helpers (3. Baskı). Pacific Grove, CA: Brooks; 1991.

Cura JD. Respecting autonomous decision making among Filipinos: a re-emphasis in genetic counseling. J Genet Couns. 2015; 24: 213 – 224.

Darrow AA, Johnson C. Preservice music teachers' and therapists' nonverbal behaviors and their relationship to perceived rapport. Int J Music Educ. 2009; 27: 269 – 280.

Dewane CJ. Use of self: a primer revisited. Clin Soc Work J. 2006; 34: 543 – 558.

Dowell NM, Berman JS. Therapist nonverbal behavior and perceptions of empathy, alliance, and treatment credibility. J Psychother Integr. 2013; 23: 158 – 165.

Egan G. The skilled helper. Pacific Grove/Monterey, CA: Brooks/Cole; 1994.

Ekman P, Friesen WV. Unmasking the face: a guide to recognizing emotions from facial clues. Los Altos, CA: Malor Books/Ishk; 2003.

Elfenbein HA, Ambady N. On the universality and cultural specificity of emotion recognition: a meta-analysis. Psychol Bull. 2002; 128: 203 – 235.

Fine SF, Glasser PH. The first helping interview. Thousand Oaks, CA: Sage; 1996.

Gelman CR. Empirically-based principles for culturally competent practice with Latinos. J Ethn Cult Divers Soc Work. 2004; 13: 83 – 108.

Goodenberger ML, Thomas BC, Wain KE. The utilization of counseling skills by the laboratory genetic counselor. J Genet Couns. 2015; 24: 6 – 17.

Hall JA, Bernieri FJ, Carney DR. Nonverbal behavior and interpersonal sensitivity. In: Harrigan JA, Rosenthal R, Scherer KR, editors. The new handbook of methods in nonverbal behavior research (Series in Affective Science) (reprint ed.). New York: Oxford University Press; 2008. p. 237 – 282.

Henry SG, Fuhrel-Forbis A, Rogers MA, et al. Association between nonverbal communication during clinical interactions and outcomes: a systematic review and meta-analysis. Patient Educ Couns. 2012; 86: 297 – 315.

Hill CE. Helping skills: facilitating exploration, insight, and action. 4th ed. Washington, DC: American Psychological Association; 2014.

Hill CE, Thompson BJ, Ladany N. Therapist use of silence in therapy: a survey. J Clin Psychol. 2003; 59: 513 – 524.

Ishii K, Reyes JA, Kitayama S. Spontaneous attention to word content versus emotional tone: differences among three cultures. Psychol Sci. 2003; 14: 39 – 46.

Kim BS, Liang CT, Li LC. Counselor ethnicity, counselor nonverbal behavior, and session outcome with Asian American clients: initial findings. J Couns Dev. 2003; 81: 202 – 207.

Kring AM, Stuart BK. Nonverbal behavior and psychopathology. In: Harrigan JA, Rosenthal R, Scherer KR, editors. The new handbook of methods in nonverbal behavior research (Series in Affective Science) (reprint ed.). New York: Oxford University Press; 2008. p. 313 – 334.

Ladany N, Hill CE, Thompson BJ, et al. Therapist perspectives on using silence in therapy: a qualitative study. Couns Psychother Res. 2004; 4: 80‒89.

Lafans RS, Veach PM, LeRoy BS. Genetic counselors' experiences with paternal involvement in prenatal genetic counseling sessions: an exploratory investigation. J Genet Couns. 2003; 12: 219‒242.

Lane RC, Koetting MG, Bishop J. Silence as communication in psychodynamic psychotherapy. Clin Psychol Rev. 2002; 22: 1091‒1104.

Leach MJ. Rapport: a key to treatment success. Complement Ther Clin Pract. 2005; 11: 262‒265.

Lemay EP Jr, Clark MS, Feeney BC. Projection of responsiveness to needs and the construction of satisfying communal relationships. J Pers Soc Psychol. 2007; 92: 834‒853.

Levitt HM. The unsaid in the psychotherapy narrative: voicing the unvoiced. Couns Psychol Q. 2002; 15: 333‒350.

Lewis L. Honoring diversity: cultural competence in genetic counseling. In: LeRoy BS, McCarthy Veach P, Bartels DM, editors. Genetic counseling practice. Hoboken: Wiley-Blackwell; 2010. p. 201‒234.

Mast MS. On the importance of nonverbal communication in the physician-patient interaction. Patient Educ Couns. 2007; 67: 315‒318.

Murray SL, Holmes JG, Collins NL. Optimizing assurance: the risk regulation system in relationships. Psychol Bull. 2006; 132: 641‒666.

Patterson ML. Commentary: evolution and nonverbal behavior: functions and mediating processes. J Nonverbal Behav. 2003; 27: 201‒207.

Peshkin BN, Kelly S, Nusbaum RH, et al. Patient perceptions of telephone vs. in-person BRCA1/BRCA2 genetic counseling. J Genet Couns. 2016; 25: 472‒482.

Philippot P, Feldman RS, Coats EJ. The role of nonverbal behavior in clinical settings. In: Philippot P, Feldman RS, Coats EJ, editors. Nonverbal behavior in clinical settings. New York: Oxford University Press; 2003. p. 3‒13.

Ramseyer F, Tschacher W. Nonverbal synchrony in psychotherapy: coordinated body movement reflects relationship quality and outcome. J Consult Clin Psychol. 2011; 79: 284‒295.

Reis HT, Collins WA, Berscheid E. The relationship context of human behavior and development. Psychol Bull. 2000; 126: 844‒872.

Roter DL, Frankel RM, Hall JA, et al. The expression of emotion through nonverbal behavior in medical visits. J Gen Intern Med. 2006; 21(S1): S28‒34.

Sagaser KG, Hashmi SS, Carter RD, et al. Spiritual exploration in the prenatal genetic counseling session. J Genet Couns. 2016; 25: 923‒935.

Sander D, Grandjean D, Kaiser S, et al. Interaction effects of perceived gaze direction and dynamic facial expression: evidence for appraisal theories of emotion. Eur J Cogn Psychol. 2007; 19: 470‒480.

Schema L, McLaughlin M, Veach PM, et al. Clearing the air: a qualitative investigation of genetic counselors' experiences of counselor-focused patient anger. J Genet Couns. 2015; 24: 717‒731.

Schoeffel K, McCarthy Veach P, Rubin K, et al. Managing couple conflict during prenatal counseling sessions: an investigation of genetic counselor experiences and perceptions. J Genet Couns. 2018. https：//doi.org/10.1007/s10897-018-0252-6.

Sharpley CF, Munro DM, Elly MJ. Silence and rapport during initial interviews. Couns Psychol Q. 2005；18：149－159.

Smith AL, Teener JW, Callaghan BC, et al. Amyotrophic lateral sclerosis in a patient with a family history of Huntington disease：genetic counseling challenges. J Genet Couns. 2014；23：725－733.

Smith RW, Antley RM. Anger：a significant obstacle to informed decision making in genetic counseling. Birth Defects：Orig Articles Series. 1979；15：257－260.

Solomon G, Greenberg J, Futter M, et al. Understanding of genetic inheritance among Xhosa-speaking caretakers of children with hemophilia. J Genet Couns. 2012；21：726－740.

Steinberg Warren NS. Introduction to the special issue：toward diversity and cultural competence in genetic counseling. J Genet Couns. 2011；20：543－546.

Tickle-Degnen L, Gavett E. Changes in nonverbal behavior during the development of therapeutic relationship. In：Philippot P, Feldman RS, Coats EJ, editors. Nonverbal behavior in clinical settings. New York：Oxford University Press；2003. p. 75－110.

Williams CR, Abeles N. Issues and implications of deaf culture in therapy. Prof Psychol Res Pr. 2004；35：643－648.

Zilliacus E, Meiser B, Lobb E, et al. A balancing act — telehealth cancer genetics and practitioners' experiences of a triadic consultation. J Genet Couns. 2009；18：598－605.

Zilliacus EM, Meiser B, Lobb EA, et al. Women's experience of telehealth cancer genetic counseling. J Genet Couns. 2010；19：463－472.

聆听患者：初级共情技能 4

学习目标

1. 定义初级共情及其在遗传咨询中的作用。

2. 区分不同类型的初级共情反应。

3. 通过自我反省、练习和反馈来培养初级共情技能。

4.1 共情的定义

共情是对他人感受和处境的替代体验，以及表达自己对他人感受和经历的理解能力。共情涉及从他人的参照系中理解并设身处地地为他人着想（Bellet & Maloney 1991）。当你怀着共情投入时，你会进入患者的世界与他们一起感受，而不是为他们感受，并与他们共同思考，而不是为他们思考（Chung & Bemak 2002）。共情构成了人类互动的基础（Duan & Hill 1996），是卡尔·罗杰斯以人为本的咨询方法的必要条件，也是遗传咨询实践之互惠参与模型（REM）的标志（McCarthy Veach et al. 2007）。

心理学文献中对共情有不同的定义。大多数作者强调两个主要方面：情感共情（具有与患者经历相适应的情感反应）和智慧共情（参与角色或观点接受）（Bellet & Maloney 1991；Duan & Hill 1996；Gladstein 1983）。在医学文献中，"临床共情"是一个常用术语，指的是技能和过程（VandenLangenberg 2012）。在遗传咨询中，"经验交流包括与患者情况相关的生物医学信息的时间安排和选择，以及以患者能够理解的方式提供信息。情感交流还包括咨询师了解患者对该信息的感觉"（VandenLangenberg 2012，第 130 页）。

大多数作者（例如，Barrett-Lennard 1981；Duan & Hill 1996；Gladstein 1983）都同意共情是一个多阶段的人际互动过程，至少包含三个要素：

- 我能感觉到你的感受吗？
- 我可以向你传达这种感觉吗？

● 你能把这种交流理解为我对你的经历的理解吗?

第三个要素在很大程度上取决于共情反应接受者的特征(Barrett-Lennard 1981)。

共情的类型

共情反应有两种主要类型:初级共情和高级共情。

初级共情表达了对患者所经历的事情的初步理解。初级共情对于建立融洽的关系和探索问题特别重要。在遗传咨询中,你使用自己的语言简洁地表达对患者表面的、相当明确的体验的理解。

示例

患者(流泪痛苦地说):"我不想让我的孩子有任何毛病。"

咨询师:"一想到可能出了什么问题确实是令人沮丧。"

患者:"这么多的信息! 我对该做什么很困惑。我无法做出决定。"

咨询师:"您会被大量的信息压垮。"

高级共情表达了对患者内在体验的理解。这种共情对于动态理解(评估患者更深层次、不太明显的感受和体验)很有用。你的应答超出其表面上的表达。

示例　患者将注意力集中于对遗传检测的恐惧是因为不喜欢抽血。你相信她的反应还有很多,然后说:"除了担心被抽血之外,也许您还担心检测结果?"

本章是关于初级共情的介绍。我们将在第8章中更详细地讨论高级共情。

4.2　初级共情的重要性和作用

心理疗法研究始终表明,治疗师的共情与疗法的过程和结果呈正相关(Elliott et al. 2011; Norcross & Wampold 2011)。具体来说,共情增强了工作连接(治疗关系),而强有力的工作联结会带来理想的治疗效果(Elliott et al. 2011; Norcross & Wampold 2011)。鲁宾(Rubin,2002)指出,"共情是必不可少的,因为它可以营造一个安全,可信赖的环境,并为患者与治疗师之间的理解和共情提供更深层次的可能性"(第31页)。共情作用还会在患者和治疗师之间建立"深厚的情感联系"(Rubin 2002,第33页)。在医学领域,临床上的共情在提高医疗质量时起着关键作用,因为它使临床医师"可以更准确地完成关键的医疗任务，从而改善患者的健康状况"（Neumann et al.
2009，第 339 页）。Gladstein（2012）推测，共情之所以必不可少的原因是它包
含多种策略，例如积极参与、解释、与患者建立相互关系以及将患者需求放
在首位。

Stone（1994）指出："在咨询关系中，我们有权说某些话或使用某些干预
措施。大多数陷入困境的人不会认真对待帮助者，除非得到尊重。尊重并
不是随同工作而自然产生的，而主要是通过与受咨询者巧妙地建立关系而
获得的"（第 36 页）。共情是建立以相互尊重为特征的关系的重要组成
部分。

越来越多的文献表明，遗传咨询师将共情视为遗传咨询的核心（例如
Abrams & Kessler 2002；Kao 2010；McCarthy Veach et al. 2002a，b；
McCarthy Veach & LeRoy 2012；Miranda et al. 2016；Runyon et al. 2010；
Wells et al. 2016；Zahm et al. 2016）。与心理和医疗卫生领域相似，在遗传
咨询中，共情对服务患者至关重要（Kao 2010；McCarthy Veach et al. 2007）。
例如，在 Runyon 等（2010）进行的遗传咨询师实践调查中，有位咨询师表示：
"我认为只要保持冷静和富有同情心的'存在'，我就可以源源不断地给那些
处于不良情绪状态者以支持"（第 377 页）。

Duric 等（2003）分析了 111 个癌症遗传咨询中的共情表达，发现在最初
的阶段共情反应多的人在整个咨询过程中给出更多的感受信息。此外，接
受较多共情反应的患者与较少共情反应者相比，术后抑郁症较少。重要的
是，研究人员指出："在咨询期间，最需要心理支持的患者并不会比较少压力
者透露更多的情感信息，因此，临床医师应承担积极激发情感需求的责任"
（第 261 页）。这些发现表明，当你开始讨论患者的情感并回应他们的情感
关注提示时，患者可能会更充分地表达自己的感受。

Pieterse 等（2005）对癌症遗传咨询患者进行了遗传咨询前和咨询后的
调查，以了解他们的需求和偏好，他们对所接受咨询的看法以及遗传咨询的
结果。研究发现，将"收到关于（情感）方面的咨询及其自身癌症风险的解
释"（第 31 页）评为重要的患者中，20% 对在咨询过程中获得这些需求的程
度不满意。此外，他们发现"解决咨询对象的主要需求会提高控制感知，并
在一定程度上降低焦虑水平"（第 33 页）。这些发现提示在遗传咨询过程中
共情的重要性，在评估患者的需求尤其是在情感因素方面。

在对遗传咨询期间的交流研究和咨询结果进行的批判性评论中，Meiser
等（2008）发现，较高水平的遗传咨询师共情反应和较低的语言主导地位（咨

询师与患者谈话的比重），与患者较好的健康结局相关。作者得出的结论是，共情是遗传咨询的重要组成部分。

Tluczek 等（2006）采访了新生儿囊性纤维化筛查结果异常的婴儿父母，关于他们在婴儿汗液检测时的遗传咨询喜好。一些父母表达了对情感支持的偏爱，其中包括咨询师或护士对他们的痛苦表示同情。父母对从业者共情的评价包括：从业者所传递的温暖和真正的关心能使人平静下来；他们以不同的方式将具有共情的从业者描述为"风度翩翩，善良，富有共情，关爱（和）友善"（第 286 页）。

Selkirk 等（2009）对自闭症患儿的父母进行了调查，并向遗传咨询师征求了他们的建议。他们的建议包括以共情和非评判的方式聆听他们的意见；理解并认可他们的观点、感受和经历；认真对待他们的担忧。这些研究人员建议遗传咨询师与遗传学家合作，以解决确定遗传诊断的心理影响。他们指出："……沮丧和愤怒可能很常见。本研究中的一些父母提出建议，他们对专业人员无视他们的顾虑以及对孩子进行诊断的困难感到愤怒……此外，一些父母描述了内疚感。遗传咨询师应讨论此类问题挑战和由此产生的感受，而不是等待父母表达这些情绪"（第 517 页）。

Kao（2010）研究了遗传咨询师在遗传咨询过程中如何以及为何使用共情。她要求参与者针对一系列患者情景写出共情回应，并解释他们的回应。她的参与者主要使用共情来表达他们对患者状况的理解，提供支持并帮助患者应对她/他的情绪反应。Kao 认为共情会建立一种支持和理解的关系，使患者能够听取医学信息并继续进行决策过程。这些发现和结论支持了互惠参与模型（REM）的基本组成部分（McCarthy Veach et al. 2007），即遗传咨询师与患者的关系，以及共情在促进这种关系和促进遗传咨询结果中的作用。

初级共情有几个作用，包括：

- **鼓励**患者继续说话
- 为咨询师和患者提供厘清**说明**
- 使遗传咨询师看起来与患者相似，从而增加其**社会吸引力**（咨询师被视为热情友好）
- 为患者提供如何具有共情的**榜样**
- **建立**融洽关系和彼此信任
- 帮助患者**感受**到咨询员的理解
- 帮助患者**管理**自己的感觉

- 促进患者**冒险**去讨论不愉快的情绪，减少无效的愤怒、压倒性的焦虑或其他强烈的感觉（Greenberg & Pascual-Leone 2006；Hill 2014；Schema et al. 2015）

4.3　共情如何产生：起源和机制

共情是与生俱来的，也可以是后天学习得来的。许多理论家和研究人员认为，一个人能够感知他人经历的本能在婴儿期就存在，并在儿童期和青春期随着遗传和环境因素的相互作用而发展（例如，Gladstein 1983；Knafo et al. 2008）。例如，你是否曾注意到，在托儿所，当一名婴儿啼哭时，其他婴儿也会一起哭？一些研究者认为这种行为是共情开始的证据（Azar 1997）。随着孩子的成长成熟，他们可能会通过与父母和其他人的社交互动而形成感情和观点。一旦形成足够水平的认知能力，年龄较大的儿童/青少年就能够以更复杂的方式传递这种理解。尽管可能无法向成年人传授理解他人经验的能力，但是成年人可以通过适当的学习活动，培养更好的技巧来与他人交流自己的理解（Gladstein 1983）。他们还可以学习专注于共情的能力。

扩展共情技能的机会来自专业经验（参见 Zahm et al. 2016）。Runyon等（2010）的遗传咨询师研究表明，他们通过关注患者并确定患者的需求来培养共情。许多参与者提到，与患者的互动告诉了他们共情的重要性，以及如何处理患者的困难以及他们自己的情绪。培养共情技能的机会也来自个人生活经验（参见 Zahm et al 2016）。相关论文说明了在临床环境中个人生活事件对其共情的影响，包括自己接受过遗传咨询服务（Cohen 2002；Hatten 2002；Keilman 2002；Valverde 2002），有多种异常的妊娠（Anonymous 2008），已经生育一个患有疾病的孩子（Bellcross 2012），被诊断出患有严重疾病等情况（Glessner 2012）。这些作者描述的经历对他们的工作产生质的不同看法，包括更深刻的共情（例如，他们能够更好地预测患者的问题和疑虑）。然而，重要的是，这些作者还描述了在共情和将自己的经验投射给患者之间取得平衡的必要性（请参阅第 12 章反移情的内容）。

不同的理论描述了共情的机制。如前所述，"共情需要换位思考。共情不是我变换为你时将会经历的；共情是我所经历的，而你仍然在你的环境中……"（Glanzer 2006，第 135 页）。Glanzer（2006）指出："共情需要既了解对方的内心模式，然后通过对方内心模式进行体验的能力"（第 125 页）。Eisenberg 和 Eggum（2009）提出的共情理论包括三个方面："① 情绪刺激-投射对方的经历;② 了解咨询对象的预期;③ 情绪调节-缓解人际关系困扰"
(Imel et al. 2014,第 146 页)。与该研究一致,Imel 等(2014)研究了 89 种心
理疗法中人的声音同步(模仿)及其与共情的关系。他们发现声音同步性很
强与治疗师的共情等级密切相关,他们建议治疗师注意服务对象的言语,并
"注意保持与服务对象一致的语调"(第 151 页)。他们的发现表明,在共情
的经历和表达中,身心参与是相互关联的。

4.4　有效地沟通促进共情理解

你可能会发现,更大的挑战是如何向患者表达你理解了,而不是不知道
患者的感受和想法。好消息是,只要你对患者的感受有所了解,你总能学会
表达共情的方法。首先,你需要调整自己正在聆听和观察的方式。以下建
议有助于做到这一点。

- 想象一下自己处在患者的立场上,问自己在这种情况下可能会怎么
  想和怎么做。这叫作换位思考。
- 区分患者对遗传咨询体验的感受,而不是对眼前问题的感受。
- 将患者的经历与自己的类似生活经历联系起来。
- 注意患者的口头表达。听听她/他在说什么以及是怎么表述的。
- 注意患者的非语言表达。参考第 3 章的关注技能,非语言行为可以提
  供丰富的信息。
- 当聆听患者的表述时,要注意自己的非语言反应。胃痉挛吗? 想哭
  吗? 在叹气吗?
- 积累经验。当你看到更多的患者,你将意识到某些经历和情绪经常
  与特定的遗传状况和患者情况相吻合。例如,产前遗传咨询师预料
  大多数筛查检测结果异常者都会担心胎儿异常的可能性,可以预测
  一对因家族性心肌病而失去一个孩子的夫妇对再次怀孕可能的矛盾
  心理。
- 阅读遗传咨询文献。通过阅读有关不同的遗传状况,家庭面临的挑
  战以及患者在遗传咨询和决策方面的经验,你可以对遗传咨询患者
  的感受有理智的理解。
- 阅读患者及其家人撰写的书或文章,以了解有关遗传或风险的第一
  手经验。有些电影也涉及这些主题。
- 利用直觉。如果你怀疑患者感觉或在想什么,可试探一下。

- 与患者舒适相处。如果你感到威胁或防卫，你很难体验和表达共情（Barrett-Lennard 1981）。

- 关注患者而不是自己。通过实践和经验，你将逐渐失去自我意识，更加以患者为中心。如果你发现自己变得过度自我意识，请尝试深呼吸两次，然后坐在椅子上放松。当你不再思考"我的声音如何？接下来我要说什么？如果我的患者哭了该怎么办？"时，就会摆脱困境。

- 承认并放下偏见。当你有评判时，几乎不可能传递出真实的共情。

- 表达接受。Fine 和 Glasser（1996）明确指出："感觉只属于拥有它的人，没有对错之分……感觉是有用的，甚至是消极和痛苦的感觉，它们不能也不该被争辩或指责。"（第 60 页）他们进一步指出表达接受的意思是"……不辩，不争，不使用'但是'这个词"（第 60 页）。

- 用你自己的话简明扼要地陈述你对患者经历的理解。你应该强调患者所表达内容的本质，而不是逐字原话说出。例如，患者说："我刚刚发现姐姐的孩子患有这种遗传病。我简直不敢相信自己的宝贝处于危险之中。我担心产前检查会显示出什么结果，如果我在怀孕之前知道就好了！"你可能会说："听起来您非常担心自己的孩子。"这种回应强调了你认为这是她所关注的最突出方面。

- 试着表达你的共情。如果你偏离了目标，试探性表达可为患者纠正留有余地。例如，"是否可能……？""也许您感觉……？""也许您觉得……？"和"那么看来您可能会感到……？"

- 瞄准球场而不是靶心。尽管当患者对你的陈述说"就是这样"时总是很令人高兴，但是只要你的话语含义与患者接近就足够了。一个合理的目标可以减轻你的压力，使你可以将精力集中在患者身上。

- 回应内容与情感。旨在针对患者体验的情感（情感共情）和内容（智力共情）维度做出回应（例如，"听起来您很生气，因为您的父母从未告诉过您这种情况的风险"）。

- 全面性。要彻底了解患者的信息，包括相互矛盾的部分。在某些情况下，如果患者感到困惑或矛盾，请尝试说出"您在这两种截然不同的感觉之间感到纠结困惑"。

- 回应后停止共情！患者几乎总是会做出反应。刚开始执业的遗传咨询师经常犯这样的错误，即给予极大的共情反应，然后立即提出问题，而不是让患者有机会做出回应。

4.5　初级共情反应

初级共情反应在连续的过程中有所不同,从点头,保持沉默,最低限度的鼓励,到反映患者体验的内容和感觉的更复杂的反应。Pedersen 和 Ivey(1993)确定了以下六种主要类型的共情反应。

<table>
<tr><th colspan="6">初级共情</th></tr>
<tr><th colspan="3"><简单的</th><th colspan="3">复杂的></th></tr>
<tr><td>最低限度的鼓励</td><td>解释</td><td>总结</td><td>内容回应</td><td>情感回应</td><td>内容和情感回应</td></tr>
</table>

最低限度的鼓励:最低限度的鼓励者会鼓励患者继续说话,而不中断过程的进行。包括偶尔点头,打手势,简短的评论(例如"是"和"嗯哼"),重复几个关键词,甚至保持沉默。最低限度的鼓励应该是"……最简单的聆听技巧,但它也是最有效的聆听技巧之一。研究表明,有效和有经验的咨询师比无效和缺乏经验的新手更频繁地使用这种技巧"(Pedersen & Ivey 1993,第121页)。

示例　患者:"这是我的第一个孩子,我担心是否会出问题。"

咨询师:"您担心是吗?"

解释:解释是回应患者他们所说的要点。为此,你要使用简洁的词语,和一些包括患者信息的关键短语(Pedersen & Ivey 1993)。但是应注意不要曲解患者的意思,也不要逐字重复。

示例　患者:"我们想收养一个孩子,但我们担心这种遗传病会对这个孩子带来影响。"

咨询师:"您想知道如果您收养孩子,您将会承担什么样的责任吗?"

总结:总结比解释更长,并且包含更多信息(Pedersen & Ivey 1993)。当患者披露了大量信息时,做个总结很有用,因为它可以把患者零星的故事信息进行综合。此外,"许多文化[例如,聋人文化(Williams & Abeles 2004)]将讲故事作为传播其文化的主要方式"(Pedersen & Ivey 1993,第119页)。当你面对擅长讲故事的患者时,你可以将你对其故事的理解用一段融合了数个主题的总结来表达。

示例　患者:"我真的很想对该基因进行检测。我的母亲和她的妹妹死于乳腺癌,两个月前我的姐姐被诊断出同一疾病。我自己有两个女儿。她们会怎样?"

咨询师:"我所听到的是您非常害怕。而且,由于您的家人患有癌症,您担心受其影响并继续传给下一代。"

内容反馈(内容回应): 内容回应是简明扼要地对患者经历的认知要点进行强调,有助于患者厘清其目标和价值观,并加深对其经历的理解。同时也使咨询师能够确定"……不同或相互冲突的文化学习视角,而不必拘泥于选择其中任何一个"(Pedersen & Ivey 1993,第156页)。

示例　一对聋哑夫妇想要一个没有听力的孩子。但是,他们的愿望可能与通常的文化价值观相冲突。

患者:"我们不知道如何养育一个正常有听力的孩子。我们已经准备好抚养一个聋哑儿。但是您无法相信人们对我们的决定怎么说!"

咨询师:"您似乎陷入了失聪文化和别人评价的纠结中。"

情感回应(情感反应): 情感反应是对患者体验的情感进行简明强调,包含对患者感受的清晰展现。

示例　患者:"我努力想了解有关18三体综合征的相关信息,但没人告诉我我想知道的!"

咨询师:"听上去您沮丧又生气。"

内容和情感的回应: 这是对患者感受以及造成这些感受的情况表述的简明扼要回应。进行这种思考的一种策略是说:"您感到……因为……"(Egan 1994)。

示例　患者:"我很高兴我们进行了产前检查。我迫不及待地想告诉我的丈夫这个好消息! 我们曾经非常担心孩子患有肌营养不良症。"

咨询师:"您感到很欣慰,因为结果是阴性的。"

请注意,如果解释和总结回应不包含感觉词的话(除了患者已经说过的感觉词),与内容回应很相似。如果包含患者未曾说过的感受性话语,就类似于情感回应。解释和总结回应往往更长,并且会使用更多患者的语言。

以下是对相同患者陈述的不同类型共情反应的示例。

患者:"我对这一诊断感到非常沮丧。我一直都在哭。我无法进食,无法入睡。我无法全神贯注于工作。"

最低限度的鼓励	"[点头]嗯。"
解释	"您很难过,以至于影响正常吃饭、睡觉和工作。"
总结	"这种诊断确实使您感到不安。您不仅一直哭泣,日常活动还受到了影响,如进餐、睡觉和工作。"
内容回应	"这种诊断似乎使您的整个世界颠倒了。"
情感回应	"您看起来很沮丧。"
内容+情感	"您似乎对这一诊断感到非常沮丧。"

大量的遗传咨询研究表明了咨询师共情的重要作用。例如,Runyon 等(2010)对遗传咨询师进行了调查,了解到他们在实践中获得的关于自己的最重要的学习以及对新遗传咨询师的建议。一个普遍的主题就是培养共情"被定义为关注,确定患者的具体需求以及对沉默感到舒适(强调我们的)"(第 380 页)。多个受访者提到"与患者共处的重要性,而非说话、展示一个人的知识,或非常了解患者的需要或想要的东西"(第 380 页)。

Zanko 和 Abrams(2015)报告了一个遗传咨询案例,该患者同时患有威尔逊病和亨廷顿病(HD)。当他们向患者及其妻子提供咨询时,他们指出:"反复的哭泣打断了讨论,需要时间来保持沉默和消除疑虑"(第 42 页)。

Miranda 等(2016)采访了遗传咨询的大师们,以探讨他们的个人和职业特点。其中一位表达了以下观点:"当你做了一段时间的遗传咨询后,你就会擅长起来,并且不害怕在过程中保持沉默,也不会害怕别人开始哭泣,或者甚至你自己也哭了……也许没有你想的那么专业……但是它确实发生了。我认为遗传咨询师不是分享自己个性的人,而是依靠科学就事论事的真实的人"(第 775 页)。

4.6 关注患者情感

情感是一种普遍的人类体验。Izard(1977)确定了 10 种普遍的情绪:兴趣,享受,惊奇,痛苦,愤怒,厌恶,鄙视,恐惧,羞愧和内疚。这些感觉可以按范围和强度大致分类如下。

- 范围——情感的类型。可分为愉快的(例如,快乐)或不愉快的(例如,悲伤)。
- 强度——情感的程度或水平。可从情感的连续性分为轻微(例如,生气)到中度(例如,发怒)到极端(例如,暴怒)。

尽管情感可能是普遍存在的,但是患者表达的方式是很有文化特异性的。同样,触发特定情感反应的事件和情况的类型具有很强的文化成分。

患者的情感是遗传咨询过程的重要部分(Kessler 1999)。有些患者可能经常使用情感词,但听不到它们被表达出来。而当你与他们互动回应时,也许就能够听到他们的感受并与他们融洽相处。此外,患者常常"感觉混杂,不能确定自己的情感,需要试探性互动回应去帮助她/他厘清自身的情感,否则不利于咨询。但是,请务必观察患者的反应,因为他们的反应可能表明你回应的准确性"。为了帮助识别患者情感,Pedersen 和 Ivey(1993)提出以下建议:

- 聆听表达情感的词语。
- 观察患者非语言表达中的情感线索。
- 用你自己的语言将感受回应给患者。
- 使用回应患者的基本词干(例如,对于视觉患者,"看起来像……";对于听觉患者,"听起来像……";对于触觉患者,"感觉像……")。
- 说明发生这种感觉的情况(例如,"看起来您的感觉……因为……")。
- 检查准确性(例如,"我认为您害怕独自做这个决定,是吗?")。

4.7 文化共情

"专注地聆听、共情和尊重等基本咨询技巧是成功进行跨文化交流的基础。遗传咨询师还应探讨与当前情况相关的每个咨询对象的不同世界观、信仰和价值观……采取谦逊的方式了解咨询对象,关注其特殊的需求,避免刻板。"Steinberg Warren 和 Wilson(2013)指出,作为遗传咨询师,"我们在所有遗传咨询过程中都使用共情来了解咨询对象的经历、情感和对世界的看法,了解以确定其行为和决定是如何被影响的"(第 7 页)。

随着人们对文化差异的日益关注和认识,有些作者进一步完善了共情的概念。Ridley(1995;Ridley & Lingle 1996)创造了"文化共情"一词,用以描述在心理咨询中对患者文化的敏感共情。文化共情基于以下三个原则:

- 应该了解每个患者独特的背景情况。
- 常规信息(例如,关于人们平均水平的数据,有关典型人员的统计数据)并不适合每个特定的患者个体,尽管可用作参考。
- 人是多种角色和身份的动态混合。

当咨询师表达"对咨询对象世界观的理解并(承认)他们之间的文化差异"时,就会产生文化共情(Chung & Bemak 2002,第 155 页)。文化共情包括两个组成部分：理解和回应。

文化共情的理解包括：

（1）彼此文化的差异　审视你自己并了解患者的文化身份和价值观。Chung 和 Bemak（2002）指出："……实现文化共情的主要认知之一是区分咨询师和咨询对象的文化及强烈的文化偏见"（第 157 页）。

（2）了解看法或观点　理解患者的文化，并利用这种理解来了解患者所处的文化背景。

（3）探究内在　收集有关患者整个自我经历的完整信息并提出明确的问题（第 5 章讨论的开放式问题可能会有用）。

文化共情的回应包括：

（1）表达兴趣　了解更多有关患者文化价值观的信息（例如，"告诉我更多有关您的文化是如何看待这一点的"）。

（2）表达真诚　关于患者的文化经历（例如，"作为这个宗教团体的一员，您感觉如何？"）。

（3）口头表达　你对患者自我经历的理解（例如，通过解释，回应，总结）。

Chung 和 Bemak（2002，第 157 - 158 页）建议咨询师：

- 确认患者的文化经历。
- 确认语言和文化交流的方式。
- 表达想要提供帮助的愿望。
- 理解并接受患者的家庭和社区环境。
- 尽可能结合患者文化的本土化方法。
- 了解患者的历史和社会政治背景，并对患者遭受的压迫、歧视和种族主义保持敏感。
- 关心那些住址迁移患者的适应问题。
- 促进弱势和被低估的患者的赋权。

Ridley 和 Udipi（2002）就文化共情提出了一些建议，包括询问患者你的感知是否正确，不假装理解，花时间考虑患者的意见并做出回应而不是立即回应，尊重患者需要安静以消化所讨论的内容，并对自身的文化假设和习惯进行反思。针对共情，作者建议："咨询师不应假设其他文化的咨询对象对共情的重视程度与本国文化的成员相同。相反，应该尝试确定咨询对象对共情的态度，以及共情在咨询对象的文化中是如何表达的"（第 327 页）。

Williams 和 Abeles（2004）在有关聋人社区咨询的文章中提供了文化共情的一个很好的例子。他们注意到，聋人社区成员与其他少数族裔一样，也受到压迫的影响,例如"滥用药物,失业或就业不足,与他人隔绝/隔离以及主流社会成员的不信任"(Glickman 1996)。聋人不使用社会主流语言进行交流的事实可能使他们与父母和其他家庭成员更疏离(Harvey 1982,第643页)。他们指出:"超过90%的失聪儿童父母中,只有很少的一部分有听力障碍,大多没有聋哑经验,并无法为其子女提供语言模型(Schirmer 2001)。如果没有有效的语言互动,聋哑人可能难以向他人表达自己的经历、思想和情感(Corker 1996；Pollard 1998)"(第643页)。语言障碍构成了重大挑战。"聋哑人可能会等待咨询师开始对话,并可能会提供简短而简单的回应,但缺乏丰富的内容"(Hoyt et al. 1981；Pollard 1998,第644页)。作者注意到在与聋人打交道时自我意识的重要性,包括心理治疗师的文化假设和对聋人开展咨询能力(或缺乏能力)的看法。

Browner 等(2003)采访了墨西哥裔美国孕妇,这些孕妇在可能的先天缺陷筛查中为阳性,通过访谈探讨了与遗传咨询师的不当沟通对她们进行或拒绝羊膜穿刺术决定的影响。调查结果发现,"认为自己的意见没有被听取和尊重的咨询对象,不太可能听取和尊重咨询师的指导意见"(第1945页)。

Barlow-Stewart 等(2006)进行了一项研究,阐明了文化共情的重要性。他们研究了华裔澳大利亚人对于遗传和亲属关系的信念,及其对遗传性癌症的咨询和教育对其的影响。他们发现文化适应程度与个人信仰无关(无论是西方观念还是传统观念)。家庭成员可能持有不同的信仰；家庭在决策中发挥作用；在澳大利亚华人社区普遍存在的父系亲属关系会影响家族史的获取。作者建议提高对这些因素的认识,对文化信仰采取非评判性态度,并努力避免对个体的刻板印象。

Charles 等(2006)对面临 BRCA 1/2 突变风险的非洲裔美国妇女进行了研究,比较了基于文化共情的个性化遗传咨询和标准遗传咨询,发现前者女性对咨询的满意度更高,焦虑减轻的人数更多。文化共情的具体个性化方法包括邀请妇女谈论文化相关问题如信仰和价值观,以及如何应用于卫生保健决策和应对医疗问题。这些问题解决了非洲裔美国人社区常见的世界观的三个方面:社群主义,精神和灵活的世俗世界观。

总而言之,"在咨询师能够以文化共情的方式做出回应之前,至关重要的是,他们必须将每个咨询对象视为具有独特经历的特殊个体"(Chung & Bemak 2002,第156页)。文化共情要求咨询师以患者看待世界的方式看待世界,而不是将观点强加于人使其接受现状。你必须能够跳出自己的准则框架,以患者的视角审视现状,并寻求有关患者信念的信息(Brown 1997)。

4.8　常见的共情错误

共情错误往往是由于遗传咨询师隐含的处理(他们的信念、假设、态度等)或实际行为引起的。

4.8.1　由于隐含处理引起的错误

- 过度认同。当你过度认同时,你会对患者有过多的感觉。共情包括感知"咨询对象的世界就像它是你自己的,但从来没有失去'仿佛'的特质……(和感知)咨询对象的愤怒、恐惧或困惑,就像这些是你自己的,但没有你自己的愤怒、恐惧、困惑被束缚在其中"(Rogers 1992,第829页)。如果你失去了"仿佛"的特质,那么结果就不是共情,而是对患者的认同(Barrett-Lennard 1981)或某些作者(例如, Kessler 1998)所指的反移情(我们在第12章中将更详细地讨论反移情)。就像患者对自己的情况感到生气或悲伤一样,这通常是无效的。你不再了解患者的经历,而是陷入患者的感受中。当你对患者的情绪反应太强烈时,咨询师的判断就会出现另一个问题,Gladstein(1983)称其为共情困扰。在这种情况下,你可能会在心理上疏离患者(例如,避免讨论患者的感受,提供"一切都会好起来"的错误保证)。共情的一个重要方面是你能够在自己和患者的经历之间保持一定的界限。你必须能够在接收患者的感觉时后退一步,从而使自己与这种影响保持一定距离(Barrett-Lennard 1981;Rogers 1992)。理解和解决过度认同的一种方法是与你的临床主管进行讨论。
- 做出假设。你应该谨慎地假设你的患者能完全体会你的感受,因为事实并非如此。例如,假设你的孩子患有唇腭裂,你很快就将其视为轻微且可以治疗的疾病。而你的某些患者可能因孩子这样的状况而遭受重大打击。
- 担心患者的情绪。遗传咨询过程中,患者可能会经历一系列的情绪,其中有些是可怕的。由于某些错误的信念,你对某些情绪可能感到恐惧。例如,你(和你的患者)可能会认为,如果确定存在某些情绪(例如,悲伤,愤怒),你们俩都会被它们淹没(Schema et al. 2015)。或者你可能认为只有某些情绪是可以接受的(例如,悲伤),而其他情绪则是不可接受的（例如，愤怒，绝望）。此外，你可能错误地认为你必须纠正患者的情绪，或者如果患者表达了这些情绪，你不知道如何处理（Schema et al. 2015）。重要的是要记住没有正确或错误的情绪，人们有什么感觉就表达什么情绪。此外，当患者表达情绪时，他们通常会觉得自己更有控制力。在患者摆脱悲伤、焦虑、愤怒等情绪之前，他们将无法消化你提供的信息，也无法做出决策（Schema et al. 2015）。

- 认为如果你没有患者的经历，你将无法理解。尽管你可能从未有过有遗传病的家庭成员，但你确实在自己的生活中经历过失落、失望、悲伤等。你自己的经历会帮助你体谅患者的感受。当然，你不会对每个患者的情况有什么具体的了解（例如，与患有亨廷顿病的父母生活在一起的感觉）。在这种情况下，你可能会说："请告诉我你的情况，这样我就可以试着去理解。"

- 认为患者与非患者是不同的。事实并非如此。患者具有与任何人相同的希望、恐惧、焦虑和信念。尽管他们可能会与其他大多数人有所不同，因为他们是在可能的或已知的遗传状况下寻求帮助的，共情的过程对于所有遗传咨询患者而言都是相同的。正如我们前面所说，共情是所有人类关系中必不可少的组成部分（Duan & Hill 1996）。扪心自问，如果你和一个认为自己可能患有遗传病的朋友坐在一起，你会说些什么呢？尝试对患者使用类似的反应。

- 假设所有患者都将以相同的方式做出反应。人们对相似事件的反应可能截然不同。一个患者可能会生气，一个会伤心，而另一个则不相信。患者还将以独特的方式对你的干预措施做出反应。因此，你无法给出菜谱式答复，这样也不会对每个患者产生正向积极的效果。遗传咨询之所以没有答案，是因为患者在微妙和不太微妙的方面表现不同。例如，一个有四个孩子的孕妇，发现她目前的怀孕受到18三体综合征的影响，她的情感经历与经过几年不育治疗尚无孩子的孕妇患者有何不同？或者，考虑一对夫妇将返回其故乡中国的情况。他们已有一个女儿，但第二个孩子是一个患有致命疾病的男孩。在中国文化中，男孩被高度重视。许多中国父母希望拥有一个儿子来继承其姓氏并赡养晚年。考虑一下如果这对夫妇是来自美国的白人夫妇，他们的体验有什么不同。

- 假设所有患者都希望具有相同类型和相同数量的初级共情。不同患者对咨询师的共情偏好有所不同(Duan & Hill 1996; Gladstein 1983; Ridley & Udipi 2002)。有些患者想要亲密的关系,会渴望从你那里获得更多的情感共情,而另一些希望更中立的情感关系的患者,会希望你的情感共情少一些(Gladstein 1983)。患者想要的关系类型的线索可从他或她对你最初的情感共情的反应表达。如果患者没有详细说明和/或看起来措辞不佳,可能表明他们不希望你在语言上表达很多共情。没必要将此看作是针对你个人的,不管你尝试以何种方式努力投入情感,并非每位患者都希望拥有相同类型的关系,也并非每位患者都会分享。

4.8.2　由于明显的行为过程造成的错误

- 不回答。没有反应可能意味着患者所说不值得回答或与遗传咨询无关(Weil 2000)。对患者表示理解是基本的礼貌(Kessler 1999)。

- 使用陈词滥调。尽管陈词滥调通常具有一定的道理,但陈词滥调(例如,"您总是可以尝试生另一个孩子。""时间治愈所有伤口。""新的治疗方法总会出现的。")似乎是对患者经历的不屑一顾,听起来像"罐头食品"或者老一套,甚至暗示你不想与他们充分互动。

- 虚假的保证。一些初级咨询员会使用大量让人放心的表述(例如,"您看起来就像是伟大的父母。""测试的结果可能会转为阴性。""您真的想清楚了,您能做到的。""大多数人会发现,随着时间推移这更容易解决")。尽管是善意的,并且很像是在帮患者赋能,但还是提醒你不要使用这些陈述,除非你有明确的理由,否则患者可能会觉得你的评论是没有根据的,并且/或者不相信你。在进行上述说辞之前,请问自己:"我为什么要这样做? 我要解决谁的需求? 我是想让患者感觉更好些吗?"值得提醒的是,其实虚假的保证并不能让患者感觉更好。

- 过分注重内容或情感。初级咨询员会倾向于强调内容而忽略情感。此外,西方文化往往强调理智,往往以牺牲感情为代价。更复杂的是,患者可能会避免表达自己的情感,因为他们害怕失去控制和/或不确定在遗传咨询中讨论感受是否适合(McCarthy Veach et al. 1999)。另一方面,有时候咨询员会以牺牲内容为代价来强调患者的感受。对情感的过多关注会阻碍通往设定的目标并影响决策的形成。最终,问题在于他们的情感是否会以及如何促进或阻碍他们接收生物医学信息和做出决定的能力。有效的遗传咨询包括对内容和情感关注之间的平衡。

- 当你想要表达自己的情感回应时却做出内容的回应。如果你希望进行情感回应，请确定你找到了一种感觉。如果你的回应开始为"您感觉像……"或"您感觉……"，这可能反映了患者的行为或想法，而不是感觉。通常，我们认为自己在陈述某种感受时，实际上是在陈述某种行为（例如，"您觉得自己给孩子造成了这种情况"）或某种想法（例如，"您认为这是您的错"，事实上，你是说患者相信这是她/他自己的错）。

- 过早地使用高级共情。即使你的讲话是针对性的，除非你与患者建立起了初步的融洽关系，并且患者准备好听取你的阐述，否则会显得咄咄逼人。

- 不恰当地使用共情回应。回应会鼓励患者继续说话。因此，当你尝试更改主题，希望患者停止讲话或希望结束咨询时，通常应避免共情回应。

- 错误的标注/失真。对于患者经历的感受或内容做出的回应是错误的或者遗漏了重要信息。

- 假装理解。这种并非发自内心的理解，患者会注意到你的伪装。

- 模仿。初级共情不是简单地逐字重复患者的话，而应该用自己的语言来复述患者所表达的核心或本质。

- 喋喋不休。冗长、杂乱的初级共情陈述会使患者感到困惑。记住要使回答简明扼要。

- 跳跃太快。你应当避免打断患者（除非他们的冗长陈述偏离了咨询目标），或患者认为在自己讲话后你必须立即做出回应。

- 使用不恰当的语言。术语或过于复杂的单词可能会使患者感觉疏远。尽量使用与患者相匹配的适宜语言。

- 忘记使用沉默。与你的交谈一样，沉默和冷静也能产生共情。沉默可使患者意识到自己的感受，消化所讨论的内容，并产生自己的想法（请参阅第 3 章有关沉默的内容）。

- 没有给患者足够的时间来回应你的共情。对一个初级咨询师来说，认知到的沉默往往比实际的沉默时间更长。陷入此种困惑前，请尝试将数字计数到 10 或 15；到那时，大多数患者将对你的陈述做出回应。当然，当患者想不起来自己想表达的内容时（注意这方面的非言语提示),你可以这样做,例如"您想说的话很难用文字表达。"或"您觉得我刚才说的话怎么样?"

- 偏袒一边。对一对夫妇中的某个成员或某些家庭成员表示共情,而忘记与其他人这样做,意味着对你而言不同的患者是有所区别的。
- 忘记文化背景。如前所述,在某些人群中,共情可以有很大的不同。临床医师必须意识到除了人类的共性和群体差异,文化差异也需纳入考量范畴(Chung & Bemak 2002;Salzman 1995)。

4.9　有关初级共情的典型问题

遗传咨询初学者通常对共情有很多困惑。在以下各节中,我们将解决一些常见的问题。

4.9.1　为什么有时候共情很难?

许多患者会感到强烈的不愉快的情绪。人类的自然倾向是想要感受愉快的情绪和避免不适的情绪及表达。同样,我们可能会避免共情,因为我们害怕感受到患者的痛苦。

回应情感是具有挑战性的,因为"在我们[美国]的文化中,我们通过鼓励人们摆脱情感来获得安慰。当人们真的需要哭泣以释放其情感痛苦,我们会被教导说,'别哭,一切会好起来的',这样的做法很有可能并不正确"(Geldard & Anderson 1989,第37页)。尽管直接面对情感可能会让患者和你感到不舒服,但有时这是必不可少的,因为"在我们不断地经历生活中的危机后,情绪压力会不断累积,直到我们准备爆发。在这种情绪爆发的状态下,我们的思维过程受阻,我们无法应对,我们感到自己无法控制。要重新控制,我们必须首先释放一些情绪上的压力……"(Geldard & Anderson 1989,第39页)。

你自己的背景、能力和现状都会影响你掌握共情的困难程度(参见Miranda et al. 2016)。你对患者的共情会受到"同理能力、过去的经历和咨询时共情的动机以及情感和认知状态"的影响(Duan & Hill 1996,第268页)。

共情困难的其他原因(在本章前面已解决)包括:

- 担心不知道该说些什么/会扰乱你的思路。
- 自己对患者造成干扰(过度识别)。
- 缺乏与患者有关的个人经历,因此认为自己无法理解。

- 害怕会被患者的情绪所淹没。
- 担心患者会不知所措。
- 相信在某种程度上"给"了患者某种感觉，因为已道出了这些感觉。
- 认为有责任使他们终止某种情绪，为他们找到这样做的理由等。
- 感觉陷入了威胁之中——他们的故事可能就是你的故事（请参阅第12章中的反转让）。
- 感到无助——你的共情还不够。
- 认为特定患者可能永远无法停止担心、哭泣或沉思。

帮助你对患者产生共情的策略包括：

- 在咨询中尽可能保持身体放松（深呼吸，放松的身体姿势）。
- 与主管详细讨论困难的情况。
- 认识到共情总是必要的，通常也就足够了。
- 在特别紧张的病例处理后，在可行的情况下暂时休息一下（即使只有1天的时间也有帮助）（Figley 2002）。
- 除了临床实践外，还进行其他的专业活动（例如，教学、公众教育、研究）。
- 保持身体健康。

4.9.2 共情与同情心不同吗？

共情与同情不是一回事（Clark 2010）。Vincent（2005）区分了同情和共情。同情包括"对他人的感情"，而共情包括通过"投进自己的情感想法"来"洞察他人的感受"这样的融入，充分理解并与他人产生共鸣（第15页）。同情是对一个人的感觉，它传达了一种向上／向下的关系。共情是一种共鸣，它传达了一种更平等、更互动合作的关系。同情意味着怜悯，而共情表示信任："我对咨询对象说，她／他有足够的能力解决问题，我不会因可怜患者而屈就，而且我们的合作不只是手拉手"（Martin 2000，第9页）。Wispé（1986）认为同情是"对他人面对困境需要缓解的高度认同，而共情则是指一个自我觉知的人努力去理解另一个人的主观体验"（第314页）。

Glanzer（2006）强调："共情的一个基本前提是自我意识……共情总是涉及自我和他人的差异。这是心理咨询师了解自己如此重要的原因之一"（第125页）。

同理，Neumann 等（2009）注意到"经历共情时，个人能够与他人脱节，而经历同情的人难以分清情感属于谁"（第340页）。他们说，共情的前提是

"一个人不应该过分专注于自己和自己的担忧,因为如果感受更多地集中在本人身上,那么帮助他人的意愿就会降低"(第 340 页)。作者进一步注意到,恐惧、焦虑和困扰会降低人的共情能力。

总之,共情不是:

- 一个人的悲伤,这是同情。
- 担心/忧虑,这是焦虑。
- 带有批判性的,这说明你感觉优越。
- 批评性的,这是自我保护。
- 安慰,这仅仅浮于表面。

4.9.3　如果我的经历像患者一样,我的共情会受到影响吗?

与患者有相似的经历既有优势也有不足。优势是因为有类似经历而使患者认为更可能被真正理解,从而可能容易获得患者的信任。但也有不利的一面,你可能会将自己的经历体验强加给患者,而不是聆听患者的感受。此外,患者可能不愿透露太多信息,如果她/他假设你具有类似的经历则认为你已知道了相关情况。就像我们之前说的,即使没有类似的经历,也可以有共情。无须对此感到不适应或抱歉。如果患者问你是否经历过类似的情况,你可实事求是回答:"不,我没有。我曾与经历过类似情况的患者一起工作过,但是我想了解您的情况"(当然,此回复仅当你确实有患者有此经历时才有效)。或尝试说:"不,我没有,但我真的很想了解您的情况。您能告诉我吗?"(请参阅第 11 章)。

4.9.4　患者不会认为我只是在模仿他们的话吗?

不,只要你用自己的话简明扼要地回复即可。尽管你的回答对你来说似乎有点尴尬,但能使患者(有时是第一次)听到他们正在经历什么。

4.9.5　我能用共情回应来完成什么?

有时,学生告诉我们,如果"仅重复患者所说的话",就好像没有完成任何事情。他们的评论反映了高度重视解决问题能力的西方观点。他们没有意识到共情是有效解决问题的强大组成部分,因为这使你对患者的关心有了初步了解,并帮助患者洞察自己的见解态度、感觉和现实问题(Rubin 2002)。没有共情,你可能会想出很多解决方案,但这可能是错误的方法(Egan 1994)!

此外，我们同意 Kessler(1999)的观点："新遗传学越来越多的专业人士面临的问题往往是他们扮演咨询师或者治疗师而不是教育工作者。他们提供的信息在情感上能唤起患者与其息息相关。不仅要了解患者的个人信息，还要对其中的含义进行更深入的探索"(第 341 页)。共情是这种探索的一项基本技能。

4.9.6　如果我想变得有共情，我应该避免说些什么吗？

我们建议你不要对患者说以下任何话：

- "我完全清楚您的真实感受。"不能这样。您永远无法进入另一个人的世界并获得确切的感同身受的体验。这样说可能对患者无礼。此外，如果患者真的相信，可能会停止描述其经历，因为认为你已经知道了一切。
- "您不应该有那种感觉。"这种说法是具批判性的，可能使患者认为自己的感觉是错误的。此外，现实情况是患者确实有这种感觉。
- "每个人都有这种感觉。"这样的话可能使患者的经历变得微不足道。
- "没有人会(或可能会)那样。"这是另一种批判性反应，让患者感觉自己的方式是错误的。
- "您为什么这么想？""为什么"一词暗示着批判，并暗示患者的感觉不合适。

4.10　结束语

Rogers(1992)说共情和其他咨询的基本特征是"体验的特质，而不是知识信息。如果要获得它们，我认为必须通过体验训练来获得"(第 831 页)。我们同意 Rogers 的看法，即随着经验的积累，共情将会容易起来！此外，职业经历和个人生活中的体验将交织在一起共建共情技能(Miranda et al. 2016；Wells et al. 2016；Zahm et al. 2016)。随着接触更多的遗传咨询患者，会越来越了解他们而提升共情技能，还可尝试不同的方法，并与临床主管讨论结果来促进共情的深化。非常重要的是，回顾你的经历和作为遗传咨询的意义有助于加深共情的理解和沟通。你会越来越了解患者的多样化反应，认识到因个人和文化环境而引起的情感反应的细微差异，并根据每个患者的具体情况提供咨询。

4.11　课堂活动

活动 1：初级共情（思考-配对-两人组）

学生以书面形式分别回答以下三个问题：

- 什么是共情？
- 共情来自何处？
- 共情在遗传咨询中起什么作用？

接下来，配对的学生讨论他们的书面回答。

预计时间：10~15 分钟。

过程

两人组报告他们的讨论。教师总结主题，并提出两人组未提及的任何想法。

预计时间：10~15 分钟。

教师笔记

- 此活动也可以按每三到四个学生一组的形式进行。
- 学生可以花几分钟的时间思考问题的答案，而不是单独写作，然后与伙伴讨论。
- 可以将活动成果形成论文。

活动 2a：低级别共情技能示范

教师和一名扮演患者的遗传咨询志愿者进行角色扮演，其中教师表现出较差的初级共情（有关如何示范低技能共情水平，请参考"4.8　常见的共情错误"）。学员观察并记下共情技巧差的例子。

预计时间：5 分钟。

过程

学员分享缺乏共情技巧的例子。然后与教师讨论缺乏共情技巧对患者的影响。其他学员发表评论后，患者可以提供自己对教师行为的印象。

预计时间：10 分钟。

活动 2b：高级共情技能示范

教师和同一位志愿者重复相同的角色扮演；只是这次教师表现出良好的初级共情技能。学员记下良好的共情技巧的例子。

预计时间：5分钟。

过程

学员分享良好共情的例子。然后与教师讨论共情对患者的影响。作为讨论的一部分，将这种角色扮演与上一角色扮演进行对比。

预计时间：10分钟。

教师笔记

- 学员可以以思考-配对-分享的方式合作，找出共情实例及其对患者的影响。
- 学员也可以评论参与者的技能，但是处理的重点应该放在初级共情上。

活动3：陈词滥调（小组）

小组学生集体讨论陈词滥调，可能会对遗传咨询患者说的内容（例如，时间治愈一切创伤）。此练习也可以成对进行，也可以单独进行。学生与大多数人分享陈词滥调，然后与教师讨论为什么使用陈词滥调以及对遗传咨询患者可能产生什么影响。

预计时间：15~20分钟。

教师笔记

- 在进行大型小组讨论时，请学员思考使用陈词滥调的积极原因（例如，让人放松）和消极原因（例如，当你不知道要说什么时），并找出可能的积极影响（例如，可能会让教师看起来更有亲和力）和消极影响（例如，患者可能会觉得自己被贬低了）。
- 这项活动的另一种形式是采访遗传咨询师，并要求他们描述其他人对患者所说的有关其遗传状况的最无礼和最难以容忍的话。

活动4：情感的维度/强度（小组）

如本章所述，为了有效性，共情反应需要在维度（积极或消极）和强度（情绪水平）方面尽可能准确。要求学员写四五句话描述假设他们是遗传咨询的患者他们可能会遇到的问题，不描述对所关注问题的感受。接下来，教师要求一名学员志愿者在课堂上阅读学员写的内容，同时注意不要用语言或非语言方式表达感受。教师会询问，各种可能的情感是积极还是消极，轻度、中度还是强烈的。教师在黑板或白板上列出学员的情感词。在完成头脑风暴后，教师请志愿者选择最接近她/他作为遗传咨询患者的感受。

例如，有的情况涉及产前筛查呈阳性。这位学员志愿者写道："我刚刚发现宝宝可能出了点问题。怀孕进展得如此顺利。这不是我所预期的。如果真的很糟糕怎么办？也许结果有误。"学员以单调的声音朗读这些句子，也可以坐在那里背对着大家，以避免暗示自己的感受。接下来，小组头脑风暴讨论这位患者可能的情绪，以及他们认为情绪在以下图表中的位置：

	积极感觉维度	消极感觉维度
低强度	充满希望；不能确定	不安
中强度		惊讶,焦虑,担心,忧虑,措手不及,沮丧,吃惊,害怕,惊慌
高强度		震惊,昏迷,恐惧,惊慌

最后，学生志愿者确定哪种感觉最接近她的感觉。

预计时间：15分钟。

过程

学生回答以下问题：

- 这项活动有什么挑战？
- 你能够选择正确的维度、正确的强度吗？
- 你认识到选择错误强度有多容易吗？
- 你认为选择错误的强度或错误的维度更无效吗？

预计时间：15分钟。

教师笔记

- 可以与几个志愿者重复此活动。

活动5：初级共情轮循练习

第一轮

学员与教师围成一圈。教师首先演示该活动。教师要求在他/她旁边的学生A说出两三个句子，即遗传咨询患者可能会介绍的情况。然后，教师使用简明扼要的单词概括最重要的内容而不涉及情感。接下来，从学生A换到学生B，后者就不同的患者情况再说两三句，由学生A对学生B提供的情况进行概括。绕圈循环此过程，直到每个人都有机会成为咨询师和患者。

第二轮

在下一轮中，教师使用同样的患者处境/句子对内容和情感做出回应——教师应使用公式"您感觉……因为……"。

示例

患者："我很高兴进行了产前检查，我迫不及待地想告诉我的丈夫这个好消息！我们曾非常担心宝宝患有肌营养不良症。"

第一轮

咨询师：检测结果提供了您想听到的消息(回应的话语简明扼要——仅内容,没有说出感受)。

第二轮

咨询师："由于这个好消息,您感到很放心,很高兴与大家分享。"(内容和情感反应)。

预计时间：20~30分钟。

教师笔记

- 对于每一轮,教师应强化良好的共情反应。如果学员的回答与实际情况相去甚远,或者太过注重逐句地重复(模仿)患者的陈述,请问小组："其他人是否有其他关于如何应对的想法?"

活动6：初级共情技巧(小组角色扮演)

每四五个学生组成小组。在每个小组中,教师都扮为遗传咨询患者。患者首先说出为什么要来接受遗传咨询。接下来,小组成员之一学生A使用初级共情反应与患者进行两三轮交流。然后,学生B充当咨询师,并继续为患者提供两三轮交流。这个过程持续到每个学生都有机会成为该患者的咨询师。当整个过程进行到一半时,小组应该停下来讨论,到目前为止他们对患者了解了什么,可能还需要通过初级共情来揭示的内容等。当学生在充当咨询师角色遇到困难时,也可以进行讨论。

估计时间：30~40分钟。

教师笔记

- 这项练习可以帮助学员向患者传达共情。在角色扮演过程中进行的讨论有助于他们借鉴/加强共情。

活动7：三重角色扮演

三名学员在15分钟的角色扮演中轮流担任咨询师、患者和观察员,练习初级共情和关注技能。每次角色扮演后,花10分钟来获得反馈。如果咨询师卡住,观察员应让咨询师停下来。

评估咨询师初级共情的标准：

- 准确性
- 内容意识
- 感觉意识

- 适时
- 试探
- 简洁
- 初级的,非高级的共情

预计时间:75分钟。

过程

在大型组中,学生讨论他们从角色扮演中学到的知识,对于初级共情和关注技能还有哪些疑问,以及他们对共情技能在遗传咨询中作用的看法。

预计时间: 10~15分钟。

活动8: 文化共情介绍

对于这项活动,每位学生将总结 Fisher(1996)所选择的关于特定文化群体的不同章节,并通过20分钟的口头陈述来描述所选择的内容,为所确定的人群提供与其文化相适宜的照护。

应该给学生以下指示:

1. 从 Fisher 一书中选择一章为你的同学做总结。

2. 确定其他参考资料/资源,以便为该人群提供文化上相适应的照护。

3. 准备一份1~2页的讲义,总结本章以及其他材料的重点。在讲义中包括带注释的参考书目,其中包括你在准备演示文稿时使用的参考资料和资源。

预计时间:每次演示20分钟。

4.12　书面练习

练习1(Fisher 1996)

举例自己生活中遭遇失望、失落、悲伤等情绪的两种情境。

- 描述情境,当时你的感受、想法和行为。
- 你是如何应对这种情境的?
- 你寻找什么样的资源(包括其他人)以寻求帮助?

教师笔记

- 该练习可以作为日志的一部分,作为小的反思报告,或者与两人组的搭档进行口头交流。
- 应鼓励学生仔细选择示例,以免他们无意间泄露不应披露的内容。

练习2

使用以下情感词列表，为每个情感词生成四五个同义词：

幸福的	焦虑的	尴尬的
悲伤的	渺茫的	孤僻的
愤怒的	负责的	绝望的
害怕的	不情愿的	厌弃的
困惑的	撕裂的	不安的

示例　有兴趣的，好奇的，吸引人的，可参与的，可投入的。

练习3

使用低强度情感词列表，生成中强度和高强度水平的情感词。

低强度	中强度	高强度
困　惑		
抱　歉		
紧　张		
不满意		
犹豫不决		
不舒服		
恼怒的		
高兴的		

示例　低强度＝困惑；中强度＝出乎意料；高强度＝惊讶。

练习4

使用以下患者描述来构建遗传咨询师与患者之间的对话，其中遗传咨询师仅使用初级共情反应。拟定八份患者陈述和八份咨询师陈述。［提示：创建咨询师陈述时，请避免使用相同的公式，例如，不要每句话都以"听起来像……"开始，并尝试使用一系列共情陈述（内容，感情，内容和感情）。大声读出你的共情反应，以确保简洁明了，并用你自己的语言描述患者的经历。］

患者陈述

一对大约25岁的职业夫妇最近生了第一胎。婴儿被发现患有苯丙酮尿症（PKU）。这对夫妇刚刚了解了饮食和智力低下的风险。

Cl 回应：

Co 回应：

Cl 回应：

Co 回应：

Cl 回应：

Co 回应：

……

练习5：初级共情练习(改编自 Danish et al. 1980)

I. 情感识别

对于下面的每个患者陈述,列出患者在陈述时可能会遇到的三到四种感觉。选择与患者所说的内容接近的情感;不要进入高级共情(隐藏的感觉)。

- 如果我知道宝宝会患血友病,那么我永远不会怀孕。
- 如果我的亨廷顿病检测呈阳性,那么我的生命将结束。
- 您为什么跟我谈论堕胎? 我已经告诉过您,这不是一种选择!
- 我怎么能告诉我儿子他患有肌肉萎缩症?
- 我已经流产了三次;我不确定是否可以再面对下一次。
- 我不知道为什么在这里。我来是因为我的医师让我来的。
- 您不能肯定地告诉我什么吗?
- 您不知道再有一个需要特殊照护的孩子有多困难!
- 由于我的母亲死于乳腺癌,我父亲不希望我或我的任何姐妹接受检查。
- 我姐姐/妹妹拒绝抽血,所以我要弄清楚我是否有患病风险。

II. 做出内容回应

为第1部分中每个患者的陈述构建一个简洁的内容回应,写下来,就好像你实际上在与患者讲话一样,确保你是对患者陈述的内容做摘要性回应。

III. 做出情感(以感受为导向的)回应

再次阅读每个患者陈述。然后为每个陈述写下一个情感回应。完成每个回应后,请再次阅读患者陈述。你的回应是否触及了最重要的表达? 回应是否与患者表达的感觉强度相符?

示例

患者陈述	我简直不敢相信我把这种病给了我的孩子!
遗传咨询师	有罪,悔恨,有责任的,羞愧的 所以,您觉得这是您的错吗? 听起来您很羞愧

提示：大声朗读你的词句，确保内容简明扼要，试着以自己的语言表达患者的感受。创建语句时避免使用相同的格式（例如，不要在每个句子的开头都写"听起来……"或"您感到……"）。

练习6：给遗传咨询师写一封关于初级共情的信①

想象一下，您和您的伴侣已经预约看遗传咨询，但因为您（或伴侣）的超声波检查结果异常，并在随后证实了孩子患有唐氏综合征的诊断（Slendokova 2005）。给遗传咨询师写一封信，描述您的想法和感受，对遗传咨询的期望以及想从咨询师那里获得什么。

教师笔记

- 该练习可以作为日志的一部分，作为一个小的反思报告，或者与你的两人组搭档一起完成。
- 该练习可以针对任何遗传咨询专业和任何患者的情况而变化。
- 学员写的信可以用于遗传咨询角色扮演。"患者"可以表演她/他自己信中的内容，也可以表演其他同学信中的角色和内容。

练习7：角色扮演

与同学进行15分钟的遗传角色扮演。角色扮演可以基于你在诊所看到的患者，也可以是虚假的情况。在角色扮演期间，着重于初级共情和关注技能。记录角色扮演的音频。接下来，记录角色扮演并评论你的工作。使用以下方法记录会话：

咨询师	患　者	自我批评	教　师
对话的关键短语	关键短语	评论自己的回答	提供你的反馈意见

创建一个简短的摘要：

1. 简要描述患者的特征（例如年龄，性别，种族，社会经济状况，家庭亲戚状况）和寻求遗传咨询的原因。
2. 确定在角色扮演中你说过/做过的两件有效的事情，另外两件你本可以用不同方法做的事情。

将录音、文字记录/自我批评和总结交给指导教师，指导教师将提供反馈。

---

① 改编自 Slendokova（2005）和 Siemińska et al.（2002）。

提示：这项作业鼓励你对自己的临床表现进行反思。目标不是做一次完美的遗传咨询，而是评估你的心理咨询技能。如果你能克制住不去说你计划要说的话，你将从这个练习中收获更多。

参考文献

Abrams LJ, Kessler S. The inner world of the genetic counselor. J Genet Couns. 2002；11：5－17.

Anonymous. My story：a genetic counselor's journey from provider to patient：a mother's story. J Genet Couns. 2008；17：412－418.

Azar B. Defining the trait that makes us human. Am Psychol. 1997；28：1－15.

Barlow-Stewart K, Yeo SS, Meiser B, et al. Toward cultural competencein cancer genetic counseling and genetics education：lessons learned from Chinese-Australians. Genet Med. 2006；8：24－32.

Barrett-Lennard GT. The empathy cycle：refinement of a nuclear concept. J Couns Psychol. 1981；28：91－100.

Bellcross C. A genetic counselor's story of birth, grief, and survival. J Genet Couns. 2012；21：169－172.

Bellet PS, Maloney MJ. The importance of empathy as an interviewing skill in medicine. JAMA. 1991；266：1831－1832.

Brown D. Implications of cultural values for cross-cultural consultation with families. J Couns Dev. 1997；76：29－35.

Browner CH, Preloran HM, Casado MC, et al. Genetic counseling gone awry：miscommunication between prenatal genetic service providers and Mexican-origin clients. Soc Sci Med. 2003；56：1933－1946.

Charles S, Kessler L, Stopfer JE, et al. Satisfaction with genetic counseling for BRCA1 and BRCA2 mutations among African American women. Patient Educ Couns. 2006；63：196－204.

Chung RC, Bemak F. The relationship of culture and empathy in cross-cultural counseling. J Couns Dev. 2002；80：154－159.

Clark A. Empathy and sympathy：therapeutic distinctions in counseling. J Ment Health Couns. 2010；32：95－101.

Cohen SA. Lifetime continuing education：learning from my son. J Genet Couns. 2002；11：281－284.

Corker M. Deaf transitions：images and origins of deaf families, deaf communities, and deaf identities. London：Jessica Kingsley；1996.

Danish SJ, D'Augelli AR, Hauer AL. Helping skills：a basic training program. New York：Human Sciences Press；1980.

Duan C, Hill CE. The current state of empathy research. J Couns Psychol. 1996；43：261－274.

Duric V, Butow P, Sharpe L, et al. Reducing psychological distress in a genetic counseling consultation for breast cancer. J Genet Couns. 2003；12：243－264.

Egan G. The skilled helper. Pacific Grove/Monterey, CA: Brooks/Cole; 1994.

Eisenberg N, Eggum ND. Emprathic responding: sympathy and personal distress. In: Decety J, Ickes W, editors. The social neuroscience of empathy. Cambridge, MA: MIT Press; 2009. p. 71 - 83.

Elliott R, Bohart AC, Watson JC, et al. Empathy. Psychotherapy. 2011; 48: 43 - 49.

Figley CR. Compassion fatigue: psychotherapists' chronic lack of self care. J Clin Psychol. 2002; 58: 1433 - 1441.

Fine SF, Glasser PH. The first helping interview. Thousand Oaks, CA: Sage; 1996.

Fisher NL, editor. Cultural and ethnic diversity: a guide for genetics professionals. Baltimore, MD: JHU Press; 1996.

Geldard D, Anderson G. A training manual for counsellors: basic personal counselling. Springfield, IL: Charles C. Thomas; 1989.

Gladstein GA. Understanding empathy: integrating counseling, developmental, and social psychology perspectives. J Couns Psychol. 1983; 30: 467 - 482.

Gladstein GA. Empathy and counseling: explorations in theory and research. New York: Springer; 2012.

Glanzer PD. Psychological approaches to deep empathy. In: Walz GR, Bleuer JC, Yep RK, editors. Vistas: compelling perspectives on counseling 2006. Alexandria, VA: American Counseling Association; 2006. p. 125 - 127.

Glessner HD. Will my voice be heard? J Genet Couns. 2012; 21: 189 - 191.

Glickman NS. What is culturally affirmative psychotherapy? In: Glickman NS, Harvey MA, editors. Culturally affirmative psychotherapy with deaf persons. Mahwah, NJ: Erlbaum; 1996. p. 1 - 55.

Greenberg LS, Pascual-Leone A. Emotion in psychotherapy: a practice-friendly research review. J Clin Psychol. 2006; 62: 611 - 630.

Harvey MA. The influence and utilization of an interpreter for deaf persons in family therapy. Am Ann Deaf. 1982; 127: 821 - 827.

Hatten B. Pregnancy and genetic counseling: the other side of the fence. J Genet Couns. 2002; 11: 299 - 300.

Hill CE. Helping skills: facilitating exploration, insight, and action. 4th ed. Washington, DC: American Psychological Association; 2014.

Hoyt MF, Siegelman EY, Schlesinger HS. Special issues regarding psychotherapy with the deaf. Am J Psychiatry. 1981; 138(6): 807 - 811.

Imel ZE, Barco JS, Brown HJ, et al. The association of therapist empathy and synchrony in vocally encoded arousal. J Couns Psychol. 2014; 61: 146 - 153.

Izard CE. Human emotions. New York: Plenum; 1977.

Kao JH. Walking in your patient's shoes: an investigation of genetic counselor empathy in clinical practice. University of Minnesota. 2010. Retrieved from the University of Minnesota Digital Conservancy, http://hdl.handle.net/11299/96724.

Keilman K. Genetic counselor or patient — who am I today? J Genet Couns. 2002; 11: 289 - 292.

Kessler S. Psychological aspects of genetic counseling: XII. More on counseling skills. J Genet Couns. 1998; 7: 263 - 278.

Kessler S. Psychological aspects of genetic counseling: XIII. Empathy and decency. J

Genet Couns. 1999; 8: 333 – 343.

Knafo A, Zahn-Waxler C, Van Hulle C, Robinson JL, Rhee SH. The developmental origins of a disposition toward empathy: genetic and environmental contributions. Emotion. 2008; 8: 737 – 752.

Martin DG. Counseling and therapy skills. 2nd ed. Prospect Heights, IL: Waveland Press; 2000.

McCarthy Veach P, LeRoy BS. Defining moments in genetic counselor professional development: one decade later. J Genet Couns. 2012; 21: 162 – 166.

McCarthy Veach P, Truesdell SE, LeRoy BS, et al. Client perceptions of the impact of genetic counseling: an exploratory study. J Genet Couns. 1999; 8: 191 – 216.

McCarthy Veach P, Bartels DM, LeRoy BS. Defining moments: catalysts for professional development. J Genet Couns. 2002a; 11: 277 – 280.

McCarthy Veach P, Bartels DM, LeRoy BS. Defining moments: important lessons for genetic counselors. J Genet Couns. 2002b; 11: 333 – 337.

McCarthy Veach P, Bartels DM, LeRoy BS. Coming full circle: a Reciprocal-Engagement Model of genetic counseling practice. J Genetic Couns. 2007; 16: 713 – 728.

Meiser B, Irle J, Lobb E, Barlow-Stewart K. Assessment of the content and process of genetic counseling: a critical review of empirical studies. J Genet Couns. 2008; 17: 434 – 451.

Miranda C, Veach PM, Martyr MA, et al. Portrait of the master genetic counselor clinician: a qualitative investigation of expertise in genetic counseling. J Genet Couns. 2016; 25: 767 – 785.

Neumann M, Bensing J, Mercer S, et al. Analyzing the "nature" and "specific effectiveness" of clinical empathy: a theoretical overview and contribution towards a theory-based research agenda. Patient Educ Couns. 2009; 74: 339 – 346.

Norcross JC, Wampold BE. Evidence-based therapy relationships: research conclusions and clinical practices. Psychotherapy. 2011; 48: 98 – 102.

Pedersen PB, Ivey AE. Culture-centered counseling and interviewing skills: a practical guide. Westport, CT: Praeger/Greenwood; 1993.

Pieterse AH, Ausems MG, Van Dulmen AM, et al. Initial cancer genetic counseling consultation: change in counselees' cognitions and anxiety, and association with addressing their needs and preferences. Am J Med Genet A. 2005; 137: 27 – 35.

Pollard RQ Jr. Psychopathology. In: Marschark M, Clark MD, editors. Psychological perspectives on deafness, vol. 2. Mahwah, NJ: Erlbaum; 1998. p. 303 – 330.

Ridley C. Overcoming unintentional racism in counselling and counselling: a practitioner's guide to intentional intervention. Thousand Oaks, CA: Sage; 1995.

Ridley CR, Lingle DW. Cultural empathy in multicultural counseling. In: Pedersen PB, Draguns JG, Lonner WJ, Trimble JE, editors. Counseling across cultures. 4th ed. Thousand Oaks, CA: Sage; 1996. p. 21 – 46.

Ridley CR, Udipi S. Putting cultural empathy into practice. In: Pedersen PB, Draguns JG, Lonner WJ, Trimble JE, editors. Counseling across cultures. 5th ed. Thousand Oaks, CA: Sage; 2002. p. 317 – 332.

Rogers CR. The necessary and sufficient conditions of therapeutic personality change. J

Consult Clin Psychol. 1992；60：827－832.

Rubin J. Empathy is not enough. In：Breggin PR，Breggin G，Bemak F，editors. Dimensions of empathic therapy. New York：Springer；2002. p. 29－36.

Runyon M，Zahm KW，Veach PM，et al. What do genetic counselors learn on the job? A qualitative assessment of professional development outcomes. J Genet Couns. 2010；19：371－386.

Salzman M. Attributional discrepancies and bias in cross-cultural interactions. J Multicult Couns Devel. 1995；23：181－193.

Schema L，McLaughlin M，Veach PM，et al. Clearing the air：a qualitative investigation of genetic counselors' experiences of counselor-focused patient anger. J Genet Couns. 2015；24：717－731.

Schirmer BR. Psychological，social，and educational dimensions of deafness. Boston，MA：Allyn & Bacon；2001.

Selkirk CG，Veach PM，Lian F，et al. Parents' perceptions of autism spectrum disorder etiology and recurrence risk and effects of their perceptions on family planning：recommendations for genetic counselors. J Genet Couns. 2009；18：507－519.

Siemińska MJ，Szymańska M，Mausch K. Development of sensitivity to the needs and suffering of a sick person in students of medicine and dentistry. Med Health Care Philos. 2002；5：263－271.

Slendokova B. Genetic counseling students' empathic understanding of a prenatal patient's reactions to the diagnosis of down syndrome：a simulation study. Unpublished master's paper，University of Minnesota，Minneapolis，MN；2005.

Steinberg Warren N. A genetic counseling cultural competence toolkit. n. d.. www. geneticcounselingculturaltoolkit. com／. Accessed 21 Mar 2017.

Steinberg Warren N，Wilson PL. COUNSELING：a 10-point approach to cultural competence in genetic counseling. Perspect Genet Couns. 2013；Q3：6－7.

Stone HW. Brief pastoral counseling. J Pastoral Care Counsel. 1994；48：33－43.

Tluczek A，Koscik RL，Modaff P，et al. Newborn screening for cystic fibrosis：parents' preferences regarding counseling at the time of infants' sweat test. J Genet Couns. 2006；15：277－291.

Valverde KD. Genetic counseling：a new perspective. J Genet Couns. 2002；11：285－287.

VandenLangenberg E. Empathy training in genetic counseling：an investigation of how genetic counselors learn to "walk in their patients' shoes". Retrieved from the University of Minnesota Digital Conservancy；2012. http：//hdl. handle. net/11299/96724.

Vincent S. Being empathic：a companion for counsellors and therapists. Oxford：Radcliffe；2005.

Weil J. Psychosocial genetic counseling. New York：Oxford University Press；2000.

Wells DM，Veach PM，Martyr MA，et al. Development，experience，and expression of meaning in genetic counselors' lives：an exploratory analysis. J Genet Couns. 2016；25：799－817.

Williams CR，Abeles N. Issues and implications of deaf culture in therapy. Prof Psychol Res Pr. 2004；35：643－648.

Wispé L. The distinction between sympathy and empathy: to call forth a concept, a word is needed. J Pers Soc Psychol. 1986; 50: 314 - 321.

Zahm KW, Veach PM, Martyr MA, et al. From novice to seasoned practitioner: a qualitative investigation of genetic counselor professional development. J Genet Couns. 2016; 25: 818 - 834.

Zanko A, Abrams L. Case report: concurrent Wilson disease and Huntington disease: lightning can strike twice. J Genet Couns. 2015; 24: 40 - 45.

收集信息：提问 **5**

学习目标

1. 区分不同类型的问题。
2. 了解提问在遗传咨询中的作用。
3. 描述文化敏感的提问方式。
4. 通过自我反思、练习和反馈来发展提问技能。

5.1 从患者那里获取信息

遗传咨询的基本组成部分是获取有关患者情况的信息，以评估他们寻求遗传咨询的原因、希望做出的决定以及与他们情况相关的因素。提问同时也有助于诊断和风险评估。提问是获取这些类型信息的一项重要技能。在本章的第一部分，我们定义了提问技能，并讨论了有效和无效的提问策略。本章还将讨论一种特定的信息收集活动——收集有关患者病史的信息。

5.1.1 问题类型

收集患者信息的最直接方法是提问。适用于遗传咨询的两大类问题是封闭式问题和开放式问题。

封闭式问题是患者可以轻松回答"是""否"或一两个词的问题。通常，封闭式问题以动词"要"的形式开头："何时……""是否……""您是……"和"他们是……"（Danish et al. 1980）。封闭式问题用于探讨具体细节，"您有孩子吗"，或者询问明确或隐含的选择，诸如"您打算完成测试吗"（Hughes et al. 1997）。因此，封闭式问题限制了患者的反应。封闭式问题在以下情况有用，包括需要特定信息时，想要约束一个没有真正回答上一个问题的患者，正在跑题、滔滔不绝的患者，或讲话过于冗长的患者，或过于沉默的患者，或可能令患者不舒服或尴尬的内容（Brown 1997）（例如，"我在您的家族史中真正寻找的是患有……的人""因为某些情况在某些种族人群中更经常发生，所以我们总是问……"）。

封闭式问题的变化形式包括强制选择和等级问题（Brown 1997）。强制选择问题要求患者回答你提出的两种选择之一［例如，您是否只想进行囊性纤维变性（cystic fibrosis，CF）携带者检测或进行完整的全套检测？］，而不是简单的是或否（Brown 1997）。

评分问题要求患者在某种程度上估计他们的行为、感觉、信念和/或态度（Brown 1997）。例如，你可能会问患者"与家人分享此信息的感觉在 1（非常不舒服）到 10（非常舒适）的等级区间里处于哪里"。

开放式问题是患者无法轻易用"是""否"或一两个词回答的问题。通常，开放式问题以诸如"如何""什么""告诉我"和"我想知道"之类的词开头。开放式问题是了解探讨过程，通过让患者自由表达他们的观点和经历来明确咨询内容。开放式问题鼓励患者在感觉、思想和具体情况方面提供信息以填补空白。例如，可能会问："您对检测试结果的感受如何？"开放式问题可以帮助患者更全面地披露信息；可以引出具体、详细的信息，有助于更好地了解患者的情况。

Sternlight 和 Robbennolt（2008）为律师在会谈咨询对象时提供建议，这些建议与遗传咨询师有关。例如，强调使用开放性问题的重要性。"从心理学的角度出发，出于各种原因，这样的问题很有用。首先，允许咨询对象讲述其故事……鼓励讲述更完整的故事……帮助回忆……允许提供一定程度的确凿细节……让咨询对象解释自己的……担忧……并阻止律师将其咨询对象的故事放到已有的模式中……"（第 540 页）。

开放式问题可以有效地指导患者的叙述。Djurdjinovic（2009）讨论了为遗传咨询患者提供讲述自己故事的机会对咨询的重要性。"正是患者讲述了个人故事和我们的全力关注，才能够评估其关切的问题和与情绪相关的问题"（第 136 页）。

以下示例为遗传咨询过程中可能会问患者的开放式和封闭式问题：

封闭性问题	您怕了吗？
开放性问题	您觉得怎么样？
封闭性问题	您是否担心检测结果呈阳性会怎么办？
开放性问题	如果检测结果为阳性，您会怎么做？
封闭性问题	您丈夫同意您的决定吗？
开放性问题	告诉我您的丈夫对您的决定有何看法（此答复尽管不是语法上的问题，但仍是一个问题，因为需要提供其他信息）。

根据想要获得信息的复杂性,提出的问题也会有所不同。Sanders(1966)确定了六种类型的问题,这些问题的认知和情感复杂程度不同,基于Bloom 等(1956)的教育目标等级分类法:

- 记忆问题。需要回忆或认可信息。

  示例:您什么时候流产的?

- 翻译问题。要求用不同的语言表达一个想法。

  示例:您能用另一种方式解释您的意思吗?

- 解释问题。需要信息的概括。

  示例:十分之一的机会对您意味着什么?

- 分析问题。要求通过对现有知识的批判性思考来解决问题。

  示例:您过去应对流产的方法在这种情况下如何为您提供帮助?

- 综合问题。要求通过原创思维解决问题。

  示例:您能想到一些未使用过的方法联系家人来进行检测吗?

- 评价问题。需要价值判断。

  示例:我们讨论过的哪个选项最适合您?

5.1.2　提问在遗传咨询中的作用

如前所述,提问在遗传咨询中具有多种用途。有助于具体探究患者的状况,并且提供必要的信息,能够和患者确定目标(例如,识别哪些有利于患者),并针对这些目标采取行动(例如,患者的决策)。对于患者的关注、感觉、动机以及影响决策的因素了解得越多,对目标的评估越有效,并且对患者决策过程越有帮助。在遗传咨询中,有效提问与收集关于诊断和遗传风险评估方面的信息(例如,收集家族和病史)同样重要。

Wubbolding(1996)列出了问题的四个功能:

- 通过询问患者的愿望、看法、行为等进入患者的世界。

  示例:您如何应对可能患有乳腺癌基因带来的恐惧?

- 收集信息。

  示例:您以前怀孕过吗?

- 提供信息。有时提问会巧妙地传达信息。

  示例:告诉我您将如何与孩子的老师谈论他的苯丙酮尿症饮食方面的挑战(该问题表明患者拥有为她的孩子进行合理提议的知识和资源)。

- 帮助患者获得更加有效地控制。

示例：请谈谈在家里谁将为您提供支持(这个问题鼓励患者制订行动计划)。

获取病史和家族史的问题

策略性地提问有助于你和患者清楚目标所在。在遗传咨询的家族史和病史获取及谱系构建阶段，策略性地提问尤为合适，这是咨询的高度结构化阶段，可使用提问方式来收集患者的特定信息。为了管理患者的期望，应该明确告诉患者你将要问一系列问题，这些问题有助于了解其病史和家族史。有关收集家族史、家谱构建和基于家族史的风险评估的全面概述，请参见Bennett(2010)。

了解家族史是遗传咨询的重要组成部分，因为它提供了"进行诊断、确定风险以及评估患者教育和社会心理支持需求的基础"(Schuette & Bennett 2009,第 37 页)。

了解家族史也是与患者建立融洽关系的一种好的方式。了解家族疾病的谱系有几种功能：

- 了解家族史可以引起遗传咨询师的共情，并促使咨询师与患者之间的关系更加融洽(Bennett 2010; Erlanger 1990; Schuette & Bennett 2009)。
- 建立家庭疾病谱系可以使得患者处于专家角色，而咨询师处于较低的位置。如果患者无法控制自己的状况或对医疗保健专业人员不信任时，这一点尤其重要(Erlanger 1990)。患者可能更愿意将自己视为病因探索和病情管理的积极参与者(Stanion et al. 1997)。
- 一些研究表明，患者对家族疾病谱的构建持积极态度。例如，他们喜欢提供信息，这使他们感到被关注，并且该过程减轻了他们的焦虑感(Erlanger 1990; Rose et al. 1999)。
- 家族疾病谱可以帮助那些不喜欢开放式问题的患者回答问题，因为问题是通过更系统的、有关事实的提问来提出的(Paradopoulos et al. 1997)。
- 家族疾病谱的了解过程提供了一种考虑患者风险信息的机制，并引发遗传风险的讨论、相关检测和进一步采取行动(Bennett 2010; Rose et al. 1999; Schuette & Bennett 2009)。
- 与叙事报告相比，家族疾病谱可以立即说明家族史，可更容易地对其进行更新，并且有利于以后更轻松地找到重要信息(Paradopoulos et al. 1997; Stanion et al. 1997)。

满足遗传咨询目标的问题

研究表明,遗传咨询师通过提问来实现与互惠参与模型(Reciprocal Engagement Model,REM)有关的目标,这些目标促进对患者的理解和认同,提供支持和指导,促进决策及提供以患者为中心的教育(Redlinger-Grosse et al. 2017)。例子包括开放式和封闭式的问题,这些问题涉及患者想要多少信息,以及他们的先验知识,遗传信息的情感影响,对信息的预期感受,患者与家人的沟通,家人的决策以及对危机的反应,决策中的文化背景,患者的支持者和危机情况的经验,以及各种选择对家庭的影响。

Miranda 等(2016)采访了遗传咨询专业人员,发现除了一位遗传咨询师外,其他所有人都描述了"调整患者情绪的重要性"(第 772 页)。他们通过使用直觉和洞察力的技巧(例如,"内部对话:这里还有什么情况需要了解? 我需要做什么才能感受到他们的处境?"),生活经验,及时性和有策略地提问[强调我们的]以建立并提出一个情感开放的对话(第 772 页)。请注意,提问包括问自己的内在问题,而其他问题则是你需要向患者询问的。

Ellington 等(2005)分析了由三位遗传咨询师进行的 167 例癌症检测前的遗传咨询,发现包括"任何性质的封闭式和开放式问题(例如,医学、社会心理和家族史)"(第 379 页)。遗传咨询的时间大约为 73~81 分钟,咨询师提出的问题数量为 9~206 个(平均数为 84)。研究人员得出的结论是:"尽管咨询师将咨询的大部分时间用于介绍信息,但咨询师提出的问题数量……表明他们也正在获取大量信息"(第 383 页)。

鼓励反思的问题

Sarangi 等(2004)研究了遗传咨询师在亨廷顿病(HD)咨询期间对患者使用反思框架的情况。他们将反思框架定义为"探索社会心理和社会关系方面,对未来预测性测试及其决策的影响"(第 137 页)。反思框架邀请患者"展示他们对决策过程的理解,以及他们为适应检测所产生的有利、不利或不确定的结果而做的准备。从遗传咨询的角度来看,客户需要仔细考虑在'此时此地'的临床环境中,检测带来的预期和意外后果"(第 138 页)。他们确定了患者初次和第二次检测中发生的六种反思性问题(第 141 -142 页):

1. 非特定性邀请:开放式问题,邀请患者描述他们的议程并提出他们关注的问题(例如,"当您今天来到这里时,您想提出什么问题?")。

2. 意识和焦虑：探索患者及其家人记忆中处于危险经历的问题(例如, "您对 HD 有多担心?""您对自己 HD 的状态直觉怎样?")。

3. 关于检测的决定：了解他们如何做出检测决定和主要动机,决定时机是否正确,以及其他家庭成员对患者决定的感觉(例如, "什么致使您现在考虑进行检测的?")。

4. 结果的影响：评估患者对检测结果为阳性或阴性的应对策略,结果对患者及其家庭成员的影响的问题(例如, "您如何看待知晓了……?")。

5. 结果分享：了解患者可能希望告诉谁,何时以及如何的问题(例如, "您认为您将告诉谁?""您将如何告诉他们?")。

6. 其他：倾向于探讨患者个性和一般应对策略,以及一般家庭动态和未来愿望的问题(例如, "您对生孩子有何感想?")。

Sarangi 等(2005)进行了进一步的研究,在 HD 咨询期间患者对遗传咨询师使用反思的反应,发现一些患者"抓住了自我反思的机会,从而认可了反思的合理性。而另一个极端,患者可能会含蓄或明确地挑战反思的相关性"(第 29 页)。研究人员得出的结论是当患者对"证明其准备情况"进行预测性检测的需求越大,对反思的回应更快。这些发现说明提出问题的类型和数量对评估和尊重个人和文化差异的重要性。

探索认知和价值观辨析

遗传咨询师可以使用提问来评估患者对遗传状况或遗传风险的看法。提问还可以用来帮助患者更好地了解自己的观点和价值观,并促进决策。Farrelly 等(2012)使用内容分析法,分析了 93 份模拟的产前患者遗传咨询的记录。这项研究的结果说明了策略性提问的重要性,它可用于促进患者和咨询师理解患者的观念和价值观。例如,许多咨询师询问患者关于他们的残障失能个人经历,而一半的咨询师询问患者是否思考过如何使用产前筛查的结果。

关于患者的个人残障经历的问题,研究人员发现大多数遗传咨询师(86%)向模拟患者提出了非常普遍的问题,例如, "您听说过唐氏综合征吗?"或"您熟悉唐氏综合征吗?"少数(38%)提了个人问题,例如: "您认识患唐氏综合征的人吗?"值得注意的是,从大多数遗传咨询师询问模拟患者的残疾经历的转录稿中可以看出,遗传咨询师仅仅询问该问题,而未注意或进一步了解当事人的反应:

> 遗传咨询师：那么,您熟悉唐氏综合征患者是什么样的？您完全了解唐氏综合征？
>
> 咨询对象：我遇到过一些患有唐氏综合征的孩子,这就是我知道的。
>
> 遗传咨询师：好的。这就是唐氏综合征的含义,也是为什么做这项检测(羊膜穿刺术)来回答孩子是否患有的目的……

在某些转录稿中,遗传咨询师确实探讨了患者的经历,以及这些经历如何让患者知道关于唐氏综合征的知识：

> 遗传咨询师：您对唐氏综合征完全熟悉吗？
>
> 咨询对象：是的,我开的校车上一些孩子患有唐氏综合征。
>
> 遗传咨询师：那么,告诉我关于孩子们的事情……

但是,研究人员指出："只有一小部分的遗传咨询师直接询问患者是否考虑过如果他们生了残疾儿童,生活会是怎样的。这些问题的目的是不同的,主要了解患者如何对待产前检查的结果：终止妊娠还是继续妊娠,保留孩子或让别人收养孩子？这样的问题可以帮助了解患者对残疾的感知,但并不一定能促进知情决定。相反,通过询问咨询对象是否考虑过抚养残疾儿童的意愿,遗传咨询师将自己置身于直接解决关于残疾的问题或是误导信息"(第821页)。

5.1.3 有效地提问

知道什么时候提问

在三种情况下,提问会显得特别有效：

- 当你有明确的理由提出问题时。提问的基本原则是对患者是否有帮助(Hill 2014)。在提出问题之前,请考虑如果患者问你想知道的原因,你是否知道怎么说。
- 当你想收集更多信息和/或阐明患者的含义时。对于某些词语和经历,你可能与患者的定义不同。
- 当你不明白的时候。你可能会犯的最大错误之一就是你假设自己了解情况,而没有与患者核对这些假设(Spitzer Kim 2009)。问题有助于澄清你的误解。

知道如何提问

- 策略性地使用问题。问题引导患者,因此它们非常有指导意义。例如,如果患者说:"我的丈夫不同意我要产前检查的决定。"你可以回答:"告诉我更多有关您与丈夫进行的讨论""这令您失望吗?""您通常如何处理分歧?"和"您对他不希望您参加此检测的原因有何理解?"每个问题都会使对话朝着截然不同的方向发展。请确保你知道应该朝哪个方向进展。不加选择地使用问题可能会导致患者退出(Guimarães et al. 2013)。提问可以填补沉默,有些初学者会感到不舒服,他们要求患者有反应(Martin 2015)。应该谨慎避免过度依赖提问,随着经验的积累,你会体会到在问题中穿插共情和沉默的价值。

- 具体而全面。收集信息时,请询问患者的想法、感受、行为和社交网络(家庭、文化、同伴等)(Hackney & Bernard 2017)。还应要求提供具体示例(Hill 2014)。例如,遗传咨询师可能会问:"您对基因检测有何看法?""您对患乳腺癌的风险有何看法?""你通常如何做出决定?""当您需要支持时会通知谁?"

- 在讨论重要主题时,Fontaine & Hammond(1994)建议"记住三个C:获取事件的具体细节,询问事件的背景,并在患者关于他或她的故事中寻找概念性主题……不要害怕询问更多的事实。在复述中,经常会透露重要信息或建立情感联系"(第225页)。例如,将患者转介进行杜氏肌营养不良症(Duchenne muscular dystrophy, DMD)的携带者检测。当你了解家族史时,患者开始哭泣。你可能会问的问题包括"您哥哥去世时您几岁?"(具体/concret),"告诉我您与兄弟的关系如何?"(背景/context),"与一个患有肌营养不良症的兄弟一起长大后,您有何感触?"(概念主题/conceptual themes)。

- 有条理。在跳到另一个话题之前,先对患者先前陈述的内容提个问题,或者如果患者正偏离话题,则将其带回主题。先从最一般的问题开始,然后再提出比较容易且威胁性较小的问题。逐渐转向有关更复杂或更具威胁性的具体问题。例如,遗传咨询师可能会首先问"您对医师转诊您来进行遗传咨询是怎么理解的?"(一般)和"您对筛查结果已经了解了什么?"(更加具体),然后是"您对增加的风险有何感想?"(更复杂或更有威胁)。

- 问题简单化。一次问一个问题。如果你在一个回答中将几个问题串在一起，患者就会感到困惑。例如，"您对自己成为囊性纤维变性携带者的风险有何看法，您是否可能对携带者检测或产前诊断感兴趣？"你应该将这些问题作为一组问题来提问。

- 避免讯问。提问可能意味着你正在审问或审判患者（尤其是用"为什么"来提问）。将其他类型的回答插入问题中。例如，用一个共情回应来跟进一个问题，以阐明或总结患者对问题的回答。

知道要问什么类型的问题

- 同时使用开放式和封闭式问题。开放式问题使患者能够更加自主地表达自己。如前所述，患者可以选择表达对他们而言最重要的东西。首次提出一个主题时，开放式提问尤其有效（Spitzer Kim 2009）。封闭式问题可以使你收集准确的信息（例如，有关家族史的详细信息），并且可以使咨询不会偏离轨道。

- 一定要确定提问的问题类型。通常，在想扩展答案时问封闭式问题，而想获得精确答案时问开放式问题是错误的。需要清楚地理解开放式问题和封闭式问题之间的区别。

- 使用跟踪式问题。如果患者对你的问题回答很少或没有，请考虑说"告诉我更多有关此问题的信息"。如果患者无法或不愿回答一个开放式问题，你可以提出一个封闭式问题，以吸引患者转移注意力。例如，如果回答"您怀孕的情况如何"的问题时说"还行"，则遗传咨询师可能会跟进一些封闭式问题，例如"您有没有流血或抽筋？"；或者如果回答"您对进行这项检查的感觉如何"的问题，患者说"还好吧，我觉得"，咨询师可能会说"您想今天继续进行这项检查吗？您需要时间先与家人交谈吗？"（强制选择）。或者，如果回答"您对再次怀孕的感觉如何"的问题，患者说："我想再生一个孩子，但我担心又要流产"，遗传咨询师可能会回答"告诉我，与想要一个孩子加入家庭的愿望相比，您对再次流产的恐惧是怎样的？"（排序问题）。

有效提问的其他指南

- 关注以确定患者是否回答了你的问题以及答案是什么。如果患者不回答可以以后再问，或者换种方式问，提问技巧需要时间和练习来培养。最初，你将学习如何提问（问题格式），然后学习在你的问题（内容和背景)中重点关注的主题。接下来,你将学习专注于聆听答案,然后你将获得进一步的技能,可以根据患者的答案来确定下一步要做什么。

- 避免打扰。除非患者过于啰嗦,否则请允许他们说完。Sternlight 和 Robbennolt(2008)为律师提供了类似的建议:"为了有效地关注并让客户看到他们正在有效地关注,律师通常应让其客户在不间断的情况下讲述其最初的故事……在澄清问题后跟进他们的陈述……然后提供反馈和法律信息,以反映律师正在认真聆听……关于访谈者的研究发现,访谈者包括律师、警察以及医师,倾向于提前且经常打断对方的叙述。研究表明,插入大量具体问题可能会使访谈者难以聆听受访者提供的答案……将那些有限的智力资源用于提出许多问题,而不是专心听取证人对开放式问题的详细叙述,这会增加对于证人答案的理解或记录其回答内容的难度……此外,心理学研究已经证明,聆听关注咨询对象而且不打断其回答问题对注意力有好处……"(第 492 - 493 页)。

- 允许患者打断你。通常,他们必须说的内容很重要,表明他们参与了该过程并愿意与你分享。

- 你可以随时倒退。如果在你收集到所需的所有信息之前讨论主题已转移到别处,请记住你随时可以重新引导患者。例如,你可能会说:"之前您是在说……我能再问您更多有关这方面的内容吗?"

- 再次邀请患者分享经验。如果患者对你未解决的问题回答很少,请再次提出问题。重要的是要考虑这可能是患者第一次有机会与医疗保健专业人员分享整个故事。

- 信息要透明。当你重复问题、转移话题或引入新话题时,如果能解释自己这样做的原因,患者更愿意回答你的问题。例如,"我想请您谈论您是如何做出此决定的,这样做是为了确保您接受我能够提供给您的所有相关信息,并不是要判断或更改您的决定。"

- 保持沉默。沉默使患者有时间和空间来考虑你的问题并提出全面的回答。正如我们在第 4 章中所提到的,沉默的意义可能难以衡量。尝试静默计数到 10 或 15,以便有足够的沉默时间。

- 尝试其他方式来获取信息。请记住,一个好的共情回应可以鼓励患者说出大量信息(Martin 2015)。他们的信息传递可能不像回答一个问题那样系统,但是当你使用比较少的引导性反应,诸如共情回应时,患者的讨论确实具有更大的自主权和控制力。注意你的提问,是否因为不知道该怎么办而提问,或者你正试图避免谈及患者的感受。如果是这种情况,请尝试使用其他类型的回应。

- 初级共情跟进。总结患者对你问题的回答(有关初级共情的讨论,请参见第 4 章)。初级共情不仅显示你听到并理解了患者的回答,还使患者可以"听到"她/他所说的话。

请记住,并不是你以提问语气提出的必须都是问题。问题的主要目标是收集患者信息。共情回应通常用疑问语气表达,但其目的是反映患者的感受,而不是收集新信息。

5.1.4 限制使用开放式和封闭式问题

前文已提出警示不要滥用问题,并强调了不要用审问的方式向患者提问的重要性。本节将详细介绍这些观点,因为对于初学者来说,认识到潜在的好处和问题的局限性非常重要。提出问题的两个具体原因是了解患者并提示患者所需的信息类型。当你希望患者进行详细说明时,一个开放的问题可能会更有效(例如,"您认为可以有哪些选择?")。如果你需要有效地收集具体信息,那么一个封闭的问题可能会更有效。封闭式问题对于收集有关家庭史和病史的信息特别有用(例如,"您有多少兄弟姐妹?")。

提出问题之前,请考虑其潜在影响。开放式和封闭式问题可能对患者和咨询过程产生不同的影响。正如 Spitzer Kim(2009)所述,"封闭式问题通常可以用一个或两个单词(是或否)回答。这些问题对于获取特定信息很有用。它们倾向于使讨论保持在最低限度,不鼓励情绪表达。开放式问题邀请咨询对象说出更多关于主题的信息,并做出更细微的反应"(第 84 页)。

太多的提问可能导致你控制整个过程,而与患者的交流越来越少。过多的问题也可能导致患者消极(例如,"我只会坐在这里,等待遗传咨询师问我下一个问题")。Bertakis 等(1991)发现,当医师在交流时表现出兴致和友善,并避免主导行为(例如过度提问)时,患者满意度最高。研究发现,过度依赖封闭式问题会导致医师就诊(Bertakis et al. 1991)、心理健康咨询(Hill 2014)和遗传咨询(Guimarães et al. 2013)时患者满意度的降低。

Guimarães 等(2013)采访了葡萄牙的 22 名接受亨廷顿病、脊髓小脑共济失调或家族性淀粉样蛋白多神经病症状前检查的患者。他们探讨了患者对检测过程的看法,个人期望和需要得到满足的程度,观点形成的决策过程,以及咨询师的参与和咨询技能。发现过多的询问与患者满意度负相关。

因此告诫不要提出过多的问题,尤其是在问题具有挑战性和/或多余时。还注意到患者可能会对众多的问题采取防御措施,当被问及生活变化,进行症状前检测可能的利弊,和/或检测结果潜在的后果:"在这种情况下,咨询员会被视为'守门员',是决策过程前的障碍,而不是促进者,这可以通过适当地使用咨询技巧来克服,例如产生共情的能力,使用开放式问题和回应的能力……"(第 444 页)。该研究提醒人们,策略性和节制性地提问以及使用初级共情的重要性。

你必须确保你的问题集中在患者的需求和寻求遗传咨询的原因上,而不是出于你个人的兴趣。例如,"那么,有先天缺陷的孩子感觉如何?"听起来像是一个旨在满足你自己的好奇心的问题。将这个问题与以下内容进行比较:"请告诉我您如何抚养一个患有囊性纤维化的孩子?"后一个问题更恰当地集中在患者的状况和需求上。同样,在向患者询问其文化背景时,应基于"需要了解"的基础,即与遗传咨询目标的相关性,避免成为"文化游客"。考虑一下这两个问题之间的区别:"在您的文化里,为什么人们认为生一个唇腭裂的孩子是由母亲在怀孕期间所做的事情引起的?"与"告诉我,您的文化信仰如何影响您的家庭对孩子唇腭裂的反应?"后一个问题邀请患者分享自己的文化经验。如果患者告诉你这是一个问题,那么你可能会问:"我如何能帮助到您?"

如果患者受到一系列问题的轰炸,尤其是这些问题似乎挑战了他们刚刚说过的话,患者就会变得防卫起来(Wubbolding 1996)。考虑下面的过度和具有挑战性的问题示例。在此示例中,问题隐含批判:

Pt:我不想生患有唐氏综合征的婴儿。

Co:您是什么意思?

Pt:我只是觉得我无法应付。

Co:您是告诉我要终止妊娠吗?

Pt:好吧,我不确定……

Co:这种"无法应付"的感觉从何而来?

Cl:我不知道您的意思。

Co:嗯,它是来自您还是来自您的家人?

Cl:嗯,我猜来自他们。

Co:他们或您必须忍受这个决定的后果吗?

Cl:嗯,这也会影响他们。

Co:但是他们真的可以告诉您该怎么做吗?

Cl：不，我想不是。

Co：那么，让我问您，您想做什么？

在此示例中，咨询师用一系列非常推定且似乎需要一定答案的问题使患者不知所措。随着患者变得越来越困扰和防御，这些问题在咨询师和患者之间增加了障碍。

将前面的示例与下面更合适的互动进行比较：

Cl：我不想生患有唐氏综合征的婴儿。

Co：告诉我更多有关此的信息。

Cl：我只是觉得我无法应付。

Co：您担心自己无法管理？

Cl：是的……我必须全职工作，而且没有人帮助照看婴儿。而且我不确定我是否会给她/他所需的所有特殊照顾。

Co：您对唐氏综合征孩子的感觉如何？

Cl：[患者描述了她的看法]

Co：[咨询师确认或纠正患者的看法，包括讨论不同程度的严重性，然后说]如果检测结果表明为唐氏综合征，您考虑了哪些方案？

Wubbolding（1996）告诫不要使用问题"掩盖"咨询师的意见。例如，"您认为您应该独自做出这个决定吗？""您认为在接受此项检查之前，您应该与您的母亲交谈并进一步了解她的健康史吗？""您是否尝试过与您的孩子讨论遵循推荐的苯丙酮尿症患者饮食习惯的重要性？"

尽管有时表达你的意见和建议可能是适当的（请参阅第 10 章），但不应将其伪装成问题来要求获得更多信息。

5.1.5 通常应该或避免问的问题

应该问的问题

尽管每个患者及其遗传咨询的情况都不尽相同，但是你应该在咨询开始时向大多数患者提出一些关键问题："是什么使您来遗传咨询的呢？""现在把您带到这里来的问题是什么？""我能帮您什么忙吗？"或"您能告诉我您希望从遗传咨询中得到什么吗？"患者对这些问题的回答，可以表明他们在遗传咨询中的主要目标，也可以让您知晓他们对遗传咨询的了解程度。但是，这些问题可能会有风险。如果你立即问这些问题，有些患者可能会不知所措。他们并不总是确定自己想要什么，他们甚至可能不知道为什么要寻求遗传咨询(特别是如果被推荐的话)。因此,这些问题并不是让患者向你敞开心扉的神奇方法。你可能需要先花时间描述什么是遗传咨询以及他们从中可以得到什么,然后以另一种方式再次提出你的问题。例如:

Co:是什么原因使您来进行遗传咨询?

Pt:我真的不知道。史密斯医师告诉我应该来。

Co:嗯,我看到您有……的家族病史。我们可以讨论……的风险以及……的选择。您想这样做吗?

在整个过程中要考虑的其他"金标准"类型问题如下:"请告诉我更多信息。""请给我一个例子。""您现在在想什么?"和"您现在感觉如何?"这些问题对于安静的患者和/或大多数患者特别有用。

避免问的问题

如前所述,你通常应该避免的一种问题是"为什么"问题。"为什么"问题要求对一个人的行为、思维或感受进行理性的解释。因此,它们暗示人们需要做出合理的反应。实际上,人类的许多行为都是建立在非理性、计划外和无意识的基础上,或者是由于习惯或例行公事造成的;当没有一个理性的选择时,患者可能会编造一个理由(Krueger & Casey 2014)。此外,"为什么"问题会暗示判断(例如,"为什么不与医师讨论接受测试?"),患者可能会产生戒心,感到内疚或被冒犯(Geldard & Anderson 1989;Hill 2014)。对这类问题的任何回答都是合理的或借口(例如,"好吧,我没有时间打电话和她预约时间")(Geldard & Anderson 1989)。问你的患者:"您为什么会这样?"患者无法回答,无法解决,甚至会为自己辩护……如果有必要提出"为什么"的问题,我们会发现,如果你告诉患者为什么要问这个问题,那么对方感觉会更好(Glasser 1996,第 69 页)(例如,"我之所以问您为什么不做产前检查,是因为这可能与您对这次怀孕的决定有关")。你可以尝试重新解释"为什么"的问题,例如:"您能告诉我您决定不与您的医师讨论接受检查的原因吗?"但请注意,这一改变用语的问题可能仍具有批判性。

5.2 其他注意事项

Goodenberger 等(2015)提出了几种假设情景,这些情景说明了在诊断实验室工作的遗传咨询师所使用的心理咨询技巧(包括提问)的重要性。例如,当与医师交谈时,遗传咨询师会使用"开放式和封闭式问题……来收集信息。咨询师通过陈述其打电话的原因来启动互动过程中的信息收集。这样的陈述设定了电话期望的内容，并向医师（她的委托人）提供一些反应和回应的信息……[一个开放式问题]使咨询师不仅可以了解为什么要进行该检测，还可以评估医师是否意识到该检测可能并不能提供信息。随后，通过询问有关患者的症状、年龄和父亲的诊断等封闭式问题，遗传咨询师使医师从向咨询师解释有关信息的责任中解脱出来"（第8页）。同样地，当指导患者从医师那里获得信息时，遗传咨询师可以通过识别患者应该问医师的问题，并提供与医师交谈的指导来促进这一过程："听起来您应该直接并迅速地提出问题"（第10页）。作者进一步指出，鉴于实验室遗传咨询师与客户互动的简短性质，"遗传咨询师必须仔细阐明最紧迫的问题"（第13页）。

Goodenberger等（2015，第14页）提供了实验室遗传咨询师可能提问的示例。这些包括：

- 封闭式或集中式问题，为了获取临床或等级信息，并聚焦于讨论相关信息。例如，"患者的父亲是否接受过林奇综合征（Lynch syndrome）的基因检测？""根据与样品一起提交的书面材料，我知道这个孩子患有哮喘。是否有其他原因要求检查染色体？"

- 开放式问题，以引出患者的病史和/或社会历史，了解咨询者的疑虑，了解另一方已有的信息，并评估服务提供者/实验室工作人员对临床、遗传和技术概念的理解。例如，"此患者最初是如何被诊断为马方综合征（Marfan syndrome）的？""当您被要求进行该测试时，您还得到了什么信息？""您过去在自闭症儿童中进行微阵列检测的经验是什么？"

Burgess等（2016）对遗传咨询师进行了调查，以了解他们对电话遗传咨询与面对面遗传咨询之间异同的看法。关于提问技巧，大多数受访者认为这些提问技巧类似："为每个人量身定制问题……评估客户的情绪和/或行为（用问题）"（第120页）。一些参与者指出了以下差异，其中包括："……在电话遗传咨询中使用直接询问，要比在面对面遗传咨询时更直接。一位参与者很好地说明了这一点：'当电话线的另一头一片沉寂时，我没有任何视觉提示来告诉我原因。我必须更加直接，我无法通过视觉上的线索来验证我的最佳猜测……'"（第121页）。一些咨询师还评论说，关于家族史和家谱的获取，缺乏视觉信息要求他们"必须修改提问，由于无法对族裔进行任何形式的视觉评估。例如，一位参与者表示，当你看见患者/客户时，种族可能更容易确定；但在这样的情况下，你可以用不同的方式来表达种族相关的问题,例如'您是否认为自己是非裔美国人?'而不是公然地问。从电话咨询中得出这些结论可能会更加困难,因此问题可能会更尖锐"(第122页)。

5.3 文化考虑

根据患者的需求和文化背景来调整提问是至关重要的。对于某些文化背景的患者来说,某些问题似乎显得无礼且令人生厌(Oosterwal 2009)。在咨询开始时解释你将需要做什么来获取某些信息,以及为什么需要这样做。Fisher(1996)提出了以下从文化视角提问的例子:

- 美国西南部的一些土著部落认为"谈论畸形可以彰显人类的形体和力量"(第78页)。
- 纳瓦霍部落的某些成员可能不会立即回答问题(第83页)。
- 某些东南亚患者更易对同性倾诉,例如回答末次月经日期之类的问题(第118页)。

Glessner 等(2012)研究了同性恋/双性恋(GLBT)在遗传咨询时的体验以及遗传咨询师的态度和做法。一些咨询师报告说,在咨询过程中对待GLBT有所不同。与使用提问技巧收集信息相关的是,一位参与者评论说:"我可能会问他们希望我如何向其伴侣推荐建议,或者可能会询问有关其生殖计划的更详细的问题"(第331页)。Glessner 等(2012)基于两个不同人群的回答建议:"要像在任何咨询中一样,[遗传咨询师]都应该直接与患者及其伴侣以非批判的方式谈论他们的经历,以建立融洽的关系。在口头交流中,他们可以使用开放性问题,包括性别中立的用语,尤其是在询问家庭时……倾向于使用患者喜好和自我认同的用语;有疑问时,他们可以询问患者他们更喜欢什么用词语……"(第335页)。他们进一步建议,当患者公开他们的性取向时,咨询师问一些跟踪性的问题,比如"您有伴侣吗?"之类的问题。而且对于服务提供者来说,询问患者如何向他们的伴侣做出建议,以及如何在他们的医疗档案中记录伴侣关系也很重要,向患者解释为什么提出这样的私人问题也是有帮助的。

在后续研究中,VandenLangenberg 等(2012)访谈了男女同性恋者作为遗传咨询患者的经历。参与者建议,遗传咨询服务提供者应询问患者与医学相关的性取向,并在随后的讨论中,以安全与合适的方式,考虑其性取向而进一步询问。研究人员建议,在询问有关性的问题之前,服务提供者"应谨慎行事……这对遗传咨询师建立安全的环境和支持性关系很重要。此外，当一个人感到不安全或不舒服时，可能会拒绝透露自己的性取向"（第746页）。他们还建议使用性别中立的语言提问。例如，一些遗传咨询师告诉我们，当患者带人参加咨询时，他们首先问患者"您今天带了谁?"这个中性的问题避免了人们明显的关于性别认同、年龄等的刻板假设。

Glessner 等（2012）和 VandenLangenberg 等（2012）的研究结果为Rodriguez 和 Walls(2000)之前所述的"考虑文化因素的提问"技巧提供了优秀的范例。Rodriguez 和 Walls(2000)提倡咨询师进行文化评估以收集"临床上相关的文化信息"（第89页）。在提问中考虑文化因素，基于四个假设："首先，患者/服务对象，咨询师和咨询过程都存在于多元文化环境中。人们普遍认为文化与经历分不开，因此咨询互动需要考虑文化因素。第二，服务对象的文化认同或经历可能与呈现的健康问题有显著的关系，或没有关系。事实上，咨询师面临的挑战是……要在不过度强调文化重要性的情况下，考虑文化的影响……第三，有效的多元文化下的咨询，需要评估问题在文化背景下呈现的特点，而不是假设认为……最后，服务对象自我报告的信息，是文化相关因素最可靠的信息来源"（第92-93页）。

5.4 结束语

提问是从患者那里获取信息的最直接方法。它们在整个遗传咨询过程中很有用，因为它们有助于建立融洽关系，设定目标，探索患者的状况，进行决策和采取后续行动。提问需要大量的技巧，以便提出正确的问题并积极关注患者对你和家人的诉说。熟练的提问要求你知道自己想知道的内容以及为什么要知道它，并预期何时何地以最佳方式提出每个问题，以获得所需的信息，而又不会过分强调患者或使他们感到被评判。注意，仅在必要时提出问题，跟进你所听到的内容并进行反思/总结，以确保和患者"达成共识"。

提问对于收集相关的家庭和疾病史特别有用。由于了解家族史通常是遗传咨询中最先开展的活动之一，因此它提供了一个很好的机会，来了解更多有关患者的担忧、看法、家庭关系和支持体系。疾病家谱的建立也是搭建融洽关系的绝佳机会。此外，之后可以重新审视在提问阶段患者做出的特别显著的反应，并可以大大提高遗传咨询的质量。尽管收集家族史倾向于成为日常活动，但这是一个可以确定咨询基调和框架的过程。

5.5　课堂活动

活动 1：提出问题(思考-配对-两人组)

学员分别思考以下问题,然后与合作伙伴讨论:

- 提问在遗传咨询中的作用是什么?
- 提问的潜在好处是什么?
- 提问的潜在风险是什么?
- 你是否会向某些类型的患者特别谨慎地提出问题?
- 患者不回答你的问题可能有哪些原因?

预计时间:10 分钟。

过程

两人组报告他们的讨论。教师总结主要主题,并提出两人组讨论外的任何想法。

预计时间:15 分钟。

活动 2：头脑风暴问题

向学员提供简短的遗传咨询患者描述/陈述,并要求学员提出他们认为可以询问该患者的所有问题。这个活动可以根据不同的患者描述多次重复。

患者陈述

- 我恐怕会得乳腺癌。
- 我希望您能告诉我再次流产的可能性。
- 我姐姐有个孩子得了囊性纤维变性(cystic fibrosis,CF)。我不希望这种情况发生在我身上。
- 我要进行所有检查,以确保我的宝宝没问题。
- 我的表弟患有神经纤维瘤病(neurofibromatosis,NF),并且我有些斑点。我的医师认为我也有。

预计时间:每个患者描述 15 分钟。

活动 3：小问题和大问题

向学员提供以下假设情景之一。

- 推荐患者进行结肠癌的家族史评估。患者的父亲、兄弟和姐妹都是在 40 多岁时被诊断出结肠癌。该患者今年 35 岁,最近结婚,想成立一个家庭。

- 向你咨询的是一对拉美夫妇,其婴儿有多个先天性异常。婴儿正在重症监护病房中接受染色体疾病评估。
- 一对夫妇在女儿的新生儿囊性纤维变性疾病筛查阳性后,被推荐接受遗传咨询。
- 患者是一名 36 岁的非裔美国女性,她在初次怀孕期间接受了遗传咨询。她和她的丈夫刚结婚。计划外怀孕。已怀孕 8 周。她有一个无法解释的智力残疾的兄弟。她的母亲有两次流产。她的姨母分娩过一个有多种出生缺陷的死胎。

告诉学员他们只能问患者六个问题(不包括家族史问题)。他们会问什么? 写下六个问题。

接下来两两交换,并思考互相提的问题。

预计时间: 20 分钟。

过程

让学员读出六个问题,比较问题的异同,并对问题是开放式还是封闭式进行讨论。最后,请学员参考 Sarangi 等(2004)对本章中描述的六种反思框架的描述,并要求学员确定他们的哪些问题与框架相对应。

作为此活动的总结,请向学员指出,拥有"大问题"的框架是案例准备的重要组成部分,有助于组织遗传咨询过程。

预计时间: 50 分钟。

活动 4: 构建文化相关的问题(小组或两人组)

通过以下信息介绍此活动: Charles 等(2006)在一个面临 BRCA 1/2 突变风险的非裔美国妇女人群中比较了文化特定的遗传咨询和标准遗传咨询,发现接受了文化特定咨询的女性,比接受标准咨询的女性满意度更高,焦虑程度大大降低。具体到文化共情,文化特定的方法包括促使人们讨论妇女的文化信仰和价值观,以及如何将其应用于医疗保健决策和医疗问题的应对。这些问题解决了非裔美国人社区常见的世界观的三个方面: 社群主义,精神性和灵活的世俗世界观。

接下来,为小组或两人组指定一个特定的文化群体。要求他们提出一系列问题,以探索其所分配的文化群体的共同世界观,以及该文化群体的成员如何将这些世界观应用于他们的医疗保健问题和决策。接下来,每个两人组或小组向班级展示他们的问题列表。然后带领全班讨论他们列表中的异同。

预计时间：60 分钟。

教师笔记

- 为了使这项活动有效,学生必须首先研究特定文化的共同世界观。例如,可以在开展这项活动之前为他们的文化群体分配一种或多种阅读材料。
- 这项活动可以作为一个或多个文化群体的书面练习单独进行。
- 在随后的角色扮演中,学生可以使用列表作为"咨询师"的提示,其中"患者"代表各个文化群体的成员。

活动 5a：低级提问技能示范

教师和遗传咨询患者志愿者进行角色扮演,其中咨询师表现出较差的提问技巧(例如,封闭式问题,"为什么"问题,将多个问题串连成一个回答,不必要地重复问题,暗示观点或建议"您不认为应该……")。学生应观察并记下糟糕的提问例子。

预计时间：10 分钟。

过程

学生分享他们认为提问技巧差的例子。然后,讨论咨询师提问技能不佳对患者的影响。

预计时间：10~15 分钟。

活动 5b：高级提问技能示范

教师和遗传咨询患者志愿者扮演相同的角色,但这次咨询师表现出良好的提问技巧,以及良好的共情和关注能力。学生应观察并记下良好的提问、共情和关注的例子。

预计时间：10 分钟。

过程

让学生分享他们认为良好咨询技能的例子,尤其侧重于提问技能。然后与学生讨论咨询师的良好技能对患者的影响。

预计时间：10~15 分钟。

活动 6：三合一角色扮演

三名学生在 10~15 分钟的角色扮演中使用提问、初级共情和关注技巧进行练习,轮流扮演咨询师、患者和观察员。每个角色扮演都需要 10 分钟的反馈。

评估咨询师问题的标准：

具体的和明确的(要求举例)

系统的(问题似乎是有计划的)

全面(包含思维、感觉、行为)

使用沉默

避免打扰

避免使用"为什么"问题

使用初级共情作用的问题来跟进

尽可能使用开放性问题

预计时间：60~75 分钟。

过程

在大组中,讨论学生从角色扮演中学到的知识,他们对提问技巧的关注或困惑,以及他们对提问技巧在遗传咨询中作用的看法。

预计时间：15 分钟。

活动 7：头脑风暴家族史的内容

学员制订遗传咨询师询问患者病史的问题,以获取家族病史并建立谱系。教师将他们的想法记录在黑板上,并填写他们错过的任何内容。

预计时间：15~20 分钟。

活动 8：构建家谱模型

教师会采访班级(或班级外部)的志愿者,以收集模拟的家族史,并根据志愿者提供的信息,在白板上画出家族信息。解释为什么她/他在咨询过程中使用某些符号或线条等。

预计时间：45~60 分钟。

活动 9：家族史记录的示范

教师和课堂外的一名志愿者进行了一次模拟的遗传咨询,教师收集了家族病史。学生观察并记录家族史。他们也记录了遗传咨询师作为示范使用的良好的提问技巧、共情和关注技能。本节课应进行录音,以供学生在"书面练习 5：家谱构建"中使用。

预计时间：30 分钟。

过程 1

在小组活动中，学生按主要类别（在先前的头脑风暴活动中确定）或使用教师提供的类别来汇总家族史信息。可能的类别包括：

- 生物学关系
- 重大生活事件（出生、死亡、婚姻、离婚等）
- 大家庭成员的角色（亲密的，支持的；遥远的，不参与的）
- 医疗相关经历（患有慢性病的亲属，近亲中没有健康问题）
- 疾病经历
- 教育程度

预计时间：20 分钟。

过程 2

在大组中，教师让学生提供每个类别的小组摘要（不同的小组可以提供每个领域的信息，而其他小组可以添加或修改摘要）。

预计时间：20 分钟。

过程 3

在大组中，学生对所观察的遗传咨询师提问，对共情和关注方面的正面行为进行讨论。

预计时间：15 分钟。

活动 10：家谱构建（两人组）

每对学生练习帮彼此构建家族系谱（提示：告诉学生，他们不必分享他们不愿意透露的个人信息，可以提供自己的家族史或使用虚构的家族）。

预计时间：50 分钟。

过程

在大组中讨论学生所遇到的任何困惑，阐明家谱的构建过程等。谈论他们认为构建家谱的好处。

预计时间：25 分钟。

教师笔记

- 病史记录是遗传咨询起始的主要组成部分。该活动提供了信息收集和汇总的实践机会。
- 可以扩展此活动，以使每个学生都可以从其他人那里获得家谱。给定时间限制，可以将其作为"外部"练习而不是"课堂"活动来完成。
- 鼓励学生考虑文化背景，并提出与文化相适合的问题。

活动 11：构建和解释家谱（两人组）

学员构建自己的家谱。两人组在课堂上交换家谱。接下来，每个学生尝试根据家谱撰写家庭病史故事。两人组成员讨论故事和谱系，直到两者都清楚且准确为止。

预计时间：60 分钟。

教师笔记

● 构建家谱结构部分的活动可以在课堂外完成。

5.6 书面练习

练习 1：提出问题①

改变以下咨询师的封闭式问题，将其变成开放式问题。

● 您了解这些信息吗？
● 您有任何问题吗？
● 您难过吗？
● 您可以接受生下唐氏综合征患儿吗？
● 这个检测对您有意义吗？
● 你们俩都同意接受这项检测吗？
● 您的未婚夫对您家族中的这种疾病了解吗？
● 您还要孩子吗？

练习 2：适当使用问题

请参阅本章中的咨询师与患者的对话，其中咨询师过度提问会导致患者产生戒心。在遗传咨询师和患者之间建立类似的对话。首先，写下互动，咨询师询问过多和具有挑战性/批判性的问题。然后，重写互动，结合咨询师要提的问题，恰当使用共情反应和沉默。

提示：患者的反应会随着咨询师更有效的干预而自然改变。

练习 3：策略性提问②

为 Sanders(1966)提出的六种问题各写一个问题。写下你的问题，就好

---

① 改编自 Geldard & Anderson 1989。
② 改编自 Pedersen & Ivey 1993。

像你在遗传咨询中实际提问一样。

记忆问题：

翻译问题：

申请问题：

综合问题：

分析问题：

评价问题：

练习 4：谱系角色扮演

你可以从志愿者那里收集家族史的采访录音。接下来,根据访谈中获得的信息构建谱系。提交你的录音和家谱书以进行评估。

练习 5：家谱构建

利用录音和教师在模拟询问病史的记录(请参阅活动 9)来构建谱系。

参考文献

Bennett RL. The practical guide to the genetic family history. 2nd ed. Hoboken, NJ：Wiley-Blackwell；2010.

Bertakis KD, Roter D, Putnam SM. The relationship of physician medical interview style to patient satisfaction. J Fam Pract. 1991；32：175 – 182.

Bloom BS, Engelhart MD, Furst EJ, et al. Taxonomy of educational objectives, handbook I：the cognitive domain. New York：David McKay Co；1956.

Brown D. Implications of cultural values for cross-cultural consultation with families. J Couns Dev. 1997；76：29 – 35.

Burgess KR, Carmany EP, Trepanier AM. A comparison of telephone genetic counseling and in-person genetic counseling from the genetic counselor's perspective. J Genet Couns. 2016；25：112 – 126.

Charles S, Kessler L, Stopfer JE, et al. Satisfaction with genetic counseling for BRCA1 and BRCA2 mutations among African American women. Patient Educ Couns. 2006；63：196 – 204.

Danish SJ, D'Augelli AR, Hauer AL. Helping skills：a basic training program. New York：Human Sciences Press；1980.

Djurdjinovic L. Psychosocial counseling. In：Uhlmann WR, Schuette JL, Yashar B, editors. A guide to genetic counseling. 2nd ed. New York：Wiley；2009. p. 133 – 175.

Ellington L, Roter D, Dudley WN, et al. Communication analysis of BRCA1 genetic counseling. J Genet Couns. 2005；14：377 – 386.

Erlanger MA. Using the genogram with the older client. J Ment Health Couns. 1990；12：321 – 331.

Farrelly E, Cho MK, Erby L, et al. Genetic counseling for prenatal testing: where is the discussion about disability? J Genet Couns. 2012; 21: 814 - 824.

Fine SF, Glasser PH. The first helping interview. Thousand Oaks, CA: Sage; 1996.

Fisher NL, editor. Cultural and ethnic diversity: a guide for genetics professionals. Baltimore, MD: JHU Press; 1996.

Fontaine JH, Hammond NL. Twenty counseling maxims. J Couns Dev. 1994; 73: 223 - 226.

Geldard D, Anderson G. A training manual for counsellors: basic personal counselling. Springfield, IL: Charles C. Thomas; 1989.

Glessner HD, VandenLangenberg E, Veach PM, et al. Are genetic counselors and GLBT patients "on the same page"? An investigation of attitudes, practices, and genetic counseling experiences. J Genet Couns. 2012; 21: 326 - 336.

Goodenberger ML, Thomas BC, Wain KE. The utilization of counseling skills by the laboratory genetic counselor. J Genet Couns. 2015; 24: 6 - 17.

Guimarães L, Sequeiros J, Skirton H, et al. What counts as effective genetic counselling for presymptomatic testing in late-onset disorders? A study of the consultand's perspective. J Genet Couns. 2013; 22: 437 - 447.

Hackney HL, Bernard JM. Professional counseling: a process guide to helping. 8th ed. London: Pearson; 2017.

Hill CE. Helping skills: facilitating exploration, insight, and action. 4th ed. Washington, DC: American Psychological Association; 2014.

Hughes JN, Erchul WP, Yoon J, et al. Consultant use of questions and its relationship to consultee evaluation of effectiveness. J Sch Psychol. 1997; 35: 281 - 297.

Krueger RA, Casey MA. Focus groups: a practical guide for applied research. Thousand Oaks, CA: Sage; 2014.

Martin DG. Counseling and therapy skills. 4th ed. Long Grove IL: Waveland Press; 2015.

Miranda C, Veach PM, Martyr MA, et al. Portrait of the master genetic counselor clinician: a qualitative investigation of expertise in genetic counseling. J Genet Couns. 2016; 25: 767 - 785.

Oosterwal G. Multicultural counseling. In: Uhlmann WR, Schuette JL, Yashar B, editors. A guide to genetic counseling. 2nd ed. New York: John Wiley & Sons; 2009. p. 331 - 361.

Paradopoulos L, Bor R, Stanion P. Genograms in counselling practice: a review (part 1). Couns Psychol Q. 1997; 10: 17 - 28.

Pedersen PB, Ivey AE. Culture-centered counseling and interviewing skills: a practical guide. Westport, CT: Praeger Publishers/Greenwood Publishing Group; 1993.

Redlinger-Grosse K, Veach PM, LeRoy BS, et al. Elaboration of the Reciprocal-Engagement Model of genetic counseling practice: a qualitative investigation of goals and strategies. J Genet Couns. 2017; 26: 1372 - 1387.

Rodriguez RR, Walls NE. Culturally educated questioning: toward a skills-based approach in multicultural counselor training. Appl Prev Psychol. 2000; 9: 89 - 99.

Rose P, Humm E, Hey K, et al. Family history taking and genetic counselling in primary care. Fam Pract. 1999; 16: 78 - 83.

Sanders NM. Classroom questions: what kinds? New York: Harpercollins College Div; 1966.

Sarangi S, Bennert K, Howell L, et al. (Mis) alignments in counseling for Huntington's disease predictive testing: clients' responses to reflective frames. J Genet Couns. 2005; 14: 29 - 42.

Sarangi S, Bennert K, Howell L, et al. Initiation of reflective frames in counseling for Huntington's disease predictive testing. J Genet Couns. 2004; 13: 135 - 155.

Schuette JL, Bennett R. The ultimate genetic tool: the family history. In: Uhlmann WR, Schuette JL, Yashar B, editors. A guide to genetic counseling. 2nd ed. New York: Wiley; 2009. p. 37 - 69.

Spitzer Kim K. Interviewing: beginning to see each other. In: Uhlmann WR, Schuette JL, Yashar B, editors. A guide to genetic counseling. 2nd ed. New York: Wiley; 2009. p. 71 - 91.

Stanion P, Papadopoulos L, Bor R. Genograms in counselling practice: constructing a genogram (part 2). Couns Psychol Q. 1997; 10: 139 - 148.

Sternlight JR, Robbennolt JK. Good lawyers should be good psychologists: insights for interviewing and counseling clients. Ohio State J Disput Resolut. 2008 May 5; 23: 437; UNLV William S. Boyd School of Law Legal Studies Research Paper No. 08 - 24; U Illinois Law & Economics Research Paper No. LEC08 - 024.

VandenLangenberg E, Veach PM, LeRoy BS, et al. Gay, lesbian, and bisexual patients' recommendations for genetic counselors: a qualitative investigation. J Genet Couns. 2012; 21: 741 - 747.

Wubbolding RE. Professional issues: the use of questions in reality therapy. J Real Ther. 1996; 16: 122 - 127.

结构化的遗传咨询过程：开始咨询、制订目标、结束咨询和转诊 6

学习目标

1. 描述在开始一项遗传咨询前需要做好的准备工作。

2. 制订合约内容,描述目标,设置步骤。

3. 介绍结束遗传咨询过程及遗传咨询关系的各项活动。

4. 确定能够实现有效随访的转诊策略。

5. 通过自我反省、实践和反馈,掌握开始遗传咨询、制订合约、结束遗传咨询和转诊的技巧。

本章讨论了遗传咨询的四个组成部分：开始遗传咨询,介绍和引导,制订合约及设立目标,结束遗传咨询以及转诊。本章所述内容与遗传咨询认证委员会(AGCA 2015)所确定的类别一致,可用于日常病例记录。

6.1 开始遗传咨询

闭上眼睛想象一下与你的第一个遗传咨询患者见面时的场景,你会有什么样的感觉? 你将会为初次见面做哪些准备? 你对如何开始遗传咨询是否有清晰的思路? 你会最先做什么、说什么呢? 当你问及你的患者对遗传咨询的看法时,他们可能有何反应呢?

许多患者在遗传咨询前大概都没听说过这个词,因此,他们可能对将要与你建立的关系感到焦虑、困惑、害怕和无所适从。通过对患者提供指导,把咨询过程告知他们,可以缓解他们的不适。

你可以通过案例准备、简要介绍、制订合约和目标设定等几个步骤为遗传咨询做些准备。

6.1.1　准备

回顾患者病历记录

在遗传咨询前回顾所有可用的病历记录,如果从转诊医师那里获得的患者信息有缺失,也应在与患者见面前尽力找齐。这些准备不但有助于更好地评估患者的情况,而且显示了你对患者的尊重及关注,愿意为了患者此次的遗传咨询花时间做准备。Uhlman(2009)详细介绍了临床遗传咨询的病例准备和管理方法。

布置咨询环境

办公环境是建立遗传咨询整体氛围的一个重要方面。请保持办公空间干净、整洁、有吸引力。

- 请尽量配置同样大小和舒适的座椅(Martin 2015)。
- 调整好椅子的位置,使你可以与患者面对面地交谈,在你和患者之间尽可能不要放置桌子。准备一盒纸巾备用。
- 请把传呼机和手机调成震动模式。如果担心有人会在咨询期间联系你,请提前告知患者。

让自己做好咨询的准备

- 尽可能避免分心。确保你的表达方式不会让人走神。想一想你希望给患者传递的形象,着装和表述要与这种形象相一致。穿着要得体,在遗传咨询中,穿牛仔裤、登山靴和短裤等休闲服装是不合适的,避免穿有挑逗意味的短裙、透明衬衫、低胸衬衫、丁字凉鞋和紧身衣服,并且要遮住文身。正如我们在第 3 章中所讨论的,尽量减少或消除可能分散注意力的个人习惯(例如,捻头发,摸弄饰品,过度使用"好""对""嗯哼"等语气词)。
- 当你身上有明显的宗教标志的饰品(如十字架、圆顶小帽、长袍)时,某些患者可能对其有所反应,考虑该如何应对。
- 如果咨询过程中有间歇,花些时间调整自己,在心理上做好准备。坐在一个安静的房间里,做几次深呼吸让自己平静下来,抛开杂念,把注意力集中在几分钟后要见的患者身上。思考如何问候患者,以及在咨询开始和结束时你应该说些什么。
- 尽可能准时开始,避免让患者久等。如果工作繁忙,无法准时开始,请向患者解释延误的原因。

- 在咨询过程中如果有人敲门，请出去迅速处理，随手关上门，以保护患者的隐私。回到患者身边要先道歉，并简要总结在此之前所谈论的内容（Fine & Glasser 1996）。

6.1.2 介绍和引导

介绍

- 问候患者，如果方便的话，陪着他们一起进入咨询室。记住，肢体接触存有文化差异，比如中东地区的人不与异性握手，因此建议只在患者主动时与之握手。

- 介绍自己的全名。至于怎么称呼患者，没有普适的规范，每个机构可能有自己的标准。例如，从等候区呼叫患者时，可能只需报患者的名字。"咨询开始时，咨询师要问候每一个到场的人，了解他们和患者的关系，根据各人喜好确定称呼"（Spitzer Kim 2009，第 73 页）。个人对称谓的喜好存在文化差异。一些来自亚洲或保守阶层社会的年长移民偏爱较正式的称呼，而非直呼其名（Ishiyama 1995；Spitzer Kim 2009；Sue & Sue 2012）。当患者比你年长时，先生、女士等正式的称呼较为合适。一般而言，应该采用较正式的方式称呼他人，直到他们请你用别的方式称呼。

- 不要要求患者以某种方式称呼你，有些患者不习惯直呼其名。注意患者对你说话方式的任何改变，因为这可能暗示着你们之间关系的变化（相互信任或疏远）（Fine & Glasser 1996；Spitzer Kim 2009）。

- 让患者自己选择座椅，耐心等他们先坐好，不要表现出催促或引导他们的意思（Fine & Glasser 1996）。当患者是夫妻或家庭时，他们选择的座位提供了重要的线索，能够提示家庭的权利等级和成员间的亲密程度（Schoeffel et al. 2018）。注意谁在指挥，谁坐在最显眼的位置，谁坐得离你最近，谁坐在谁旁边，谁最先说话，谁在谁后面说话，是自我介绍还是被别人介绍，以及他们如何提及他人（Fine & Glasser 1996；Schoeffel et al. 2018）。对单独前来的患者，你还可以通过患者放置座椅的位置获得重要信息。例如，他们会越来越挪近还是远离你？他们起初选择的是靠近还是远离你的椅子？

- 一般而言，应该有限地运用闲谈，帮助患者放松即可，闲谈还有助于开始交谈。"评估患者的舒适程度、情绪、语言能力,以及影响后续互动的其他因素"(Spitzer Kim 2009,第 72 页)。少量的闲谈对某些种族背景的人来说尤其有益。比如一些亚洲人、印第安人、西班牙人和非裔美国人喜欢在较为私密的话题前先进行简短的日常交流(Fine & Glasser 1996)。根据我们的经验,不论种族背景如何,大多数人都是如此。但通常过度闲谈不利于患者咨询。

引导

- 首先评估患者对来访目的的理解。可以要求患者谈谈对遗传咨询过程中将要发生的事情的看法。例如,"关于这次咨询,医师是怎么对您说的?"

- 然后,向患者介绍遗传咨询的过程,并概括地描述咨询中要做的事情(比如获取家族史、回顾病史、体格检查等),以及可能会涉及哪些人。患者来做遗传咨询时可能完全不知道咨询可以为他们提供什么,也不知道会要求他们做什么,他们感到不确定、脆弱甚至尴尬。而你可以通过介绍接下来要做的事情,用你关心患者的态度,来帮助他们适应环境(Spitzer Kim 2009)。

- Bernhardt 等(2000)发现,由于缺乏对遗传咨询的认识,患者在咨询前往往没有明确的目标。他们不清楚遗传咨询师的角色是什么,也不了解咨询过程是怎样的,因此他们会很高兴能提前获得关于遗传咨询的引导性介绍。

- 如果打算在咨询期间做笔记(手写或电子笔记),向患者解释原因。做笔记时无法观察患者,可能会失去重要的非语言线索。想要做到悄悄地做笔记,同时密切注意患者,需要在遗传咨询外的其他时间进行大量的练习(例如,与朋友角色扮演)。技术要足够娴熟,使患者在遗传咨询中感到自己每分每秒都在被充分关注。

- 考虑制订和使用面谈清单,列出你希望在交流过程中涉及的话题。清单能帮你从容不迫且高效地工作,有助于你在谈话后做回顾性记录。清单还有助于对遗传咨询的监督指导(例如对咨询中你认为困难的部分进行讨论)。使用清单时,话题的顺序可能有所改变,可能不会讨论全部话题。此外,像做笔记一样,你应解释采用清单的原因,并把它展示给患者看。最后,在咨询快结束时检查清单,以确保讨论了重要的话题(例如,"我为这次咨询列了一个备忘录,让我看一下我们是不是已经讨论了所有的内容"）。这种检查能提示患者你为咨询做了充分的准备。也可在脑海中建立清单。

- 如果计划录音，请先征得患者同意，并要求她/他出具书面许可。据实陈述录音目的（例如，录音的目的是为了获得对我的遗传咨询技能的督导），并保证保密（Martin 2015）。建议告知患者将在临床见习结束时删除记录。如果患者对录音有抵触情绪，希望关掉录音设备，在咨询过程中的任何时候都应主动关掉。请注意，即使获得了患者的许可，在录音前也应查看相关政策。

- 当患者希望录音时，思考应该如何回应。

- 为患者介绍情况时要考虑文化因素，特别是人们在交流时的差异和文化相关障碍的不同，以及如何克服这些困难（Oosterwal 2009）。需要考虑的因素有如下几点：

  — 你如何问候和称呼对方，正式地称呼还是非正式地，称呼姓氏还是名字，是否看着对方的眼睛？

  — 患者和咨询师之间应该是什么关系：家长式的，等级制的，还是较为平等的伙伴关系？

  — 聆听时能否接受被打断？

  — 从人文角度来说哪类问题较为合适？

  — 咨询过程中各种活动的时间分配是怎样的？

"在不同的文化背景中这些问题的答案是不同的，在某种文化中被视为恰当或受人尊敬的行为，在另一种文化中可能是冒犯的"（Oosterwal 2009，第352页）。

6.2 制订合约及设立目标

6.2.1 制订合约

想象你和朋友正在度假，你们俩驱车前往加拿大，一路上谈得很投机，大概聊了半个小时左右，朋友环顾四周，看着路标说："等等！我以为我们是要去佛罗里达！"你猛踩刹车。发生了什么？显然，你们事先没有讨论过，也没有为旅程制订过路线图。同样地，当你没有和患者确立明确的、达成共识的咨询目标时，也可能会出现类似的情况。在遗传咨询中，术语"制订合约"描述了遗传咨询师和患者就咨询目标达成一致的过程。在这一节中，我们将描述制订合约的过程，并讨论遗传咨询中的目标设定。

遗传咨询认证委员会(ACGC)将制订合约定义为"遗传咨询师和患者/服务对象之间的双向沟通过程,目的是阐明双方的期望和目标"(ACGC 2015,第 8 页)。遗传咨询师通过以下步骤"与患者建立一个双方都同意的遗传咨询议程":

1. 向患者描述遗传咨询的过程。
2. 得出患者对遗传咨询的期望、理解、知识和担忧,以及转诊或就诊的原因。
3. 根据患者的期望、理解、知识和担忧来制订一个双方都同意的议程。
4. 适当修改遗传咨询议程,通过不断制订合约以解决新出现的问题(ACGC 2015,第 4 页)。

制订合约和设定目标的第一步是与患者建立"工作协议"或共同愿景(Spitzer Kim 2009,第 76 页)。该过程始于请患者谈谈他们对被转诊过来的理解或前来寻求遗传咨询的原因,与患者对话时,通过关注技巧(第 3 章)、共情技巧(第 4 章)和提问技巧(第 5 章),了解他们寻求遗传评估/咨询的原因。他们希望知道什么? 他们有什么疑问或顾虑?

请患者表达他们所关心的问题。从最紧迫的问题或关注点开始询问是很有帮助的,如果可能的话,要优先解决这些问题。借此机会告诉他们,遗传咨询的目的就是解决他们所关心的事。例如,儿科患者的父母可能会以"我们非常关心孩子的成长发育问题,需要一些帮助!"开始。作为回应,你可以说这是儿科遗传学评估的首要目的,并介绍为实现这一目标你将采取的步骤和措施。

越来越多的文献涉及遗传咨询制订合约和目标设定。下面,我们将简要介绍关于制订合约和目标设定的调查结果和结论。

Case 等(2007)认为,"知情决策是产前咨询的基础,它基于与患者制订合约的过程(了解患者知道什么,持有的态度,并根据患者的学识调整信息的过程)……"(第 655 - 656 页)。他们调查了怀孕和没有怀孕的妇女,发现她们对于遗传咨询的知识和看法有很大差别。他们得出这种差异性"证实了制订合约以及花时间了解个人对产前诊断的信念、知识和态度的重要性"(第 661 页)。

Lafans 等(2003)询问遗传咨询师,丈夫该如何参与产前咨询过程。参与者确定了包括情况介绍和制订合约在内的几种策略,例如,"我通常从介绍我是谁以及介绍咨询过程开始。我会说'我'不是来告诉您该做什么的;

通常女人是发言人，她有自己的安排；她想告诉丈夫自己的安排，但丈夫只是干坐在那里，所以我转向他说：'您的妻子说她想谈谈这些。您呢？您有同样的打算还是不同？'……"（第 230 页）。

Andrighetti 等（2016）调查了强迫症（OCD）患儿的父母给遗传咨询师的建议。他们的建议包括"事先与家庭成员就强迫症的遗传咨询工作进行全面的商定，以及知晓他们是否有兴趣了解确切的复发信息"（第 919 页）。咨询师可以询问家长，"您希望我们如何参与？您是想要精确地知道复发的概率，还是只想了解它是如何发生的以及为什么会发生？"（第 919 页）。

Griswold 等（2011）采访了遗传咨询师，询问他们如何给青少年和成年人咨询，回答说"对于青少年患者，（遗传咨询师）会花费更多的时间在案例的准备、制订合约和社会心理学评估上，而对成年患者，会花费更多的时间在病例的遗传/风险咨询、家族史和讨论检测选项/结果上"（第 187 页）。作者推测，咨询师在预测青少年患者的病情时，会在病例准备上花更多的时间，以便为他们提供额外的支持和资源。成年人往往比青少年有更多的疑虑，更愿意与咨询师讨论，对自己的选择也会有更多考虑。相比之下，青少年关注当下，较少考虑长期结果（Berger 2005）。因此，关于遗传和检测结果的讨论对青少年来说较困难，而且似乎更简短。"对于咨询师来说，让青少年参与到有关情绪的谈话中来是比较困难的，而评估怀孕少女的需求是愈加困难的，因为少女更可能把问题藏在心底……"（第 187 页）。遗传咨询师需要更长的时间来实现这些目标。作者的结论是，与青少年制订合约并进行心理评估比成人患者更加困难。

Pieterse 等（2005）开发了一种评估癌症患者遗传咨询需求和偏好的测量方法。他们发现，患者通常认为预防策略和相关风险的信息以及关于咨询过程的信息（发生了什么以及如何发生）是最重要的，其次是情感支持和情感讨论的信息。作者总结道，"遗传咨询和检测的主要目的是教育个人了解癌症风险、进行癌症预防，以降低发病率和死亡率"（第 361 页）。然而，重要的是，应该始终考虑患者需求和偏好的差异，并相应地处理。

6.2.2 设立遗传咨询的目标

目标能够导引遗传咨询的焦点和方向，帮助双方构建咨询关系。设定遗传咨询目标是制订合约的一部分，而目标是"人们所致力于期望结果的心理表征……"（Mann et al. 2013，第 488 页），能帮助咨询师和患者准确地判断什么能通过遗传咨询解决，什么不能（Hackney & Bernard 2017）。目标能确定所要呈现的信息,安排咨询过程,选择干预措施。目标设定鼓励患者在遗传咨询过程中明确他们所希望实现的期望。目标使患者感到动力十足,并有助于你和患者评估遗传咨询的有效性。

表述明确且达成一致的目标极为重要,这一重要性在一项关于遗传咨询师和患者对患者所关注问题的性质/类型及关注程度的一致性的研究中得到阐明。Michie 等(1998)发现,咨询师在判断患者的关注点上有时是不准确的:"当没有协商时,咨询师认为患者最关心的是获取信息或获知他们的风险情况"(第228页)。而协商过程更为关注患者的情感,使患者对获知的信息及个人期望的实现有更高的满意度。

6.2.3　遗传咨询的目标

遗传咨询是"帮助人们理解和适应遗传对疾病在医学、心理和家庭中的影响的过程"(Resta et al. 2006,第77页)。根据这个定义,遗传咨询的互惠参与模型(REM)(McCarthy Veach et al. 2007)确定了3个总体结果目标,具体而言,是患者理解并应用信息做出决策,管理疾病,并与自身的情况相适应。为实现总体目标,遗传咨询还包括16个具体目标,反映4个主要因素:理解和认同、支持和指导、助力决策和以患者为中心的教育(Hartmann et al. 2015)。下面的列表显示了遗传咨询的互惠参与模型(REM)目标与各因素的关系(Hartmann et al. 2015)。

表 6-1　遗传咨询互惠参与模型(REM)的目标

因素一：理解和认同
咨询师和患者一起了解患者的家庭情况及其对患者的影响。 咨询师致力于保持或增加患者的自尊心。 使患者有被赋权的感觉。 咨询师将患者的家庭和文化背景融入咨询关系和决策中。 与患者合作,识别触发其情绪变化的问题。 与患者建立工作合约。
因素二：支持和指导
了解患者的长处。 咨询师与患者建立联系。 咨询师的性格特征对与患者沟通及关系的建立有积极的作用。 帮助患者获得新的视角。 帮助患者适应自己的情况。 使患者产生一切尽在掌控之中的感觉。

（续表）

因素三：助力决策
帮助患者获得信息。 知道该向每个患者传递何种信息。 咨询师能促进与患者的共同决策。

因素四：以患者为中心的教育
咨询师要以患者能理解的方式呈现遗传信息。 与患者进行良好的沟通。

McCarthy Veach 等（2007）在遗传咨询互惠参与模型（REM）中区分了（咨询）过程目标和结果目标。"过程目标是为了实现预期结果而在遗传咨询过程中所必须达到的条件……而结果目标就是遗传咨询的结果……"（第719 页）。过程目标是建立良好关系的必要条件（例如，增强患者的自主性，表现出良好的参与行为）。在遗传咨询中，过程目标往往是普适的，适用于所有遗传咨询关系，遗传咨询师对实现它们负有主要责任，不必告知患者。

相反，结果目标是因患者而异、因病情而异的，它们往往更加明确，并由遗传咨询师和患者共同承担确定结果目标的责任。结果目标可能随着遗传咨询关系的进展而改变，因此在设定和实现目标的过程中，一定的灵活性是必要的。由于过程目标和结果目标性质上的差异，为每个患者确定个性化的遗传咨询目标至关重要。

6.2.4 有效目标的特征

Greenberg 等（2006）注意到"只要人们认为某个目标是可行的，他们就会努力实现它……"（第 664 页）。那么什么样的目标是可行的呢？一个可行的目标是具体的、现实的、商定的，它决定了达到预期结果所必需的条件（例如，做决定，获得遗传信息等），与患者和咨询师的价值观相符，是高质量的，往往不具有全或无的特点（Cavanagh & Levitov 2002；Stone 1994）。例如，患者可能会说："我想确定我的孩子没事。"即便理论上有可能实现，这也是一个非常困难的目标。由于遗传知识的复杂性和遗传检测的局限性，在遗传咨询中往往无法证实这种确定性（McCarthy Veach et al. 2001）。当患者有新的见解时，应随时修改可行的目标（Martin 2015）。

既定目标的具体程度取决于咨询师或患者对问题的理解程度（Hackney & Bernard 2017），因此有效目标的设定需要扎实的关注能力、共情能力、良好的信息收集能力和推理能力(如高级同理心,见第 8 章)。必须理解患者的话,以确定更具体明确的目标。大多数患者的表达都比较笼统,倾向于描述自己的问题来谈论目标。面临的挑战是把患者的问题重新组织成具体的、积极的目标。例如,一个患者说:"我不想做出错误的决定。"你需要把它重新定义为:"您想了解遗传的风险因素,权衡利弊,基于现有知识做出选择。"或者另一个患者说:"我妈妈患有乳腺癌,我担心我也会得乳腺癌。"需要把它重新定义为:"您需要进行遗传评估,以便了解您患遗传性乳腺癌的风险是否更高。"

有时除了高度的共情(见第 8 章),还需要采用轻度的异议来帮助患者设定切合实际的目标。例如,当一个泪流满面希望继续妊娠的产前患者说:"我对终止妊娠的决定感到满意。"显然,这不是一个现实的目标。您可能会问:"我想知道您是否真的对此决定感到满意。您是想表达您对自己有信心,相信自己能根据我们所掌握的信息做出最佳决策吗?"实际上,正如 Anonymous(2008)所写的,她和丈夫由于多种严重的异常情况而做出了终止妊娠的决定,"我们不认为我们的决定是错误的,我们也无法确定我们的决定是正确的,我们必须接受我们所做的决定"(第 417 页)。

6.2.5 设立目标和实现目标的策略

设立目标

- 对患者所关注的问题做出回应。Levack 等(2011)持以患者为中心的观点看待医疗保健,重视患者参与决策,考虑患者特殊的生活环境,尊重每个人。他们建议,患者或家属在谈论目标时提出的任何意见"至少都应该被考虑到,这需要临床医师考虑他们专业领域之外的、也许他们认为'不现实'的目标"(第 212 页)。确认患者的目标并不意味着在遗传咨询中必须完全解决它们。通过提取有用的信息,可以帮助患者认识到一些目标是不现实的。例如,患者问是否可以提供咨询来解决婚姻问题。如果患者提出超出你能力范围的问题,可以将患者转诊给其他专业人士(详见后文)。
- 关注患者的非语言行为,并尝试利用这些信息来了解患者的情感。
- 将患者的问题或疑虑转化为具体的目标,以便指导遗传咨询过程。
- 让患者同意为实现目标而努力。
- 如果合适的话,尝试建立近期和远期目标。比如近期目标是"了解遗传病的风险"，更长远的目标则是"决定是否进行相关检测"。

- 设立以患者的资源为基础的目标（Hackney & Bernard 2017；Stone 1994）。正如 Stone（1994）所说，"据我的经验，经历过困难时期的人往往会忽视自己的长处和力量……短暂的牧灵咨询的焦点不是让人们卸下防备，而是建立受助者自己的应对资源和优势，尽管它们可能是潜在的。帮助人们增强自信从而增强自尊的最快方法之一，就是让他们利用自己的潜在优势。通常对于处理问题而言，不必分解防御机制或深入了解防御措施，帮助人们发挥自己的优势总是比卸下防备要快得多，更重要的是，这样更加人性化"（第 42 页）。比如，一个孕妇怀了一个无脑儿，她会说她祈求奇迹发生，希望孩子能活下来。咨询师会回答说："显然，信仰对您很重要，请告诉我您从教会得到的支持有哪些。"有时患者对自己正确决策的能力表示怀疑，让患者谈谈他们曾做出的重大决定，回忆他们是如何做出这些决定的，能帮助患者认识到自己的长处和资源。

- 适当时关注趋近目标。Mann 等（2013）提出："目标不仅有助于实现期望结果（趋近目标），还能避免不想要的结果。趋近目标往往比典型的回避目标更有效，因此一种干预策略就是将回避目标重新制订为趋近目标（例如，把避免久坐改为经常散步）"（第 490 页）。因此，如果患者的目标是避免患癌症，遗传咨询师可建议患者将乳腺癌易感基因（BRCA）阳性作为监测要点，以获得癌症的早期诊断和处置机会（趋近目标）。

- 使用既定的框架来设定目标。Latham（2003）证明了 SMART 目标在组织架构中的作用，SMART 指的是具体的（specific）、可测量的（measurable）、可实现的（attainable）、现实性（realistic）和有时效性（timely）。这些与管理遗传风险或治疗某些疾病如代谢异常有关。

- 请记住，并不是所有的患者都会对他们的现实情况直言不讳（Schema et al. 2015）。在第 3 章和第 4 章中，我们讨论了如何通过全身心关注和共情技巧来建立融洽的关系和信任感，从而帮助患者更好地表露自我。

- 遗传咨询师经常会参与遗传诊断和/或风险评估。随着遗传咨询的发展，遗传咨询与其他医学领域（心脏病学、肿瘤等）的联系越来越紧密，遗传咨询师越来越多地通过监测、提供治疗建议和/或改变生活方式帮助患者设定疾病风险管理的目标。因此，你可以帮助患者确定实现目标所需的行动。Mann 等（2013）建议：

"为了促进健康行为,理想情况下,人们应致力于实现与其他个人目标相一致的健康目标,并认真考虑它们的可行性。一旦确定,人们需要考虑如何实现它。应注意识别与目标相关的机会,并计划适当的、以目标为导向的行为来利用这些机会。人们还要考虑可能破坏目标导向行为的障碍、干扰、诱惑,并采取前瞻性措施防止其发生"(第494页)。

例如,有结肠癌风险的患者因为结肠镜检查的不愉快体验而拒绝进行结肠镜检查,此时,遗传咨询师要帮助患者认识到结肠镜检查的长期获益,能早期发现和治疗癌症,并能陪伴孩子成长。

6.3　目标设立和实现过程中的障碍

Tryon 和 Winograd(2011)认为:"刚接触心理治疗的患者对自己在治疗过程中应该扮演什么样的角色往往定位不准确。与其他健康专业人士(如医师)打交道时,患者往往扮演一个相对被动、顺从的角色,告知医师症状然后接受治疗。这种治疗除了患者遵从医嘱外,几乎不需要双方讨论或互相合作"(第55页)。遗传咨询可能也是上述模式,因此,阻碍患者积极参与制订目标过程的是他们对遗传咨询性质的误解。

Danish 和 D'Augelli(1983)确定了患者目标设定和实现过程中的四个主要障碍,其定义、示例及遗传咨询师可采取的干预措施见表6-2。无论这些障碍是单独存在还是联合作用,都会阻碍患者实现预期结果。因此,需要评估并采取措施减少或消除它们。

下面是更多关于在设立和实现遗传咨询目标过程中具体障碍的实例:

- 患者及遗传咨询师缺少用积极的、目标导向性的术语陈述问题的经验。
- 如前所述,患者对遗传咨询的性质和范围了解有限,因此缺乏对合适目标的理解。要理解他们的困惑,并告诉他们可以在咨询期间的任何时候表达自己的看法。例如:"您不用马上想出您的目标,我们先开始……如果您在咨询过程中想到了其他目标,请随时告诉我。"
- 有一些相互矛盾的目标(Mann et al. 2013)。比如,通过设定不进行基因检测这个目标,患者就认为能解决问题,避免为自己的决定负责,和/或保持一切都会好起来的幻想。

表 6-2 患者目标实现过程中的障碍及干预措施

障　　碍	举　　例	干 预 措 施
缺乏知识	患者不知道基因可能遗传给孩子的风险。	为患者提供遗传风险相关的信息。
缺乏技巧	患者不知道如何与家人沟通，说服他们进行基因检测。	进行各种与家人沟通的情景练习。
害怕承担风险	患者担心自己无法接受阳性检测结果。	积极探讨恐惧心理，并在适当时寻求心理咨询。
缺乏社会支持	患者没有支持自己的家庭成员、朋友，也没有宗教/精神信仰。	推荐支持小组或心理健康咨询/治疗。

- 患者可能根据他人的期望设定目标（例如，"我的医师想让我做这个测试"；"我父母想让我终止妊娠"；"您能想象如果我的邻居知道我生了一个患唐氏综合征的孩子，他们会怎么说吗？"）。如果一个患者来遗传咨询主要是为了取悦他人，或者是为了进行检测而走过场，那么这个目的就太局限了，也不会有你所期望的相互交流进而碰撞出火花。在这种情况下，可以说："我知道您不想待在这里。但是既然来了，我想看看我们能不能做些对您有益的事，您有什么想讨论的吗？"评估患者潜在的动机是很重要的，即设定目标是为了自己还是为了迎合他人的期望（Mann et al. 2013）。

- 患者会抗拒别人强加给他们的目标。McCarthy Veach 等（1999）发现，之前一些产前患者对她们的遗传咨询感到不满。因为在她们明确表达终止妊娠不是一种选择后，遗传咨询师还把终止妊娠作为一种选择。显然，遗传咨询师和患者在讨论所有备选目标时存在分歧。请记住，不必面面俱到，而应详细介绍每个选项，重要的是尊重患者的想法和感受。

- 患者可能仅考虑短期后果。例如，具有 BRCA1 突变的女性可能不希望与女儿共享信息，因为她们不愿让女儿担心。遗传咨询师通过告诉患者与女儿分享此信息的远期益处（如女儿可通过相关检测和监测获益）来帮患者调整目标。

- 持认为结果是由机会、命运和上帝的旨意等而产生的世界观，这与自我导向的目标设定不符。具有这种世界观的患者很难看到设定目标的价值。不过，你可以说："既然您已经决定接受遗传咨询，我们可以做些对您有益的事情。您想如何度过这段时间？"

- 病因解释模型中的文化差异可能给目标设定带来阻碍。以符合患者文化的方式提炼患者的关注点是很重要的。Lewis（2010）提出了一系列问题，来评估适用于遗传咨询的患者解释模型：
  - 您的问题是什么？
  - 您认为产生此问题的原因是什么？
  - 为什么您认为它开始影响您了？
  - 您认为它的症状是什么？产生这些症状的机制是什么？
  - 它有多严重？它的病程是长期的还是短期的？
  - 您认为患者该接受何种治疗？您希望患者从治疗中获得的最重要的结果是什么？
  - 该病导致的主要不良后果是什么？
  - 关于该病，您最担心的是什么？（第 217 页）

- 遗传咨询师和患者之间的文化差异可能会阻碍目标设定。在设定目标的过程中，你需要承认种族和文化差异（Cardemil & Battle 2003；La Roche & Maxie 2003）。

- 当患者来自没有未来时间观的文化时，设定的目标应减少与日期的联系，更多地与社会或自然事件相关（Brown 1997）。另外，西方的变革观通常与影响人的环境并控制人的情况相关，对于来自其他文化背景的患者，变化则被视为在家庭或部落中建立和谐的关系，学会欣赏事物本真和人在现实中的位置（Brown 1997）；持欧洲中心论观点的患者同许多非裔美国人和亚裔美国人一样，倾向于采取以目标为导向、自我表达的方式来解决问题；而西班牙裔美国人倾向于采取观望态度；印第安人倾向于控制自我表达，其特点是考虑周到、理性、谨慎地回应，"这种价值观的含义是不同的群体可能需要较长的时间来考虑问题，并将有不同的行动方向"（Brown 1997，第 34 页）。请记住，文化因素和个体因素对每位患者都有独特的影响，所以注意不要做出毫无根据的假设或对患者怀有成见（Hackney & Bernard 2017）。

- 一些患者缺乏将目前状态和理想状态之间的差距概念化的能力（Hackney & Bernard 2017）。例如，一位患者（在患遗传病的孩子死后）说："我想拥有一个大家庭，但现在我再也不想要孩子了。"她没意识到，她能通过简单的措施做出不同的决定（例如，收集有关复发风险的信息并进行相关检测，咨询遗传咨询师或家庭成员，寻求个人咨询等）。虽然患者意识到自己现在的状态和理想状态有差距，但当局者迷,他们不明白如何做才能达到理想状态。这时,你可以问:"为了实现这一目标,您需要做些什么? 您打算第一步做什么?"（Cormier & Hackney 2012；Hackney & Bernard 2017）

- 有些患者对自己的价值观、愿望、优先级等缺乏清晰的认识（Hackney & Bernard 2017）,他们也可能存在矛盾心理（例如,希望明确孩子是否患有脆性 X 染色体综合征,但又觉得自己要对这种情况负责）。可以通过正视这种矛盾心理来解决问题。例如,告诉患者:"您不必现在做出决定,如果可以的话,您能花些时间（几分钟或几天）考虑一下吗?"可通过高级共情来识别冲突。例如,"我想知道您对脆性 X 染色体综合征的检测犹豫不决,是否因为觉得您对孩子患病负有责任?"

- 当你的患者是夫妇或家庭时,你必须同时考虑几个人的愿望和需求（Martin 2015；Schoeffel et.al 2018）。这会使目标设定变得困难,因为他们可能存在利益冲突。实际上,遗传咨询师的主要挑战之一就是家庭成员在如何处理问题方面存在分歧（Abad-Perotín et al. 2012；Alliman et al. 2009；Bower et al. 2002；Gschmeidler & Flatscher-Thoeni 2013；McCarthy Veach et al. 2001）。在这种情况下,可以说:"我的目标是帮助大家找到最满意的解决方案。"然后请每个人表达自己的想法（Martin 2015；Schoeffel et al. 2018）。一个可能的例外是,在某些文化背景下,存在某个家庭成员代表其他家庭成员发言的情况（Schoeffel et al. 2018）。

6.4 遗传咨询的结束

在遗传咨询中,有两种类型的结束:咨询过程结束和咨询关系结束。在与患者接触一次的情况下（如许多产前遗传咨询案例）,两种结局是同时发生的。在其他情况下,遗传咨询师和患者可能多年都保持联系（例如,在肌肉萎缩症诊所等专科诊所工作,患者需要长期护理;再次怀孕的患者;携带 BRCA 突变基因的家族）。在遗传咨询中终止此类关系类似于终止心理治疗,其目标是"帮助服务对象实现既定的目标,然后依计划礼貌地结束与他们一起的工作"（Vasquez et al. 2008,第 654 页）。在这一节中,我们将为有效地结束遗传咨询提供建议。

6.4.1　有效地结束遗传咨询的指南

在遗传咨询中,通过一开始就说明你期望与患者咨询接触的性质(咨询次数、咨询时间、随访联系等),为成功的结束奠定基础。建议采取以下策略:

- 告知患者。如果他们不熟悉遗传咨询,请说明什么是遗传咨询并介绍与他们合作的过程。双方协商并确定目标(Glasgow et al. 2006;Tryon & Winograd 2011;Vasquez et al. 2008),预估一起工作的时间长度,这样在结束时患者就不会觉得很突兀(Kramer 1990)。

- 让患者为结束咨询做好准备。遗传咨询不必遵守严格的时间限制,尽管如此,你仍然要对门诊时间保持敏感。例如,在预定的超声波检查前进行产前咨询时,最好让患者知道与你讨论的时间是有限的(例如,"为了您能按时做超声检查,我们大概只剩下 10 分钟时间,我想确保我们有足够的时间来讨论……")。请注意不要让患者感到仓促。尽可能使日程安排保持一定的灵活性,以适应极其复杂和/或困难的案例对时间的要求。

- 总结咨询内容。总结的方式有很多,可以由你来总结咨询内容并询问患者对本次讨论有何感受。还可以请患者总结(例如,"今天的讨论马上就结束了,我想知道您最感兴趣的部分是什么?"),由咨询师补充缺少的信息或纠正不正确的表述;可能还需要时间更正事实信息。总结之后,可要求患者简短描述他们在决策过程中所做的工作。例如,"为了做出下一步决定,您对接下来要准备的事情有什么想法和感受?"最后,在适当的情况下,讨论如何将检测结果告知他们,并引导患者讨论如果结果出现异常该怎么办。

- 讨论后续工作。思考接下来会发生什么以及患者能采取什么行动。例如,"大约 10 天后,您会收到一封总结今天讨论内容的信,2 周后我会打电话告知您检测结果,如果那时您未收到我的电话,请致电诊所。此外,如果您还有其他问题或疑虑,请随时给我打电话。"双方要商定告知结果的一些细节(例如,何时致电比较合适;如果未接通,是否可以留言)。

- 安排随访。如果患者后续还要和你交流,请告诉他们今后该如何联系。另外,请保持大门敞开,让患者知道如果他们需要的话,随时可以回来咨询。但是要谨慎,因为这阻碍了咨询的正常结束,而且患者可能不能享受额外疗程的医疗保险服务。

- 如果可能的话，尽可能以积极的语言结束谈话（例如，"您似乎对今天所做的决定很满意"）。注意不要给患者不切实际的希望和保证。获得负面消息的患者会有消极的感觉（如愤怒、悲伤、焦虑、震惊、绝望等，见第9章）。此时你可能想安慰患者，但是最好不要，尤其不要说诸如"一切都会好起来的""好好睡一觉，事情就会好起来""您一定能克服它"之类的陈词滥调。我们将在第7章讨论如何告知患者负面消息。

- 鼓励患者。相信他们的决策过程以及他们有能力度过困难时期，增强他们做决定的信心，但不要对患者的实际选择有引导性。例如，"通过仔细考虑，您做出了最合适的选择"，而不是"您选择接受检测是正确的"。

- 对患者的情绪敏感。如果患者哭泣和/或明显烦躁不安，让他们先冷静几分钟再离开房间。

- 注意患者离开时的礼仪。你可以为患者扶住门，护送或引导他们到出口，在患者主动时与其握手。

- 不要在咨询室外进行咨询。如果你送患者到出口的时候要走一段路，有些人也许会继续咨询你一些问题。要试着把谈话从遗传咨询上引开，可以谈论天气或他们把车停在哪里等一些日常的社交话题。

- 尊重患者希望提前结束咨询的要求（Burwell & Chen 2006；Kramer 1990）。有些患者在你还未充分讨论所有问题时就希望结束咨询，原因可能如下：患者对难懂或痛苦的信息感到不适；患者否认自己存在任何问题。在这种情况下，要尊重患者希望尽早结束的想法，但请记住，要告知患者包括风险在内的必要信息。可以选择发送一封信件，详细介绍认为需要额外说明的信息。

6.4.2 结束遗传咨询面临的挑战

在很多情况下，结束遗传咨询关系是很困难的。一般来说，你和患者共事的时间越长或者接触次数越多，结束就越困难（Pinkerton & Rockwell 1990；Vasquez et al. 2008）。他们或许很依赖你，或许享受和你一起共事的过程（当接触不止一次时，两种情况都有可能发生）。心理咨询/心理治疗还表明，进展不顺利时，终止咨询会更加困难，因为患者和咨询师都不满意

(Brady et al. 1996；Quintana 1993)。你是带来"负面消息"的人；患者会愤怒；你唤醒了令他们失望的痛苦经历；或者患者没有从遗传咨询中获得充足的综合信息。即便是有经验的遗传咨询师,也可能被一个愤怒的、不满意的患者质疑(Schema et al. 2015)。

　　除了咨询关系的结束外,结束个别患者的咨询过程也是一种挑战,尤其是那些非常啰嗦的、情绪低落的、做出你认为是错误决定的、给你带来坏消息的以及你感觉与你关系密切的患者(例如,你想知道他们的后续情况如何)。

　　关于制订合约和结束咨询,Baldwin 等(2012)在聋人遗传咨询研究中建议:"相较于在咨询开始就建立融洽的关系,遗传咨询师更希望在咨询结束时与患者建立良好的关系。在听觉文化中,快速结束对话是很常见的,但是聋哑人认为这样很无礼,他们更喜欢较长时间的道别。遗传咨询师希望在咨询结束时为建立融洽的关系和长时间的告别谈话留出时间,因此利用开始的时间制订合约并直接陈述遗传咨询的期望内容……"(第269页)。据此我们建议你在咨询开始时与患者建立一定关系即可,而在咨询结束时多留些时间进一步建立融洽的关系。

　　最具挑战性的结束往往发生在病入膏肓的患者身上,咨询结束意味着他们的死亡(例如,一个患有杜氏肌萎缩症的17岁男孩)。咨询师有时很难结束咨询,因为这与他们自己生活中还未解决的问题有关,结束遗传咨询关系代表了这些未解决的问题(见第12章中移情与反移情一节)。有些迹象表明你对结束咨询有困难,例如咨询时间持续超时和寻找与患者重新联系的借口等。

　　尝试预测可能较为困难的结束,并细致地规划,例如你可以和上司讨论内心的感受或就最好的结局进行头脑风暴。要接受遗传咨询的局限性,即它不可能解决每个患者的问题。我们建议你注意自己的反应(见第12章),不要让个人情感干扰结局(例如,对患者行为的莫名恐惧,自我感觉没有帮助等)。

6.5　进行转诊

　　患者通过转诊从其他信息、治疗、指导和/或支持中获益。在某些情况下,你可建议患者进行额外的医疗评估(诊断或治疗/管理)。在其他情况下,你可为治疗服务提供转诊,如为有特殊需要的儿童提供早期干预服务。

你还可以确定哪些患者有可能从社会支持中获益。遗传咨询师要经常向患者提供相关支持或支持组织的信息。最后，你认识到患者可能从其他咨询或心理健康服务中获益，进行此类转诊的原因是患者的问题超出了你的知识水平或执业范围［例如，患者有自杀倾向，需要接受精神科治疗；由于确诊遗传病而造成的激烈的婚姻冲突（Schoeffel et al. 2018）］。

Schema 等（2015）采访了遗传咨询师，了解当患者对他们感到愤怒时该如何处理。在咨询师推荐的策略中，他们建议"当患者的社会心理需求不能通过遗传咨询得到满足时，可以转诊给其他专家，包括持有执照的心理学家"（第728页）。Wool 和 Dudek（2013）通过将产前患者转诊到围产期照护，评估遗传咨询师对此举的满意程度，发现他们的满意程度各异，差异部分来源于对围产期照护的熟悉程度不同。他们强调"遗传咨询师必须了解组织和社区中可供选择的保守治疗"（第539页）。他们确定了几种选择，包括提供书面信息并转诊给支持小组、联系其他有过类似经历的家长以及能帮助家庭做出决策的在线资源。

Sagaser 等（2016）调查了遗传咨询师在咨询中使用宗教语言的情况，以及他们对宗教和精神重要性的看法。基于这些发现，作者得出的结论是："正如意识到传统应对方式如保持距离、制订计划或回避等在遗传咨询中的作用一样，了解患者积极或消极的宗教应对方式对咨询师也很有帮助，因为他们既可以支持患者用积极的宗教思维应对，又可以将患者转诊到专业机构接受牧灵服务……此外，这些数据表明那些经历过激烈精神斗争的人更容易接受宗教活动并从转诊到牧灵服务中获益"（第929－930页）。

Murphy 等（2016）对儿童遗传咨询师进行了调查，了解他们与要求为智力障碍儿童提供性教育的父母间的经历。基于调查发现，作者得出遗传咨询师的职责是"评估智力障碍个体对性教育的需求，并为那些有能力接受性教育指导的患者提供合适的资源和转诊"（第559页）。

进行有效转诊需要你认真计划，你有责任评估患者是否能从转诊中获益，如果能，还要解释转诊如何能使患者利益最大化（例如，说明你推荐这些额外资源/帮助的原因，以及患者能通过这些资源获得什么益处）。下文将详述转诊原则。

6.5.1 构建转诊基础

- 熟悉转诊源。你应通过征求同事的建议、核实对患者有帮助的转诊源、了解当地的社会服务等方式，建立并更新包括姓名、地址、电话和关于转诊程序的文件。此外,还应该定期更新这个文件(例如,检查当前哪些转诊源正接收新的患者)。

- 为上述文件选择纳入的转诊源时,请选择对跨文化问题、性别问题和性取向问题敏感且熟悉,以及患者能够负担得起且距离合适的转诊源(Owen et al. 2007;VandenLangenberg et al. 2012)。

6.5.2　转诊时的注意事项

- 转诊前考虑患者的资源。例如,了解费用、距离以及患者是否有保险或其他支付方式(Owen et al. 2007)。

- 不必立即进行转诊。例如,某些服务当下可能无法提供,或患者没做好转诊的心理准备,如果患者将来有转诊的需要,仍然可以利用相关资源。

- 有技巧地提供转诊,从关注患者问题或需求的重要性以及解决问题的愿望开始,使他们意识到转诊是为了最大化地提供帮助,而不是他们的问题严重到需要额外的治疗。

- 让患者做好准备。为患者提供关于转诊源的详细信息(例如,姓名、地址、费用等),以减轻患者对新关系的焦虑。向患者介绍被推荐者的能力、特点以及联系方式,应强调该专业人士的信誉和专业水平。

- 不要过分干预患者从转诊处获得的服务或治疗类型。例如,不要建议你的患者接受某种测试或干预。

- 关注患者对转诊的感受。患者感到恐惧是正常的,因为那些看上去准备好接受转诊的患者也会感到焦虑不安。例如,"大多数人都会犹豫是否要把自己的担忧说出来。"你可以和患者一起回忆,他们一开始是如何愿意冒着风险来找你的,并以此为基础劝说患者接受转诊(Cheston 1991)。在患者同意的情况下,你可以帮他们联系或预约转诊。

- 焦虑的患者可能对转诊源有颇多问题,要耐心地回答他们的疑问并询问患者对转诊的感受和想法(Cheston 1991)。

- 在随访信件中提及转诊事宜,以提醒患者。

- 对于某些患者(例如,转诊给特殊教育专业人士的儿童),你应该跟进以了解转诊是否成功,可以在转诊后安排一次与患者的会谈。或者,你可以让患者几周后与你联系,告知事情进展。

- Cheston(1991)提醒,不要留下问题让患者自己解决。你不能马上解决患者的额外求助时,请告诉患者你会在本次咨询后进行研究,有所发现的话会立刻与他/她联系,帮他们解决问题。

下表展示了适合遗传咨询患者的转诊源类型。

表 6－3　常见转诊源类型

支持小组(根据遗传情况)
丧亲小组
相关机构(医疗救助、社会服务、临时看护、SSI：美国补充收入保障计划、WIC：妇女、婴儿及儿童营养补充特别计划)
服务项目[婴儿刺激、The Arc：弧线计划(旨在促进和保护智力障碍和发展性障碍残疾人士的人权,并积极支持他们终身努力,充分融入社会并参与社会事务——译者注)]
医师(遗传学家和其他专家)
心理学(短期治疗、长期治疗、精神病学、职业咨询、家庭治疗)
金融服务
领养机构
社工
网络资源
神职人员/精神领袖
育儿课程
药物/酒精成瘾康复
家庭暴力中心
收容所
食物银行
发展专家
失业中心
愿意与新确诊的患者或家庭交流的有经验的家长或个人

6.6　结束语

你对开始和结束遗传咨询、帮助患者建立可行的目标负有重要责任。提前准备、遵守日常礼节、听取患者意见、设定目标、制订计划等职责会在遗传咨询工作中给你重要的帮助。正如在其他章节中提到的,随着时间的推移和经验的积累,对你来说这些职责将变得不那么具有挑战性,你也将逐步形成自己开展遗传咨询、构建咨询关系的风格。

6.7　课堂活动

活动 1：组织开展遗传咨询(两人或多人小组讨论)

学生讨论下述问题：

- 你认为患者对遗传咨询有什么顾虑/问题？
- 你不确定该如何解决患者的哪些问题？你害怕解决哪些问题？
- 你应该表现出多大程度的热情？你是否应参与闲聊？
- 你是否应去等候室接你的患者？你会在咨询结束后送患者到出口吗？
- 关于遗传咨询过程,你要如何为患者构建总体框架？你能够提供多少细节？你会怎么说？
- 你是否会进行随访？如果是,你要如何做？
- 你是否应在咨询结束时与患者闲聊？原因是什么？

过程

小组讨论,回答上述问题。

预计时间：30 分钟。

活动 2：模拟咨询开始

指导老师和扮演遗传咨询患者的志愿者进行角色扮演,老师展示如何开始遗传咨询。学生认真观察并做笔记。

预计时间：10 分钟。

过程

学生们讨论指导老师角色扮演时的一系列行为以及这些行为可能对患者的影响。

预计时间：10 分钟。

活动 3：开始遗传咨询(三重角色扮演)

学生通过下述三重角色扮演练习如何开始遗传咨询。扮演患者的学生事先不告知别人他们选择了哪个角色。每次角色扮演大概 5~10 分钟,之后有 10 分钟时间讨论。讨论过后,由扮演患者的学生详细介绍所扮演的患者角色。

患者角色

1. 您因为有患亨廷顿舞蹈症的风险而求助遗传咨询师,因为您担心雇主发现您携带致病基因,您还担心如果您真的携带这种基因,您会无法接受这个事实,甚至会自杀。

2. 由于最近被诊断出乳腺癌,所以您进行遗传咨询,但是您过去曾有与卫生保健专业人员打交道的很不愉快的经历,您感觉好像被强迫进行遗传咨询一样。您质疑在您面前的遗传咨询师的水平。他/她资历如何,能力如何？ 您如何确定他/她会给您提供帮助？

3. 由于您的超声波检查异常,显示胎儿有可能患唐氏综合征,因此您求助于遗传咨询师。您害怕宝宝出现问题,但是您有宗教信仰,您的教友告诉您,遗传咨询师会给宝宝带来麻烦。此外,您以为接受遗传咨询就意味着您对上帝失去信心,上帝将不再庇佑您。尽管如此,您还是想知道宝宝现在是否无恙。

预计时间：60 分钟。

过程

小组讨论：你从角色扮演中学到了什么？ 遗传咨询师如何根据不同的患者调整治疗方法？ 开始遗传咨询需要哪些人际交往技巧？

预计时间：15 分钟。

注意事项

未进行过角色扮演的观察者可通过附录 6.1 的内容学习如何开始遗传咨询。

活动 4：结束遗传咨询（两人或多人小组讨论）

学生讨论为什么患者与遗传咨询师不想结束咨询,患者的原因是什么？遗传咨询师的原因是什么？ 是否有什么原因让遗传咨询师很难遵守时间限制结束遗传咨询过程或结束咨询关系？

过程

小组讨论,回答上述问题。

预计时间：30 分钟。

活动 5：结束遗传咨询（三重角色扮演）

学生通过下述角色扮演,练习如何结束遗传咨询。咨询师和患者在角色扮演结束前不得向任何人透露自己的角色。每次角色扮演大概 10 分钟,之后进行 10 分钟的讨论反馈,让咨询师和患者在互动讨论中揭晓他们所扮演的角色。

遗传咨询师的观点	患者的观点
拒绝结束	拒绝结束
支持结束	支持结束
不确定是否结束	不确定是否结束

预计时间:60 分钟。

过程

小组讨论从角色扮演中学到了什么? 结束遗传咨询需要哪些人际交往技巧?

预计时间:15 分钟。

注意事项

未进行过角色扮演的观察者可通过附录 6.2 的内容学习如何结束遗传咨询。

活动 6:进行转诊(两人或多人小组讨论)

讨论如何进行转诊,你认为进行有效转诊最困难的地方是什么?(考虑患者和遗传咨询师的特点以及外部因素,如转诊源。)你能通过什么方法促成转诊?

过程

小组讨论,回答上述问题。

预计时间:15~20 分钟。

活动 7:进行转诊(三重角色扮演)

学生进行 10 分钟的角色扮演。患者是产前遗传咨询患者,由于她难以从多次妊娠失败的悲痛情绪中释怀,遗传咨询师希望将其转诊给心理医师,她的问题太过复杂,遗传咨询无法解决。第一次角色扮演,让该患者接受转诊。第二次角色扮演,让其拒绝转诊。第三次角色扮演,让其不确定是否进行转诊。在小组讨论前,不要让扮演患者的人揭晓他们的角色。

预计时间:30~60 分钟。

过程

小组讨论从角色扮演中学到什么? 进行转诊需要哪些人际交往技巧?

预计时间:10 分钟。

注意事项

未进行过角色扮演的观察者可通过附录 6.3 的内容学习如何进行转诊。

活动 8：设定目标（两人或多人小组讨论）

讨论下述问题：在咨询过程中，你对设定遗传咨询目标有什么反应？从患者的角度出发设定目标可能会遇到哪些挑战？从你的角度出发呢？如何避免把你的目标强加于患者身上？

预计时间：10~15 分钟。

活动 9：对不合理的遗传咨询目标进行头脑风暴（两人或多人小组讨论）

学生列出一系列不切实际的遗传咨询目标（例如，我做检测的原因是医师希望我做；我做检查的目的是确定我不会患癌症）。

预计时间：15 分钟。

注意事项

● 本活动可以进行扩展，小组交换各组目标列表并将其修改为更合理的目标。

● 另一种扩展方法是小组讨论并思考如何对患者的上述想法做出回应，通过对话的方式解释或修改每个目标。

活动 10：练习设定目标（两人或多人小组讨论）

小组讨论将下列遗传咨询患者对问题的陈述改为对目标的陈述：

● 一位产前患者说："我担心我的宝宝有问题。"

● "我儿子刚被诊断出克兰费尔特综合征，他需要找人倾诉。"

● "我母亲死于乳腺癌，我担心我也会死于乳腺癌。"

● "我已厌倦了怀疑自己是否携带亨廷顿舞蹈症基因的生活。"

● "没人能告诉我，我儿子出了什么问题。"

● "我希望有研究对我女儿所患疾病有帮助。"

● "我不想做任何对宝宝有伤害的检查。"

预计时间：20~30 分钟。

注意事项

该活动可以作为书面练习单人完成。

活动 11：模拟目标设定

指导老师和一名自愿扮演患者的学生进行角色扮演。老师演示如何与患者一同设定遗传咨询目标。学生仔细观察并记笔记。

预计时间：15 分钟。

过程

学生通过指导老师的上述示例,讨论设定了哪些目标。学生还可以分享他们关于目标设定过程对患者影响的看法。

预计时间：10 分钟。

活动 12：目标设定(三重角色扮演)

学生利用下述患者角色进行 15 分钟的角色扮演,并试图在此过程中与患者设定遗传咨询目标。每次角色扮演后进行 10 分钟的讨论反馈。

患者角色

1. 患者由于乳腺癌阳性家族史进行遗传评估。

2. 一位 25 岁患者的父亲最近被诊断患有亨廷顿舞蹈症。

3. 一位胎儿患囊性纤维化的产前患者。

预计时间：25 分钟。

过程

小组讨论从角色扮演中学到什么？设定目标需要哪些人际交往技巧？

预计时间：15 分钟。

6.8　书面练习

练习 1：制订合约角色扮演

与同学进行 20 分钟的遗传咨询角色扮演,内容可基于在诊所遇见的患者的真实情况,也可以虚构。角色扮演过程中着重注意目标设定和制订合约。全程录音,而后记录下角色扮演过程并进行评价。使用下述方法记录遗传咨询过程：

遗传咨询师	患　者	自我评价	指导老师
对话中的关键短语	关键短语	评价自己的反应	对学生表现进行的反馈

简要总结：

1. 简要描述患者的人口统计学特征(如年龄、性别、种族、社会经济状况、人际关系)和寻求遗传咨询的原因。

2. 找到你在角色扮演过程中做过或说过的两件有成效的事,以及两件本可以做得更好的事。

将录音、成绩单/自评和总结交给指导老师，指导老师提供反馈。

提示：本作业鼓励你对自己的临床表现进行反思，旨在评价你在多大程度上准确评估了自己的社会心理咨询技能，而非进行一次完美的遗传咨询。如果你不站在遗传咨询师的角度思考该如何说，将会获益更多。

练习2：咨询结束及转诊角色扮演

与同学进行15分钟的遗传咨询角色扮演，内容可基于在诊所遇见的患者的真实情况，也可以虚构。角色扮演过程中着重遗传咨询结局和转诊。全程录音，而后记录下角色扮演过程并进行评价。使用下述方法记录遗传咨询过程：

遗传咨询师	患　者	自我评价	指导老师
对话中的关键短语	关键短语	评价自己的反应	对学生表现进行反馈

简要总结：

1. 简要描述患者的人口统计学特征（如年龄、性别、种族、社会经济状况、人际关系）和寻求遗传咨询的原因。
2. 找到你在角色扮演过程中做过或说过的两件有成效的事，以及两件可以做得更好的事。

将录音、成绩单/自评和总结交给指导老师，指导老师提供反馈。

提示：本作业鼓励你对自己的临床表现进行反思，旨在评价你在多大程度上准确评估了自己的社会心理咨询技能，而非进行一次完美的遗传咨询。如果你不站在遗传咨询师的角度思考该如何说，将会获益更多。

练习3：转诊源

通过本章前述表格"常用转诊源"建立一个包括姓名、电话号码、地址、服务类型、服务费用的转诊文件。

注意事项

- 该练习可作为小组合作任务。
- 可以指导学生建立全国转诊资源列表和本地转诊资源列表，无论学生最后在哪里实习，全国转诊资源对他们来说都是有用的。

练习4：准备病例，列出面谈清单

制订一份你在遗传咨询过程中可能会用到的面谈清单。

注意事项

该练习可作为课堂活动，小组针对不同的病例制订不同的面谈清单，如新生儿软骨发育不全、最近被诊断为早发性家族阿尔茨海默病(PSEN1)的成年母亲，或家族中其他已知的遗传病。允许学生根据自己的临床经验或观察选择感兴趣的主题。

练习5：患者的遗传咨询目标

写出下面每个场景中患者的遗传咨询目标：

- 一对来自意大利、才20多岁的年轻夫妇，寻求遗传咨询，讨论近亲结婚(表亲联合)相关话题。他们没有告诉家人他们的关系。
- 患者是一对年轻的西班牙夫妇，由于2岁的儿子发育迟缓，他们带他看医学遗传学家，他们其实不明白为什么要去看医学遗传学家，但他们遵从儿科医师的这个建议。
- 患者是31岁白人女性，现在第五次妊娠，前四次均意外流产，既往还有癫痫发作史。你希望讨论并解决孕期使用癫痫药物的致畸作用(她在过去一年半仅由于严重的车祸而发作过一次癫痫)。患者可能因再失去一个孩子而悲痛欲绝，她的婚姻家庭生活也不幸福。更糟糕的是，由于这次严重的事故，她的短时记忆变得非常糟糕，使得你不得不重复大部分信息。
- 患者为24岁白人女性，有1型糖尿病病史，打算明年怀孕。
- 患者是一对7年未孕育的夫妇，妻子现在怀上了双胞胎，但她已经39岁了。
- 患者为一名6岁男童，因发育迟缓求医无数，有人建议他去做威廉姆斯综合征筛查。
- 患者为37岁女性，孕1产1，正常分娩，孩子健康状况良好，现在第二次妊娠已有12周。无创产前筛查显示胎儿可能有18三体综合征。
- 患者为一名14个月大的男孩，患有严重的脑病，其家族还有一个患相似疾病、于18个月大死亡的男性同胞，对他们而言，家族遗传病史很重要，但是所有关于遗传病的检测(在其他地方所做)均为阴性，目前尚未向该家庭提供任何诊断。
- 患者是一名怀疑患有特纳综合征的13岁女孩，为她转诊的儿科医师只和她的父母提过自己的怀疑。她的父母通过网络大致了解了特纳综合征，但是他们没有告诉患者他们的担忧或病情，因此患者感到很紧张，也有些害怕。

- 一名妇女在家人陪同下进行遗传咨询，因为她 6 岁的儿子最近刚被诊断出患有杜氏肌营养不良。

练习 6：患者设定目标的阻碍因素①

识别练习 5 中每个情景目标设定过程中可能的障碍（缺乏知识、缺乏技术、缺乏冒险精神、缺乏社会支持），并想出干预措施来解决每个类别中的一个障碍（如知识、技术、冒险精神和社会知识）。

附录 6.1 开始遗传咨询的行动清单

	是	否
见面问候		
椅子的距离合适		
面向患者		
介绍自己		
询问患者联系方式		
适当闲聊		
情况介绍		
向患者出示执业资质		
讨论通过录音进行监督		
介绍遗传咨询		
制订合约、目标设定		
询问患者进行遗传咨询的原因		
尝试建立目标		
征求患者同意，共同努力，实现目标		
其他		
对患者的疑虑/担忧敏感		
讨论后续安排		
备注		

① 改编自 Danish and D'Augelli（1983）。

附录 6.2　结束遗传咨询的行动清单

	是	否	不确定
准备结束遗传咨询 　总结要点			
就下一步行动达成共识			
约定下次见面的时间、地点			
意识到时间有限(例如,根据门诊时间表)			
给出结束咨询的暗示			
确定患者为什么不想离开			
对额外的时间做具体的安排			
注意告别礼节			
如果可以的话,以积极的语气结束			
结束咨询关系			
评估目标实现程度			
请患者总结决策过程			
计划后续随访			
进行转诊			
备注			

附录 6.3　转诊的行动清单

	是	否
描述转诊患者的问题		
选择适合患者情况的转诊源		
如果可以,提供多个转诊源		
告诉患者转诊源的名字、地址、电话号码、联系方式		
直接联系转诊源		
提供转诊源的执业凭证以增强信誉		
对转诊在帮助患者方面做出积极的评价		
获得患者书面许可后将遗传咨询报告发送给转诊源		
跟进患者情况,询问患者转诊经历		

参考文献

Abad-Perotín R, Asúnsolo-Del Barco Á, Silva-Mato A. A survey of ethical and professional challenges experienced by Spanish health-care professionals that provide genetic counseling services. J Genet Couns. 2012；21：85－100.

Accreditation Council for Genetic Counseling. Practice based competencies for genetic counselors. 2015. http：//gceducation. org/Documents/ACGC% 20Core% 20Competencies%20Brochure_15_Web.pdf. Accessed 18 Aug 2017.

Alliman S, Veach PM, Bartels DM, et al. A comparative analysis of ethical and professional challenges experienced by Australian and US genetic counselors. J Genet Couns. 2009；18：379－394.

Andrighetti H, Semaka A, Stewart SE, et al. Obsessive-compulsive disorder：the process of parental adaptation and implications for genetic counseling. J Genet Couns. 2016；25：912－922.

Anonymous. A genetic counselor's journey from provider to patient：A mother's story. J Genet Couns. 2008；17：412－418.

Baldwin EE, Boudreault P, Fox M, et al. Effect of pre-test genetic counseling for deaf adults on knowledge of genetic testing. J Genet Couns. 2012；21：256－272.

Berger KS. The developing person through the life span. 6th ed. London：Macmillan；2005.

Bernhardt BA, Biesecker BB, Mastromarino CL. Goals, benefits, and outcomes of genetic counseling：Client and genetic counselor assessment. Am J Med Genet. 2000；94：189－197.

Bower MA, Veach PM, Bartels DM, et al. A survey of genetic counselors' strategies for addressing ethical and professional challenges in practice. J Genet Couns. 2002；11：163－186.

Brady JL, Guy JD, Poelstra PL, et al. Difficult good-byes：a national survey of therapists' hindrances to successful terminations. Psychother Priv Pract. 1996；14：65－76.

Brown D. Implications of cultural values for cross-cultural consultation with families. J Couns Dev. 1997；76：29－35.

Burwell R, Chen CP. Applying the principles and techniques of solution-focused therapy to career counselling. Couns Psychol Q. 2006；19：189－203.

Cardemil EV, Battle CL. Guess who's coming to therapy？Getting comfortable with conversations about race and ethnicity in psychotherapy. Prof Psychol. 2003；34：278－286.

Case AP, Ramadhani TA, Canfield MA, et al. Awareness and attitudes regarding prenatal testing among Texas women of childbearing age. J Genet Couns. 2007；16：655－661.

Cavanagh M, Levitov JE. The counseling experience a theoretical and practical approach. 2nd ed. Prospect Heights, IL：Waveland Press；2002.

Cheston SE. Making effective referrals：the therapeutic process. New York：Gardner

Press; 1991.

Cormier S, Hackney HL. Counseling strategies and interventions. 8th ed. Boston: Allyn & Bacon; 2012.

Danish SJ, D'Augelli AR. Helping skills: II: life development intervention: trainee's workbook. New York: Human Sciences Press; 1983.

Fine SF, Glasser PH. The first helping interview. Thousand Oaks, CA: Sage; 1996.

Glasgow RE, Emont S, Miller DC. Assessing delivery of the five 'as' for patient-centered counseling. Health Promot Int. 2006; 21: 245 - 255.

Greenberg RP, Constantino MJ, Bruce N. Are patient expectations still relevant for psychotherapy process and outcome? Clin Psychol Rev. 2006; 26: 657 - 678.

Griswold CM, Ashley SS, Dixon SD, et al. Genetic counselors' experiences with adolescent patients in prenatal genetic counseling. J Genet Couns. 2011; 20: 178 - 191.

Gschmeidler B, Flatscher-Thoeni M. Ethical and professional challenges of genetic counseling — the case of Austria. J Genet Couns. 2013; 22: 741 - 752.

Hackney HL, Bernard JM. Professional counseling: a process guide to helping. 8th ed. London: Pearson; 2017.

Hartmann JE, McCarthy Veach P, MacFarlane IM, et al. Genetic counselor perceptions of genetic counseling session goals: a validation study of the Reciprocal-Engagement Model. J Genet Couns. 2015; 24: 225 - 237.

Ishiyama FI. Culturally dislocated clients: self-validation and cultural conflict issues and counselling implications. Can J Couns. 1995; 29: 262 - 275.

Kramer SA. Positive endings in psychotherapy: bringing meaningful closure to therapeutic relationships. San Francisco: Jossey-Bass; 1990.

La Roche MJ, Maxie A. Ten considerations in addressing cultural differences in psychotherapy. Prof Psychol. 2003; 34: 180 - 186.

Lafans RS, Veach PM, LeRoy BS. Genetic counselors' experiences with paternal involvement in prenatal genetic counseling sessions: an exploratory investigation. J Genet Couns. 2003; 12: 219 - 242.

Latham GP. Goal setting: a five-step approach to behavior change. Organ Dyn. 2003; 32: 309 - 318.

Levack WM, Dean SG, Siegert RJ, et al. Navigating patient-centered goal setting in inpatient stroke rehabilitation: how clinicians control the process to meet perceived professional responsibilities. Patient Educ Couns. 2011; 85: 206 - 213.

Lewis L. Honoring diversity: cultural competence in genetic counseling. In: LeRoy BS, McCarthy Veach P, Bartels DM, editors. Genetic counseling practice. Hoboken: Wiley-Blackwell; 2010. p. 201 - 234.

Mann T, De Ridder D, Fujita K. Self-regulation of health behavior: social psychological approaches to goal setting and goal striving. Health Psychol. 2013; 32: 487 - 498.

Martin DG. Counseling and therapy skills. 4th ed. Long Grove, IL: Waveland Press; 2015.

McCarthy Veach P, Truesdell SE, LeRoy BS, et al. Client perceptions of the impact of genetic counseling: an exploratory study. J Genet Couns. 1999; 8: 191 - 216.

McCarthy Veach P, Bartels DM, LeRoy BS. Ethical and professional challenges posed by patients with genetic concerns：a report of focus group discussions with genetic counselors, physicians, and nurses. J Genet Couns. 2001；10：97－119.

McCarthy Veach P, Bartels DM, LeRoy BS. Coming full circle：a Reciprocal-Engagement Model of genetic counseling practice. J Genet Couns. 2007；16：713－728.

Michie S, Weinman J, Marteau TM. Genetic counselors' judgments of patient concerns：concordance and consequences. J Genet Couns. 1998；7：219－231.

Murphy C, Lincoln S, Meredith S, Cross EM, Rintell D. Sex education and intellectual disability：practices and insight from pediatric genetic counselors. J Genet Couns. 2016；25：552－560.

Oosterwal G. Multicultural counseling. In：Uhlmann WR, Schuette JL, Yashar B, editors. A guide to genetic counseling. 2nd ed. New York：Wiley；2009. p. 331－361.

Owen J, Devdas L, Rodolfa E. University counseling center off-campus referrals：an exploratory investigation. J Coll Stud Psychother. 2007；22：13－29.

Pieterse A, van Dulmen S, Ausems M, et al. QUOTE-geneca：development of a counselee-centered instrument to measure needs and preferences in genetic counseling for hereditary cancer. Psychooncology. 2005；14：361－375.

Pinkerton RS, Rockwell WK. Termination in brief psychotherapy：the case for an eclectic approach. Psychotherapy. 1990；27：362－365.

Quintana SM. Toward an expanded and updated conceptualization of termination：implications for short-term, individual psychotherapy. Prof Psychol. 1993；24：426－432.

Resta R, Biesecker BB, Bennett RL, et al. A new definition of genetic counseling：National Society of Genetic Counselors' task force report. J Genet Couns. 2006；15：77－83.

Sagaser KG, Hashmi SS, Carter RD, et al. Spiritual exploration in the prenatal genetic counseling session. J Genet Couns. 2016；25：923－935.

Schema L, McLaughlin M, Veach PM, et al. Clearing the air：a qualitative investigation of genetic counselors' experiences of counselor-focused patient anger. J Genet Couns. 2015；24：717－731.

Schoeffel K, McCarthy Veach P, Rubin K, et al. Managing couple conflict during prenatal counseling sessions：an investigation of genetic counselor experiences and perceptions. J Genet Couns. 2018. https：//doi.org/10.1007/s10897－018－0252－6.

Spitzer Kim K. Interviewing：beginning to see each other. In：Uhlmann WR, Schuette JL, Yashar B, editors. A guide to genetic counseling. 2nd ed. New York：Wiley；2009. p. 71－91.

Stone HW. Brief pastoral counseling. J Pastoral Care Counsel. 1994；48：33－43.

Sue DW, Sue D. Counseling the culturally diverse：theory and practice. 6th ed. New York：Wiley；2012.

Tryon GS, Winograd G. Goal consensus and collaboration. Psychotherapy. 2011；48：50－57.

Uhlmann WR. Thinking it all through：case preparation and case management. In：Uhlmann WR, Schuette JL, Yashar B, editors. A guide to genetic counseling. 2nd ed. New York: Wiley; 2009. p. 93 – 132.

VandenLangenberg E, Veach PM, LeRoy BS, et al. Gay, lesbian, and bisexual patients' recommendations for genetic counselors: a qualitative investigation. J Genet Couns. 2012; 21: 741 – 747.

Vasquez MJ, Bingham RP, Barnett JE. Psychotherapy termination: clinical and ethical responsibilities. J Clin Psychol. 2008; 64: 653 – 665.

Wool C, Dudek M. Exploring the perceptions and the role of genetic counselors in the emerging field of perinatal palliative care. J Genet Couns. 2013; 22: 533 – 543.

与患者合作：提供信息，促进患者决策　7

学习目标

1. 介绍实现有效的信息提供和风险沟通所需的技能和策略。
2. 识别影响风险感知的因素。
3. 识别影响患者决策的主要因素。
4. 通过自我反思、练习、反馈等方式培养促进患者决策的技能。

提供信息和促进患者决策是遗传咨询的两种基本技能。遗传咨询的焦点依据患者和家庭需求的不同而不同。例如，患神经管缺陷新生儿的父母可能最需要支持和资源；而那些面临一个或多个决定，或刚开始处理复杂诊断的患者，提供信息和促进决策是此类咨询必备的干预措施。

遗传咨询互惠参与模型的两个原则与提供信息和促进患者决策尤为相关。第一个原则是"遗传信息是关键"，与下列目标相关：① 遗传咨询师知晓要传达哪些信息；② 遗传咨询师呈现遗传信息；③ 告知患者；④ 患者获得新的视角。第二个原则是，"必须支持患者的自主权"，与其相关的主要目标是，促进与患者的合作决策（McCarthy Veach et al. 2007）。此外，职业道德准则（COE）确认了遗传咨询师在提供信息和促进患者决策方面的责任（NSGC 2017）。具体来说，美国国家遗传咨询师协会（NSGC）的职业道德准则指出，遗传咨询师应致力于"寻求并获得特定情况下所需的平衡、准确和相关的信息"（第 1 部分第 1 节）和"通过提供必要的事实，阐明替代方案和预期后果，使患者在不受胁迫的情况下做出明智的决定"（第 2 部分第 4 节）。

本章重点介绍与这些关键能力相关的技能。重要的是要认识到，虽然遗传咨询互动的信息（内容）会随着咨询重点不同而有所不同，并可能随时间推移而改变，但是遗传咨询师在提供信息、促进患者决策方面使用的技巧是以不变应万变的。

7.1　信息交流

　　信息提供包括遗传咨询师所提供的数据、事实和细节,旨在帮助患者尽可能全面地了解遗传诊断和/或风险,涉及社会心理和相关医学定义、建议、检测方法和潜在结果。这是一项艰巨的任务,在许多情况下,你不得不提供复杂或模棱两可的信息,例如,不确定的风险,测试的灵敏度和特异性以及表型的多变性(Austin 2010;Facio et al. 2014;O'Doherty & Suthers 2007)。

　　为了强调提供信息所使用的技能不随时间而改变,有其普适性,我们注意到 Yager(2004)的下述声明。通过引用 Kessler(1997)在遗传咨询教学与咨询模式方面的开创性工作,Yager 说遗传咨询师所提供的信息"需要是准确的、最新的,以没有医学或科学背景的患者也可以理解的方式表达。信息提供(教学)是一项复杂而艰巨的任务,它不仅需要渊博的知识,还要求高水平的人际交往技巧(例如,解读患者未能解释清楚的非语言困惑,或者明白有些问题的设置是用于揭示患者对哪些内容不理解)"(第935页)。

　　你在遗传咨询过程中提供的信息大致可分为以下几类:① 确定议程安排,介绍咨询内容值得期待的地方;② 与患者前来寻求遗传咨询原因相关的信息(如遗传风险、检测结果、疾病信息、支持服务等);③ 有助于患者决策的信息(如选项、结果等);④ 咨询结束后的随访信息(如支持资源、医疗建议、转诊等)。

　　尽管患者对信息的需求各不相同,但他们普遍希望能以受到关怀、产生共鸣的方式获得相关的医学与遗传信息,并且希望当他们把这些信息传递给其他人的时候也能获得支持。然而,个体差异(如性别、年龄、教育程度、家庭中已知或未知的基因突变、受到或未受到遗传病影响)和文化差异将会影响特定患者所需信息的类型、时机和数量(Roshanai et al. 2012)。

　　与遗传咨询的其他方面一样,你可以运用一系列技巧提高信息提供的效率,特别是制订合约(第6章)、参与行为(第3章)、有效提问(第5章)以及共情(第4章和第8章)。

　　遗传咨询师通过制订合约,评估患者对信息的需求(患者想知道什么,有什么疑问),统筹自己的计划(患者需要了解的重要信息)和患者的日程,与患者合作,制订合适的咨询议程。遗传咨询师通过患者的参与情况和提问,评估其现有知识和其他可能影响信息获取及内化的因素,如健康素养。为了解患者对转诊和遗传咨询信息的情绪反应,遗传咨询师要换位思考。

提问有助于评估患者对信息的理解和反应（"这些信息是您希望获得的吗？"
"您还有什么问题？""您对该信息有何感受？"）。随着经验的积累，你能通
过一些技巧为患者定制满足他们需要的个性化信息，因为在遗传咨询提供
信息方面，同一模式并不适合所有情况。

重要的是，在大部分情况下，不论患者是否愿意讨论，遗传咨询师必须
就风险、检测方法、检测结果和医疗管理建议等关键信息进行沟通。每位患
者都是独一无二的，以每位患者都能够理解的方式呈现关键信息，这本身就
是一种技能，而满足个人的需求是遗传咨询的艺术。

7.1.1　提供信息与给出建议

为患者提供有效的信息，能让他们了解必要的知识，为自己的行动方案
做出选择。提供信息与给出建议不同，给出建议是告知患者应该做什么。
正如第 10 章所讨论的，遗传咨询是一种基于医学的实践，有时给出建议是
适当的、符合相关标准的，因此在很多情况下，遗传咨询师会毫不犹豫地给
出建议。例如：

- 建议具有 BRCA 突变基因的患者加强乳腺癌筛查。
- 建议孕妇在怀孕期间不要喝酒。
- 建议患者与有遗传风险的亲属分享风险信息。
- 鼓励患遗传代谢性疾病的孩子的父母遵循推荐的饮食方式。
- 建议患有遗传性心血管疾病的患者向心血管疾病专家咨询。
- 建议有明显精神健康问题（如抑郁症）隐患的患者进行心理咨询。

7.1.2　信息交流策略

有技巧地提供信息需要大量实践和自我反思，以下是有效提供信息的
一些策略：

- 有条理性。提前准备好你需要的信息并整理清楚。考虑咨询过程中
  可能发生哪些影响你提供信息的情况（例如，患者非常情绪化，患者
  带家人或朋友一同就诊，患者因治疗而身体不适）。
- 较好地理解相关信息。在与患者见面前，确保自己了解复杂的医疗
  细节、疾病风险、检测费用等，并考虑该如何解释这些信息。你可以
  在练习中录音，通过回放，进行修改。
- 不要遵循一成不变的方法。第 6 章讨论了在遗传咨询过程中，把希望
  讨论的主题列出来的价值，但是一种方法并不适用于所有患者，所以

要避免列出详细步骤,一成不变。你应该根据患者的不同情况提供信息。随着时间的流逝和经验的积累,你会发现,在评价患者对你呈现信息的反应时,你会更加游刃有余,信手拈来。

- 使用患者能理解的术语。用患者能理解的语言来呈现信息,不同的患者理解力不同,有些患者具有一定的科学素养,因此能理解专业术语,但大部分患者不能。你可以用患者熟悉的类比来呈现复杂的信息(例如,把基因比作蓝图,把染色体比作书籍)。

- 提供适量信息。起初你可能认为,通过精美的图片提供大量信息是很轻松的,尽管视觉辅助非常有效(Garcia-Retamerol & Cokely 2013),但它会削弱你识别患者非语言行为的能力,使主要学习模式不是利用视觉的患者感到困惑,并让你的信息表述形式看上去过于刻板。Trepanier(2012)提到一个案例,在这个案例中,她过分关注提供信息,而忽略了患者夫妇的心理状况。正如她所说,"仅仅提供遗传信息是不够的,考虑患者接收信息的背景非常重要"(第 233 页)。随着经验的积累,你将越来越自如地辨别对患者来说最有意义的信息是什么。

- 在随访信件或医疗记录中有选择性地提供信息。给患者写信时篇幅尽量简短,语言尽量通俗。Roggenbuck 等(2015)发现"一封强调与遗传情况基本事实相关的短信(一两面),适合不同教育水平的父母,并能在出现新的诊断时支持患者积极的情绪适应"(第 645 页)。较短的信件包含较少的技术术语和更简单的句子。而且,随着电子病历的发展,今后患者有可能直接获及一些书面信息(如医嘱)。

- 决定是否给患者他们不想知道的信息时要有策略性。正如本章前面所讨论的,一些信息至关重要,必须告知患者。但在某些情况下,考虑患者的偏好是合适的。研究人员发现,对遗传咨询师来说,当患者不想听的时候,是否隐瞒信息是重大的道德和职业挑战(Abad-Perotín et al. 2012;Alliman et al. 2009;Bower et al. 2002;Gschmeidler & Flatscher-Thoeni 2013;McCarthy Veach et al. 2001)。例如,某些患者不希望听到关于堕胎的细节,并且明确表示不会堕胎。我们建议你承认患者对堕胎的感受,然后对你将要提供的信息进行调整。例如:"我理解您不想终止妊娠,我尊重您的感受,我只想让您知道终止妊娠其实也是一种选择。现在,让我们来谈谈其他您可以接受的选择。"

- 调整提供信息的速度。避免冗长的陈述，尤其是包含令患者害怕的负面信息时。例如，你可以选择下述方式告知："您的检测结果出来了，虽然您携带 BRCA 基因，但您仍能通过一系列措施来保持健康，比如定期进行乳腺 X 线检测，考虑预防性手术治疗，继续保持良好的饮食和锻炼计划等。"不要让患者冲动地、情绪化地处理检测结果。要给患者恢复的时间和空间，不要着急，让患者慢慢消化这些信息，并且在进行下一步前体会一些最初的感觉和想法。

- 检查患者的理解力。定期评估患者对信息的理解。例如，你可以问："您对我们刚刚的讨论有什么看法？"

- 有策略地提问。"您明白了吗？"或"您还有什么问题吗？"等封闭式问题通常帮助不大。大部分患者会说他们都明白了，没有任何问题。所以尝试提一些开放性问题，例如："在我们前面所讨论的信息中，您印象最深的是哪个？"通过他们的回答纠正错误，强调被他们提到的重点。

- 避免说教。说教往往使患者变得被动。时常给患者提出问题、回答问题的机会，使他们积极参与。在呈现信息的过程中偶尔停顿，给患者消化的时间，停顿还能让你注意到他们的非语言反应。

- 认知内容总是充满情感的。如果患者对某些事实信息有强烈的情绪反应，他们需要一些时间来理解和消化。一般来说，重复重要的信息是个好主意。

- 注意患者的问题和有意识或无意识的动机。例如，当患者理智地思考他们的情况，并在没有真正理解决定可能产生的长期情绪影响的情况下做出决策时，你应该努力识别这种情况（Klitzman 2010）。

- 适应患者的文化差异。由于文化背景不同，患者对遗传病的原因和重要性的解读各不相同（Lewis 2010；Steinberg Warren n.d.）。了解患者的文化信仰和价值观，然后在他们的文化背景下构建信息。例如，Gammon 等（2011）发现拉丁裔和非拉丁裔白人女性患遗传性乳腺癌和卵巢癌的风险增加，研究对象均希望讨论家族史并获得建议，她们还希望获得更详细的检测信息。但是，拉丁裔女性对检测的有效性了解更少。研究人员还发现，"曾患癌症的女性最想讨论的是家族史，然后是个人建议和具体的检测信息；未患癌症的女性最想讨论个人建议，然后是具体的检测信息和家族史"（第 625 页）。他们得出的结论是"确定遗传咨询关注的信息类型时，同时考虑文化因素（如种族背景)和个体差异(如癌症病史)非常重要"。

- 你不需要无所不知。在遗传咨询时,不要害怕说"我不知道"。你可以事后查阅资料寻找答案,然后通过电话或邮件反馈给患者,如果有必要的话,你还可以把患者转诊到专业人士那里。如果没人能解答患者的问题,也要如实告知,因为这个信息也很重要。

7.1.3　交流检测结果

交流检测结果是信息提供的一个方面。作为遗传咨询师,对你来说最困难的职责之一就是告知患者他们的检测结果呈阳性(不正常),即表明他们自己或他们未出世的孩子或家庭成员患有某种遗传病或患遗传病的风险增加。这个消息对患者来说无疑是晴天霹雳,因此他们会有一些过激的反应(如哭泣,让你闭嘴,对你感到愤怒等)。此外,检测结果阳性的患者因会遗传给孩子而感到担忧和内疚(Bottorff et al. 1998)。更复杂的是,当患者得知自己携带某致病基因时,会产生即刻或长期的影响。例如,Hagberg 等(2011)发现患者亨廷顿舞蹈症基因阳性是一把"双刃剑",最常见的积极影响是患者"更加热爱生活""家庭关系更加和睦",最常见的消极影响是"对做出的决策后悔""内心幸福感降低"(第 70 页);幸福感降低包括痛苦、焦虑、失去希望。研究人员得出结论,得知某基因呈阳性,既可能是自我发展的促进因素,也可能是阻碍因素(第 75 页)。

在得到检测结果前与患者讨论所有可能的情况(Semaka et al. 2013),通过讨论阳性结果、阴性结果及不具有显著性的结果对患者长期和短期影响的"最佳预测",帮助他们事先做好心理建设。关于主要功能领域的具体问题,能使患者更细致地考虑检测的影响。例如,你会问检测结果如何影响患者未来的生活安排、退休计划、生育行为、工作或职业选择以及决定配偶/生活伴侣。

阳性结果同样可能会对咨询师产生强烈的情绪影响。例如,你对患者的共情在某种程度上使你感同身受。你喜欢你的患者,不希望不幸发生在他们身上,你还认为自己要对阳性结果负责,并因不幸发生在患者身上而非你身上感到内疚。你在一定程度上也体验了这些不愉快的情绪。交流阳性结果不应该成为常态。作为遗传咨询师,你的工作效率部分取决于与患者保持联系的能力,同时,你要与患者保持相对健康的距离来平衡与患者的联系(见第 12 章中关于反移情和同情疲劳的内容)。

7.1.4 交流阳性结果的策略

提前准备

- 与患者制订一个你将如何提供检测结果的计划。确定使用什么电话号码,同何人交流,以及是否可以留言。如果必须当面交流,则确定什么时候安排随访,以及随访时要做什么? 你是否需要与患者的初级保健提供者沟通? 制订计划能帮助你通过患者选择的方式保护他们的隐私,还能减轻他们在等待检测结果时自然而然产生的焦虑。

- 与同事一起练习如何告知阳性结果,确定你要说的话以及表达方式。告知结果的时候要真诚,并提前对患者强烈的情绪反应做好准备。请记住,你也可能对患者的情绪有所反应。

- 对于某个特定患者,设想你在交流过程中陈述结果的情景,想象你们将会说什么、做什么、有何感受等细节。

- 当你不熟悉患者的文化背景、价值观和习惯时,思考如何用最好的方式告知患者阳性检测结果。例如,你可以咨询经验丰富的医学翻译或查阅相关文献。文化因素会影响遗传咨询师呈现信息的方式。Jecker 等(1995)描述了一个案例,在这个案例中,潜在的不良结果经过假设的第三方传达给纳瓦霍患者,这样做是为了减少患者认为自己被诅咒的可能性。对于来自中东地区的患者,家庭是他们应对疾病等危机最重要的资源,他们会努力保护脆弱的家庭成员,使他们免受负面消息的影响(Awwad et al. 2008; Lipson & Meleis 1983)。因此,男性家庭成员(父亲或祖父)在遗传咨询中起领导作用。

- 通过前期指导使患者做好准备。你可以要求患者在检测之前参与情景介绍。正如我们之前提到的,通过讨论所有可能的检测结果,使患者在测试前有所准备(Semaka et al. 2013)。请患者想象并陈述当检测结果是阳性、阴性或不确定时,他们会有怎样的感受、思考和行动。除了帮助患者预见自己的反应,该策略还能提示你,在提供结果时患者会如何反应。

传递信息

- 冷静、从容地推进。患者需要时间来消化这类消息,你如果采用低调的方式,他们会更愿意表达自己的感受。

- 有时候最好分阶段告知信息。例如，你给检测结果为阳性的患者打电话告知结果，回答患者即刻提出的问题，然后尽快安排一次随访。患者在随访前如果有问题可以随时联系你，这种方法是有帮助的。

- 允许患者按照自己的意愿做出反应。不要做出虚假的保证，也不要让他们停止哭泣或详细说他们此时根本无法倾听的信息。太快地提供信息会阻碍患者表达内心的感受，如怀疑、愤怒、悲伤等（Faulkner et al. 1995）。当患者疏解情绪时，你要做的是将椅子移近些，然后静静坐着，时不时递给患者纸巾，给他们时间消化信息。

- 交流阳性结果要真诚。有时，你会觉得和患者的关系特别紧密，甚至自己会热泪盈眶。只要不影响你与患者的正常讨论，你可以表现出自己的忧伤（眼中含着泪水、说话哽咽等是可以的，但不要崩溃和大哭）。

- 试着说"我很遗憾"。这句简单的话可以传递对患者和他们处境的深切感受。下面是 Kessler（1999）介绍的给予安慰的例子："一两个简单真诚的词语，甚至轻抚一下都会对遭受不幸的人产生巨大的影响"（第339页）。我们建议你等待患者对检测结果做出反应后再表达自己的感受。

- 如果患者开始哭泣，不要离开他们，你要全身心地支持他们，允许他们表达内心的感受。你不必言语，默默地陪伴，给予他们力量与支持即可。

- 在适当的情况下，告诉患者他们感到百感交集是很正常的。你可以让患者说出内心的感受来了解他们的情感。

- 指出患者的情绪可能随着时间的推移而波动和/或改变，并告诉患者，如果将来出现了新的问题或疑虑，他们仍然可以来找你。

- 告知患者阳性结果后，与你的主管或同事汇报，此举将有助于你的情绪释放。

随访

- 患者镇静后，评估他们的理解力，温和地询问他们的需要。可以通过"现在我该如何帮助您？"等开放式问题，了解患者的感受和想法。

- 如果有可供学习的文献，可以在咨询结束后提供给患者，让患者灵活安排时间、进度，自主地获取信息，但是这种方法不适用于所有患者和情况。对于某些患者，最好还是在随访期间提供细节。

- 与患者保持联系以跟进他们的情况，比如他们有什么感受，他们在想什么，他们还记得多少内容。你要填补患者知识的空缺，再适当补充一些信息。一般不需要让患者在有问题时给你打电话，因为他们几乎不会打。

- 如果患者情绪反应极端和/或应对能力不足，你可以将患者转诊给心理咨询或心理治疗专业人士。

7.1.5　交流阴性或不确定性检测结果的策略

当患者检测结果是阴性（正常）时该怎么办？提到告知阴性结果，你的第一反应该是这个任务简单又轻松。但是仔细考虑之后，你会发现它也富有挑战性，因为有些患者不完全理解阴性结果的含义（参见 Semaka et al. 2013）。因此，反复地、严谨地强调检测的局限性是很重要的。例如，你可能说："您的产前检查一切正常，意味着您的宝宝不患有该检查所能检测出的疾病。但是，我们的检查有一些局限性，正如您所了解的，它无法检测出所有疾病"；或"您没遗传您母亲的乳腺癌基因，但仍需要定期检查，因为您同人群中其他女性一样，有患乳腺癌的风险"。

你需要评价阴性检测结果背后一些复杂的含义。例如，Semaka 等（2013）发现很多未患亨廷顿舞蹈症但携带中间等位基因（IA）的患者不知道其后代仍有患该病的风险。他们注意到，"许多患者很难理解阴性结果其中的奥义，即不能合理解读检测结果背后的含义，患者的家庭背景、信仰、期望以及遗传咨询也会影响他们的理解"（第 200 页）。此外，患者可能因检测结果并非明确诊断而沮丧，你要对这种情绪敏感。

许多患者起初对阴性结果感到欣慰和高兴，但一段时间后会出现其他复杂的情绪。例如，一位未患亨廷顿舞蹈症的患者会因兄弟姐妹患该病而内疚，担心被患病的家庭成员排斥，认为自己失去了与他们保持亲密的理由（例如，患亨廷顿舞蹈症的风险不同），并且对完成检测后漫长的等待而沮丧。患者还可能因意识到要照护患病的家庭成员而不堪重负。

Gray 等（2000）描述了一位患者如何在可能患亨廷顿舞蹈症的阴影下生活了几十年。最后她做了基因检测，得知检测结果是阴性后，她说："我没有亨廷顿舞蹈症，但是在过去的 34 年中，我一直生活在该病的阴影下，我花了很长时间才明白我是正常的，我和其他人一样有机会做个机智的老人。我为花了这么长时间怀疑自己是否得病以及因怀疑而做出的那些决定感到难过。我渐渐明白，在患病的阴影下生活限制了我的选择，缩窄了我的视野。重要的是，我现在可以拥有自己的生活了，这真的太让人震惊了！有一段时间,我因为自己没有得病,能像其他人一样随心所欲地生活而欣喜若狂"(第9 页)。

我们建议你尽量减少对患者任何先入为主的观念,密切关注他们的真实反应。避免主观地告知检测结果,例如,"我有好消息告诉您。"除非你确定检测结果真的是好消息,比如产前检查正常,否则的话,阴性结果背后潜在的后果可能给患者或家庭带来麻烦。

如果测试结果不具有显著性,该怎么办? 这是交流复杂信息的主要挑战之一。不具有显著性是一种不确定的结果,使提供的信息更加复杂。许多患者进行基因检测的原因是希望减少对未来的不确定性(Semaka et al. 2013)。Frost 等(2004)在撰写乳腺癌高危妇女的检测结果无明确的显著性时(Variants of uncertain significance,VUS)指出,"遗传咨询师知道这个结果是可疑的,他们可以把这个想法传达给患者,即使……患者不记得曾在遗传咨询中谈到过这种可能性。不确定的结果听起来令人沮丧,因此必须根据患者或家庭成员生活中需要了解的内容来呈现结果。当结果不确定时,家族史成为风险评估的关键,尤其是对大家庭的医疗管理选择方面"(第 233页)。他们建议遗传咨询师在进行检测前向患者和家庭成员提供所有可能的三种结局(阳性、阴性、不确定性)及其潜在影响。当亨廷顿舞蹈症基因检测显示患者携带中间等位基因时,Semaka 等(2013)建议"遗传咨询师探索患者对不想知道的不确定结果的感受"(第 213 页),纠正患者的错误理解,提供额外信息与支持。

Kiedrowski 等(2016)通过染色体微阵列研究(CMA)采访了孩子的检测结果不具有显著性的父母,他们"回忆并描述对检测结果是否能解释孩子健康问题的原因的个人理解。研究对象的说法自相矛盾,把检测结果视为答案,几乎没有说明孩子的情况……他们介绍了类似于知晓阳性结果后的适应过程。关于'不具有显著性''染色体微阵列研究异常'等术语的回忆较差,但大多数人都阐明了对科学不确定性的概念理解"(第 101 页)。研究人员总结道,"不具有显著性的结果和具有显著性的结果对患者有相似的影响;不具有显著性通常被视为一个更加复杂的'答案'。一些人描述了强烈的内疚、悲伤和失落感等情绪反应,其他人则描述了他们感到宽慰和轻松的心路历程。有些父母说,他们通过参加支持小组、参与支持活动等方式积极应对;其他人则说,检测结果使他们寻求医疗、教育、治疗和金融服务"(第108 页)。

Kiedrowski 等(2016)强调"不确定性本身会导致情绪反应,如父母的焦虑、抑郁、无助等，并令人消极应对，如产生悲观、绝望和失败感"（第 109 页）。他们推测"在许多方面，父母对不具有显著性的结果的反应更复杂，在情绪上更容易失控"（第 109 页）。作者建议，当测试结果不具有显著性时，"遗传学家强调了后续遗传学评估的重要性，回顾可用的数据库、文献，对患者重新评估。否则，家庭成员可能会失去跟进的机会，错过影响孩子医疗保健的最新信息"（第 110 页）。

总而言之，交流检测结果充满挑战。我们介绍了遗传咨询师告知检测结果时可以使用的几种策略。与遗传咨询的其他方面一样，积极参加、换位思考、进行提问等策略对有效沟通至关重要。

7.1.6 交流风险信息

"显然，个人并不是根据'实际'风险采取行动，而是根据他们对风险的感知来行事……"（O'Doherty & Suthers 2007，第 410 页）。

风险信息是遗传咨询中最复杂的信息类型之一。"风险"一词的定义因人而异，人们对风险数据的含义和相关性的理解也各不相同。风险感知"不仅涉及主观数字概率……而且它是决策过程中不可或缺的重要因素之一"（Austin 2010，第 232 页）。

与此相关的是，患者"难以准确地量化风险，并有高估的倾向。风险不是一个独立的概念，而是生活中所经历、所体验的。构建风险的过程是复杂的，受到许多因素影响"（Sivell et al. 2008，第 30 页）。"个人应对风险的过程是复杂的，受到包括环境、职业、饮食、压力、担忧、与患病亲属的健康相似度以及遗传或家族史在内的许多因素影响。每个人用自己的准则来了解并应对风险，风险是他们生活中所经历的，而不是一个孤立的概念"（Sivell et al. 2008，第 56 页）。

Bylund 等（2012）指出："尽管遗传咨询会显著影响个人的遗传学知识，但其影响个人风险感知的过程却较为复杂，并非总会起作用，而且由于个人健康状况和社会经历的多样性，风险感知可能进一步复杂化"（第 299 页）。患者对遗传风险的认识常常不准确，而遗传咨询并不能改变这些误解。"例如，尽管基因检测只能显示一定年龄范围内患癌症的风险（不确定性），但患者会希望进行基因检测以'获得一定的确定性'"（O'Doherty & Suthers 2007，第 410 页）。

那么，如何才能最好地呈现风险信息？以百分比还是数字表示？需要言语描述吗？是说患者患遗传病的概率为 1% 还是未患遗传病的概率为

99%？没有一个答案是简单的,它取决于患者的情况。

Hallowell 等(1997)发现,在获知乳腺癌和卵巢癌风险信息的遗传咨询患者样本中,大多数人更喜欢定量数据,因为这类数据能提供更清晰、更具体的信息。研究人员发现,患者对百分比、比例或人群比较的偏好差异不大。

尽管遗传咨询中大多数风险交流的基础是定量数据,但有的患者更喜欢定性描述(例如,风险高或低,可能或不太可能)。因此,同时包括定量和定性描述可能会有所帮助。要知道,不同的人在不同的情况下会对风险信息赋予不同的含义。例如,一对夫妇认为 1/4 或 25% 的复发风险较低,因为他们以为复发的概率为 100%。类似地,由于可怕的经历或过高的负担,相对较低的风险(如 3%)也会是难以接受的。一般来说,应避免仅提供定性数据,因为它们可能被患者误解或反映你的偏见(Austin 2010；Melas et al. 2012；O'Doherty & Suthers 2007；Sagi et al. 1998)。

一般说来,遗传咨询中有五种定量形式用于提供风险信息(Hallowell et al. 1997)：

- 比例(5/100 或 1/20)
- 百分比(5%)
- 比率(1∶20)
- 赔率(19 比 1)
- 与人群风险的比较(例如,BRCA 基因突变女性罹患乳腺癌的风险与普通人群罹患乳腺癌的风险的比较)

Austin(2010)建议将风险定义为"数字概率、背景和潜在结果的性质"的集合(第 229 页)。她将背景定义为"患者对疾病病因学、家族史、人群预防情况等因素的认识"；潜在结果的性质为"感知到提供数字概率的疾病的严重性(例如身体、情感、经济影响)"；数字概率为"患者感知到的预先存在的主观概率,可以通过遗传咨询师提供的客观概率进行修改"(第 229 页)。她建议(第 231 页)：

- 谨慎使用风险描述语(例如高概率、低概率等)。使用风险描述语时,请包含有关"自己对背景和严重性的认识,并承认这可能与患者的看法明显不同"的限定语,并始终提供数字概率。
- 拒绝概念合并。请注意,"当我们在风险交流的背景下提供数字时……我们仅提供事件的数字概率,而不是包括严重性、背景以及其他潜在因素在内的更广泛的'风险'信息……我们有责任通过谨慎使用与数字有关的语言（即不是将其称为风险，而称为概率或机会）区分风险和概率在概念上的不同……"

- 要知道风险感知不仅与数字有关。风险感知不只是对数字概率理性和逻辑的处理，还要帮助患者做出具有情感包容性的决策。"或许，我们不应该鼓励患者基于对数字概率的准确估计做出合乎逻辑的决定，而是应该确保患者基于对背景和结果性质全面、自主的认识，尽可能做出最佳决定——具有情感包容性的决定。"

可能影响风险感知的患者因素

患者自身的许多因素会影响患者及其家人的风险感知。

- 认知功能。例如，患者的抽象思维和数学思维情况，与智力和教育相关的能力。

- 情感影响。Etchegary 和 Perrier（2007）引用证据表明："……人们并不总是经过深思熟虑再系统地处理信息，尤其是威胁健康的信息。例如，我们经常以一种自我安慰的方式来处理威胁健康的信息，使我们面对自己患病的风险时可以轻描淡写或拒绝相信……（一个原因是）包含威胁健康信息的消息会唤起防御性认知过程，我们通过降低疾病的严重性和诊断检测的有效性来回应……我们还通过更仔细地核查威胁性信息，或提出相反的观点和其他解释来降低信息的可信度……我们也可能通过有选择地对比自己和他人的信息，使我们相信患病的风险相对较低……"（第 420 - 421 页）。

- 气质和个性。例如，悲观主义者可能夸大患病的风险，而乐观主义者则会低估风险；追求成功的人认为他们能战胜困难，而面临失败阴影的人则认为他们很难成功。

- 归因/世界观。例如，个体可能会受外在因素的影响，把结果归因于机遇或命运（Bottorff et al. 1998）。

- 个人疾病史。有家族史的患者不会从假设的角度来看待风险评估（Bottorff et al. 1998）。

- 感知负担。患者对疾病后果的信念会干扰他们对风险的感知。Livneh 和 Antonak（2005）阐述了影响患者感知疾病负担的七个特征："① 功能限制的程度；② 疾病在多大程度上影响其日常工作和生活角色；③ 预后的不确定性；④ 需要长期的医学、心理和/或康复治疗；⑤ 与病情相关的心理压力程度（例如，精神疾病的耻辱感）；⑥ 对家人、朋友和其他支持者的影响;⑦ 因失业、就业不足和医疗费用造成的经济损失"(第 7 页)。与此相关的是,"某些人在获得客观评估后仍倾向于高估的数字概率,这与基于'非对称损失函数'概念的预期相符。该概念认为高估会发生,是因为潜在结果越不理想,被低估后的代价就越大……"(Austin 2010,第 231 页)。

- 家庭成员对风险、负担和/或更多孩子的不同看法。Simonoff(1998)提供了一个有关风险含义变化的例子:"那些认为所有后代都会受到影响的家庭视 50% 的风险为好消息。同样地,与自闭症更相关的是,有缺陷的孩子家庭认为 5% 的复发风险已经高到不可接受的地步"(第 448 页)。

- 应对方式。信息搜求型、回避风险型、依赖型决策者、最小化风险者、直言不讳者和监督者等(Wakeield et al. 2007)(见第 9 章)。

- 性别。男性和女性对同一信息有不同的理解(Bottorff et al. 1998)。

- 时间因素。时间改变了人们对自己处境的看法(Bottorff et al. 1998)。

- 文化或民族认同感。例如,Ostergren(1991)在一项关于苗族难民英语水平的研究中,不得不将 0% 至 100% 的评分等级改为 1~3,因为(对研究对象来说)百分比是一个陌生的概念。

- 宗教性。人的价值观、人生哲学或生活的意义会影响风险感知(Siani & Assaraf 2016)。例如,巴勒斯坦人和索马里移民相信残疾是由上帝决定的(Awwad et al. 2008;Greeson et al. 2001)。使用宗教应对方式的人有精神支柱,他们怀有以下信念:"上帝赋予信徒预防疾病的权利,上帝能够指引信徒干预疾病进程……"(Quillin et al. 2006,第 456 页)。

- 理解概率、遗传学概念以及未解决的问题的困难之处(Klitzman 2010;Simonoff 1998)。患者不接受对家族中原发病例的诊断,认为其他因素才是病因。例如,在怀孕期间跌倒使孩子患唐氏综合征。Klitzman(2010)发现有亨廷顿舞蹈症、乳腺癌或 α-1 抗胰蛋白酶缺乏症风险或患有该病的个体"对统计数据和遗传学的误解相互促进,反映出他们否认遗传学和统计结果并渴望情况得到控制……情感需求此时超过对遗传学和统计数字的理解以及信息提供者的投入。此外人们常常持有非科学的信念,尽管这些信念让他们感到尴尬……"(第 430 页)。

提供风险信息的一般原则

- 首先，也是最重要的，要记住遗传咨询是一个沟通过程。因此，风险交流是与患者进行对话，而不是说教。

- 评估患者的风险感知。向患者提问："这是您期望听到的吗？您认为这个风险听起来如何，是高还是低？听到这些信息您的反应是怎样的？"仔细聆听患者如何表达你提供给他们的信息，"无论他们谈论的是'患癌症的概率'还是'未患癌症的概率'，都是他们感知风险的线索"（O'Doherty & Suthers 2007）。

- 以客观的方式提供风险信息。从正反两方面说明风险大小，例如：某事有 1% 的可能性会发生，同时有 99% 的可能性不发生。"风险只有……"和"风险高达……"等术语表明了你对风险信息的看法，为了更客观地呈现风险信息，应该用几种不同的方式来描述（Simonoff 1998）。当使用可能或不可能等定性描述词时，提供诸如"人们认为这个词语可能暗示着概率介于 0.5~0.99"的数字信息也是很重要的（Austin 2010，第 231 页）。"风险增加"并不总是等同于高风险，请注意，有些词语可能给某些患者带来耻辱感或负面暗示（Melas et al. 2012；O'Doherty & Suthers 2007，第 416 页）。

- 灵活变通地呈现信息。咨询师可能对呈现风险信息的方式有个人偏好，事实上，Hallowell 等（1997）发现许多经验丰富的遗传咨询师就是如此。但是请记住，可能需要其他的方法来弥补个人偏好，以适应患者的喜好、能力、情况等。换句话说，在如何传达风险信息方面，需视实际情况灵活应变。

- 提醒自己，患者对风险的理解可能与你的理解截然不同（Bottorff et al. 1998；Hallowell et al. 1997），无论你如何呈现信息，许多患者仍将风险解读为二元或分类的（例如，我要么有、要么没有这个基因）（Austin 2010）。

- 如何提供风险信息将对患者理解其含义产生重大影响。"对大多数人来说，告知某事发生的概率为万分之一点三，而人群中该事发生的概率是万分之一，这种差别不会令人印象深刻。"但是，如果告知其风险比一般人群高出 30%，就会让人觉得风险更高，尽管这两者的含义实际上是相同的（Bottorff et al. 1998，第 70 页）。需要指出的是虽然人群分布有助于估计个人风险，但这并不代表患者的全部情况

(O'Doherty & Suthers 2007)。

- 强调风险是概率,而不是保证(O'Doherty & Suthers 2007),帮助患者理解其不确定性。

- 请注意,正如我们在本章中强调的,将风险客观地传达给患者是非常困难的(Sivell et al. 2008)。Bottorff 等(1998)提供了一个具有启示性的例子:"向那些认为自己是健康的人以及会或不会直接观察到与癌症有密切联系的人提供有关癌症的风险信息,要求他们进行复杂的抽象思考。如果没有有效的治疗方法,或者该信息仅与未来才有可能发生的结果相关,这将更加显而易见"(第 69 页)。

- 评估患者对风险信息的反应。Austin(2010)和 Sagi 等(1998)指出风险感知不等同于概率。如前所述,风险感知实际上包括概率和困难(或结果的负担)。因此,面临的挑战之一是评估特定结果对患者有多么不利,并将这种不利与结果产生的可能性联系起来。与患者一起确定某特定结局的所有短期和长期后果(医疗、心理、经济、生活方式等),及其相对重要性或影响(O'Doherty & Suthers 2007)。

- 向患者提供信息后,请他们总结对风险的理解(例如,"您对我们刚刚讨论的风险有什么看法?")。这有助于纠正任何不准确之处,并深入了解他们对风险的主观看法。

- 探索患者对个人风险的感受,其中包括恐惧、愤怒、内疚、悲伤、羞耻、尴尬和自尊心降低等情感(Bottorff et al. 1998)。患者的情绪还包括"处理缺乏控制和看似无法挽回的命运的困难,渴望积极地构建遗传信息,寻求希望,避免陷入绝望和无助,并通过直面命运和在看似随机的情况下建立秩序来减少焦虑"(Klitzman 2010,第 445 页)。试着换位思考,体会患者的感受。例如,"自从我告诉您风险信息后,您变得非常安静,是感到害怕吗?"正如 Klitzman(2010)所指出的,"鉴于情感冲突不完全是有意识的,应非常谨慎地处理它们"(第 445 页)。

7.2　做出决策:概述

进行遗传咨询的患者往往面临很多选择(例如,是否接受检测,当检测结果显示有遗传病时继续妊娠还是终止妊娠,是否继续要孩子,要告知何人以及告知他们什么内容,是否以及何时进行预测性检测,是否参与相关研究等)。"促进患者决策,是遗传咨询过程中至关重要的组成部分。许多决定是复杂的、多层次的、时间紧迫的、有情感需求的。它们可能对患者产生终生影响，甚至除了患者还会影响其他的人"（Zanko & Fox 2010，第31页）。

在本章我们已经讨论了两个有助于决策的关键活动：信息提供和风险沟通。当患者面临管理这些信息和风险的选择时，遗传咨询师能利用他们的技能帮助患者做出决策。遗传咨询认证委员会（ACGC）基于实践的能力包括两个与促进患者决策相关的具体能力："使用一系列遗传咨询技能和模型来促进患者做出明智的决策并适应遗传风险或其他情况"和"促进以患者为中心、信息充分、非强制性和基于价值的决策"（ACGC 2015，第4页；附录A）。

"决策是一个复杂的过程，尤其是基因检测这样的领域，必须考虑许多因素"（Siani & Assaraf 2016，第1093页）。通常，患者要做出多个短期和长期决策。例如，携带BRCA突变基因的女性"确定了在遗传性乳腺癌和卵巢癌风险中生活并采取措施时应做出的多项决定，这些决定不仅仅是进行手术或监测，还包括与个人、家庭、相关手续和医疗系统有关的复杂因素。这些决定产生的情感、身体和社会影响对决策过程非常重要，需要医疗保健专业人士长期持续的支持"（Underhill & Crotser 2014，第359页）。可以通过提供信息，识别与患者决策过程和结果相关的因素，并"酌情引入不同观点，与他们一起全面探索其价值观和选择"，以促进良好的决策（White 1997，第305页）。

医学建议：共同决策

如前所述，我们将在第10章中进一步讨论，由于遗传咨询是基于医学的实践，因此在某些情况下，遗传咨询师将参与促进患者关于管理/治疗方案的决策（例如，将乳房切除术作为BRCA基因突变患者降低风险的策略）。在这种情况下，遗传咨询师参与了"共同决策"（shared decision-making，SDM）。术语"共同决策"（SDM）描述了医疗服务提供者与患者合作以做出临床决策的过程（Barry & Edgman-Levitan 2012；Elwyn et al. 2000，2012；Makoul & Clayman 2006）。在文献回顾的基础上，Makoul和Clayman（2006）提出了下列共同决策（SDM）的基本要素：患者和服务提供者共同定义/解释需要解决的问题；服务提供者审核各种选择，患者可以提出额外的想法；服务提供者和患者耐心讨论各个选项的利弊，因为双方对收益、风险和成本的相对重要性有不同的看法；患者和服务提供者共同讨论患者的价值观和偏好，包括想法、担忧、预期结果，以及服务提供者的知识和建议；患者和服务提供者讨论患者在执行落实计划过程中的自我效能;在整个过程中,患者和服务提供者都应定期检查对事实和观点的理解,并根据需要进行说明(第305–306页)。

Elwyn 等(2000)总结了共同决策(SDM)与遗传咨询的关系如下:"在初级卫生保健中,尊重患者的自主权,是体现共同决策专业热情的基础,在遗传咨询中也得到了很好的发展,使得共同决策成为临床遗传学中管理决策协商的自然方法。共同决策也适用于诊断方法的协商,当计划通过调查建立诊断时,临床医师和患者会共同权衡可能出现的好处以及诊断过程带来的不便、焦虑、痛苦和其他后果"(第137页)。

7.2.1　促进决策

与上一节讨论的基于医学/临床建议的决策不同,遗传咨询背景下的其他许多决定需要患者自主决策。这些包括但不限于生殖方面的决策(例如,是否要生孩子,自己的看法和/或关于产前筛查或诊断检测的决定,在产前诊断异常后是否继续妊娠等),对迟发性疾病(如亨廷顿病、早发性阿尔茨海默病)的易感性或前驱检测,以及基因携带者检测(人群筛查或基于家族史的靶向基因携带者检测)。遗传咨询师在这类决策中的作用是促进患者决策。本章的其余部分重点介绍可能影响患者决策过程的因素。

7.2.2　影响患者决策的因素

Siani 和 Assaraf(2016)通过查阅大量文献资料,指出了可能影响患者基因检测和遗传咨询决策的几种类型的因素,包括遗传学知识(例如,某种遗传病的情况)、态度和看法(例如,各种服务与家庭/个人的关系)、宗教和种族(例如,个人的虔诚程度)、个人因素(例如,个人的需求和期望)、现实的问题(例如,成本,权限)、社会经济地位、隐私问题和情感因素(例如,害怕丢脸)。我们将在本节中详细讨论几个因素,其中每个因素都能促进或阻碍决策。

患者的决策风格

个体和文化差异在患者的决策过程中起作用。Scott 和 Bruce(1995)开发并验证了一种评估五种不同类型决策风格的工具:
- 理性型:以全面寻找和合理评估替代方案为特征。
- 直觉型:以依赖直觉和情感为特征。

- 依赖型：以寻求他人的建议和指导为特征。
- 回避型：以逃避决策为特征。
- 自发型：以具有即时性，并渴望尽快完成决策过程为特征。

作者指出，"决策风格不是互斥的……个人在做出重要决定时会使用多种决策风格"（第829页）。

内因与外因

- 医学限制：关于疾病信息的有限性，医疗资源的可用性，患者健康情况、检测和操作程序中实际或可感知的失败率（Pivetti & Melotti 2013），诊断的有效性（Frets et al. 1992），以及相关预测性基因检测的有效性（Manuel & Brunger 2014）。
- 财务限制：有限的收入、未来财务状况的不确定性以及保险覆盖范围（Pivetti & Melotti 2013）。
- 社会心理影响：患者对阳性检测结果的情感和心理影响的担忧（Pivetti & Melotti 2013）。
- 家庭价值观：家庭成员价值观的内涵及其表达方式可以是一种支持或一种压力（Cura 2015）；对其他家庭成员有种责任感或道德义务（Manuel & Brunger 2014）。
- 患者动机：影响患者意愿和决策能力的因素，如智力、教育水平、压力水平、参与遗传咨询的意愿和对科学信息的需求（Pivetti & Melotti 2013）。
- 患者价值观：个人对个人选择的态度和价值观（如避孕、生一个正常的孩子等）以及对决定承担个人责任的态度，对医务人员的态度和对他人情感的关心（Cura 2015），对基因检测和终止妊娠的态度（Pivetti & Melotti 2013；Siani & Assaraf 2016），以及对生育的态度（Chan et al. 2017）。Awwad 等（2008）建议，"当面临一个有关于受遗传影响的妊娠决定时，评估患者关于终止妊娠的个人、宗教和文化信仰：是否允许终止？原因是什么？在什么时间范围内？"（第114页）。
- 患者情绪：例如，在生育决定方面，夫妇可能会遇到"决策过程中的困难……［经历］对他们所做决定的怀疑……［感觉无法］做出决定……［以及感到］内疚，特别是那些有受遗传影响的兄弟姐妹的夫妇"（Frets et al. 1992，第25页）。
- 模棱两可/不确定：例如，一个特定的诊断对一个受遗传影响的孩子的健康和功能意味着什么(例如,如何照顾一个患有肌肉萎缩症的孩子)。

- 负担:与需要做出的决定相关(例如,患者可能会感到压力,需要做出有关检测的决定,以使另一位家庭成员受益)。
- 患者性格:影响患者如何做决定,例如,强迫地、恐惧地、依赖地,等等。
- 咨询师的限制因素:咨询师是否能够并愿意提供,伦理的考虑、规则和政策,以及咨询师的教养和价值观(例如,为未成年人提供预测检测)。
- 生殖决策:因素可能包括复发风险、想要孩子的愿望、产前诊断的可获得性、应对能力、疾病的影响、家庭因素(如财务、其他资源)、诊断、标准和价值观以及生殖选择(Van Spijker 1992)。

遗传咨询方面的多项研究已经证实了影响患者决策的其他因素。Dean 和 Rauscher(2017)研究了携带 BRCA 突变基因但未被诊断为癌症的女性(携带者)如何做出决定。他们发现 BRCA 突变基因携带者会使用逻辑性和情感性两种决策风格来做关于预防性手术和什么时候要孩子的决定。"逻辑性的决策风格优先降低其自身 HBOC 的个人风险,因此选择在有或者更多孩子前先进行预防性手术,而情感性的决策风格则选择延长做预防性手术的时间,并且冒个人 HBOC 风险来优先考虑要孩子"(第 1309 页)。

Chan 等(2017)研究了携带 BRCA1/2 突变基因的女性的生殖决策。他们发现,了解 BRCA 携带的情况会影响患者对人际关系和生育的决定。"未婚女性报告里说,知道 BRCA 突变的情况会影响她们对婚姻的决定。近 40% 的人更渴望结婚,而 50% 的人在检测结果揭晓后对结婚感到更大的压力"(第 598 页)。知道 BRCA 的携带状态也会影响患者的生育态度和对生育治疗的态度(例如,更早地要小孩,倾向于收养,决定不要孩子因为有传递变异基因的风险或担心怀孕可能增加个人患癌症的风险,更可能考虑生育治疗使得能够更快地怀孕,倾向于体外受精和胚胎植入前的基因诊断)。

Cassidy 和 Bove(1998)确定了四个主题,这些主题与父母对于是否有可能患成年性遗传病且可以治疗的儿童寻求或拒绝症状前检查相关的决定有关:① 个人经历的遗传状况严重程度;② 从可靠的来源收到的准确信息;③ 治疗的可获得性;④ 风险感知。

Reed 和 Berrier(2017)确定了产前诊断唐氏综合征(DS)后可能影响决

策的 10 个不同因素："检测的基本原理、信息的作用、支持、生活质量、对家庭的影响、为人父母的能力和目标、个人价值观、怀孕经历、年龄和残疾经历"（第 818 页）。作者进一步指出，"我们的结果表明，DS 产前诊断后患者之间决策差异的原因之一是不同患者赋予了 DS 不同的含义，这些含义受患者的生活经历和价值观、对信息的理解以及进行诊断的环境影响"（第 824 页）。

McCarthy Veach 等（2001）采访了遗传咨询师、医师和护士，他们发现了三个因素构成了在促进遗传咨询中患者决策方面的专业挑战：

- 缺乏知情同意：患者不知道、不想知道和/或不理解所有相关信息。
- 面临不确定性：检测缺乏特异性和敏感性，以及没有人能够知道所有短期和长期的结果。
- 分歧：与家庭成员、文化团体、医疗保健提供者和社会就如何做存在分歧。很少有明确的选择。

7.3 遗传咨询患者的理性决策模型

因为有些患者会在做决定的过程中感到"受阻"，如果你能给他们一个机会，让他们仔细考虑自己的处境，这可能会有所帮助（Kessler 1997）。Baty（2009）总结了几个与遗传咨询决策相关的模型（第 228 - 232 页），鼓励回顾这些模型以帮助患者做出决定。

Danish 和 D'Augelli（1983）基于三个主要假设创建了一个理性决策模型：① 将决策分解为相关的因素，并根据每个备选（选项）来权衡每个因素是否有用；② 一个系统的模型有助于减少对决策的焦虑，有助于从更宏观的视角看待决策中涉及的因素；③ 一个理性的模型将情感作为一个相关因素，帮助患者处理情感给决策带来的模糊性。模型包括以下步骤（可以在与患者讨论时记录下来）：

- 患者简要描述她/他的情况和要做出的决定。
- 患者和咨询师进行头脑风暴或考虑所有可能的选择。
- 头脑风暴所有可能的相关因素（如医疗、家庭、文化、社会心理、经济、道德、价值观等）。尽量全面，包括短期和长期的因素，并把全局因素分解成具体的因素（例如，感觉可以分解成宽慰、内疚、愤怒、抑郁等）。试着把患者不愿意承认的不合理因素暴露出来（例如，"有一个受影响的孩子可能意味着我是一个失败的家长"）。

- 评估每个备选项。它是满足还是阻止了每个因素。
- 患者指出最重要的确定因素。
- 患者决定最理想和最好的选择。这个理想的选择是最能吸引患者的;这个最好的选择是从长远来看对患者最有利的,尽管它可能不是一眼就能看到的。
- 阐明和审查该决定,并根据新出现的因素进行修订。

下面的例子说明了 Danish 和 D'Augelli 的决策模型。

患者的情况

患者是一位 31 岁的女性,她的母亲和外祖父患有早发家族性阿尔茨海默病(EOFAD)。患者的母亲在 50 多岁时出现症状,最近去世,享年 62 岁。在她去世之前,基因检测证实了 PSEN1 基因的突变。患者已婚,有一个 2 岁的孩子,她和丈夫打算再次怀孕。这位患者的初级保健医师建议她在怀孕前进行遗传咨询和检测。你已经和患者解释了她所在的家庭中 EOFAD 是常染色体显性遗传,并讨论了预防性检测的选择。检测将是直截了当的,因为致病基因突变在这个家族是已知的。你们一起确定替代方案(她的选择)和可能影响她做检测决定的相关因素,具体如表 7 - 1 所示。

表 7 - 1　Danish 和 D'Augelli 理性决策模型的案例

相 关 因 素	方案 A: 做检测	方案 B: 不做检测
医　　学　　的		
应对风险,特别是确认 PSEN1 突变状态	×	—
没有可用的治疗方法	—	×
社会心理的		
渴望拥有更多的小孩	—	×
不想把突变基因传给将来的小孩	×	—
对"未知"的焦虑	×	—
确切知道后的解脱	×	—
检测结果对婚姻和其他关系的可能影响	—	×
经　　济　　的		
如果检测结果为阳性,有能力为将来做计划	×	—
担心就业/保险歧视	—	×

（续表）

相 关 因 素	方案 A： 做检测	方案 B： 不做检测
阳性结果的影响		
担心解决阳性结果的能力	—	×
丈夫可能不愿意有另一个孩子	—	×
担心把基因传给女儿的可能性	—	×

决定

进行基因检测（备选方案 A）或不进行基因检测（备选方案 B）。

首先列出每个因素，然后进行评估

如表 7-1 所示，患者和咨询师确认每个相关因素，然后通过在方案 A 或方案 B 列下记一个×指出哪些因素会满足或阻碍决策。

选择最重要的因素

进一步讨论后，患者确定对她的决定最重要的因素：确切知道后的解脱和不想把突变基因传给将来的小孩。

确定最理想和最佳的替代方案

患者说，方案 B 是最理想的选择，但方案 A 是最好的选择，因为它解决了她认为是最重要的因素。为了帮助患者做出决定，你可以和她一起工作，尽量减少一些因素，比如建议她在做决定前和她的丈夫商量一下。你也可以表明她不需要很快做出决定。

在使用 Danish 和 D'Augelli 的模型时，你应该注意以下可能会出现的陷阱：

- 有些决策会有两个以上的选择。然而，许多患者会限制他们对替代方法的考虑（例如，进行检测或不进行检测）。比如，将检测推迟到以后进行可能是另一种选择。
- 在对因素进行头脑风暴时，患者可能过早地开始评估这些因素的替代方案。尽量阻止他们这样做，因为这通常会阻止患者识别所有相关的因素。
- 患者可能不愿意承认不合理的因素。你可能需要试探性地建议一些，比如选择一个其他人希望患者选择的选项（进行基因检测，因为你的医师建议这样做）；担心自己的自尊会受到影响（对可能遗传突变基因感到内疚或羞愧);以及迷信观念(例如,检测基因状况会导致疾病)。

- 有时,多个备选方案可以满足给定的因素,这可能会增加决策的复杂性。而且可能没有方案可以满足所有的重要因素。如果是这样,那么决策将是明确的。当所有的选择都有严重的负面后果时,你可以和患者讨论哪个风险最小,就像患者认为的那样。另一种策略是讨论患者如何消除或减少不同因素的负面影响。这可能会让另一种选择变得更可取。在上面的例子中,如果她的检测结果为阳性,与财务规划者的讨论可能有助于减轻患者对与病情有关的经济影响的一些担忧(例如,在检测前购买长期护理保险);对基于遗传信息的保险/就业歧视的保护进行讨论也是合适的。

7.4　帮助患者做决定的建议

不管你对患者使用哪种决策模式,以下策略都有助于他们:

- 让患者相信他们有能力为自己做出最好的决定。

- 不管患者的决定是什么,表达对他们的理解和接受。患者倾向于采用他们过去通常处理重大决策的方式来处理遗传咨询决策。所以,让你的患者简要地描述一下他们典型的决策风格可能是有用的。例如,"想想你过去做出的一个重要决定,你是怎样做出这个决定的?"或者"你做这个决定的方式和你生活中做其他重大决定的方式相比怎么样?"

- 如果患者以一种非典型的方式做决定(例如,理性的决策者突然变得非常依赖你,希望你告诉他们该做什么),这可能是他们感到不知所措的证据,或者是一些重要的因素阻碍了他们,并且需要进行讨论。可以指出这种不一致,并谈谈他们的感受。

- 让患者放心,他们不必当场做出最后的决定。即使在可能会有更大时间压力的产前咨询中,通常一位患者或夫妇可以回家并且把问题留在第二天解决。在可行的情况下,给患者提供充足的时间做决定,并鼓励他们一次做一个决定(Underhill & Crotser 2014)。

- 记住,如果患者没有做出决定,你作为遗传咨询师并没有失败。记住,不做决定是一种决定。这是一个不做决定的决定。这种策略允许时间和/或环境的变化,可能帮助他们选择一个选项或消除某些选项（例如，推迟有关症状前检查的决定，意味着患者可能会出现迟发性疾病的症状；同样，推迟考虑在受孕之前进行携带者检查的决定，以便考虑使用 PGD 可能会导致患者计划外怀孕并且不再拥有此选择）。向难以做决定的患者指出这些后果是很重要的。

- 与患者一起探讨他们做出决定的原因。"具有反思性质的问题是至关重要的，以确保咨询对象已经通过一个知情的决策过程——因此咨询师关注的是决策过程，而不是所达成的决策（Shiloh 1996）"（Sarangi et al. 2004，第 138 页）。例如，"选择这个选项对你意味着什么？""你认为什么是优点？什么是缺点？""有时患者会选择这个选项，因为它会……这可能是激励你做出这个选择的部分原因吗？"鼓励患者诚实地面对自己的动机，并考虑这是否是促使他们做出决定的动机（例如，一个患者在获得所有相关信息之前匆忙做出决定，因为她不喜欢自己的焦虑感）。

- 温和地"质疑或挑战咨询对象的观点，这些观点（可能）理由不足，被误导，或者在道德上有问题"（White 1997，第 305 页）。例如，一个患者说："我不打算和我姐姐分享这个信息，因为我们合不来。"你也许能让患者参与讨论，这有助于她认识到她对兄弟姐妹的道德责任，即使关系不好。

- 当患者是一对夫妇或多位家庭成员时，探索他们在观点和态度上的差异（Schoeffel et al. 2018；Van Spijker 1992）。在他们中四处走动，询问每个人对每个选项的想法和感受。

- 在决策过程中识别并融入文化变量。例如，对于一些韩国和阿拉伯家庭来说，让父亲参与进来是很重要的，因为他们是决策者（Awwad et al. 2008；Brown 1997）。Cura（2015）指出，"菲律宾社会更关注集体主义规则。除个人自由和权利外，还同样强调社会和谐、人际关系和圣洁……"（第 216 页）。他建议，与菲律宾患者打交道时，你应该"评估其决策中的关键人物，注意哪些人在咨询期间陪伴患者……以及诸如'我们应该跟谁说话？'之类的问题，或'将来谁能帮助你做出治疗决定？'可以产生有价值的信息……关于家庭中每个关键人物，他们的意见将影响其他个人的决定，特别是对于一个家庭中被认为是'家属'的患者……（以及帮助咨询师）明确地确定谁都应该被分享信息"。

- 探讨患者与受影响家庭成员一起生活的经历。
- 让患者知道有时候最痛苦的决定对他们来说是正确的。最好的决定不一定是最容易做出的。
- 建议患者听从自己的直觉。我们的潜意识常常是好的建议的来源。这可能对那些把自己的情况理智化的患者特别有帮助,也就是说,他们把所有的时间都花在思考事情上,却不承认他们对不同选择的感受。
- 鼓励患者向其他重要的人(如家人、朋友、社区领导)寻求支持和指导。
- 考虑使用决策辅助手段或工具来帮助患者做出决策(Birch et al. 2016;Wakefield et al. 2007)。
- 进行前瞻性指导:

　— 使用场景来帮助患者评估选择。正如 Myring 等(2011)在他们对有 CF 风险的夫妇的研究中指出的那样,"决策通常涉及基于情景的思考。这是由两性参与者报告的,但是在这项研究中,女性对此进行了更为生动的描述。这个过程通常开始于适应阶段,并最终形成决策的基础。女性描述了她们如何考虑所有可能的情况,包括抚养一个患有 CF 的孩子以及对家庭的潜在影响。CF 的个人经验也是这个过程的核心。对于有 CF 孩子的个人来说,他们的决定对其受影响儿童的潜在影响在他们的考虑中是极其重要的"(第409 页)。

　— Huys 等(1992)和 Van Spijker(1992)也建议使用场景。当患者不熟悉某种疾病和/或没有这种疾病的家族史时,这一点尤其有用。至于生育决策,在呈现了这个场景之后,Van Spijker 建议你问三个问题(Lippman-Hand & Fraser 1979b):① 我有一个受影响的孩子的可能性有多大? ② 如果它发生了,会是什么样子? ③ 别人会对我的选择做何反应?

　— Frets 等(1992)将情景描述为构建一个合理的故事,决策者是其中的积极参与者。情景描述了在各种情况下可能发生或可以做的事情(例如,知道一个人有患晚发性疾病的风险或生活在不确定之中)。他们指出,通过基于患者所构建的情景的信息,你将获得关于患者如何表现和推理的有价值的临床信息。Huys 等(1992)在他们的研究中发现,人们通常会构建 3~8 个情景,情景的内容非常不同,这表明其个性化程度很高。这些发现表明，患者不会试图想出每一个可能的结果，而是会关注一些对他们特别重要的结果。

— Bottorff 等（1998）建议使用预先披露的角色扮演。这些是请患者考虑检测结果对他们自己和家人的影响的实例。例如，可以问，"如果结果是阳性的，你认为这对你意味着什么？""你觉得你会有什么感觉？你会怎么做？"然后让患者针对特定的家庭成员（配偶、孩子等）回答同样的问题。最后，让你的患者想象结果是阴性的，再问同样的问题，如果合适的话，可以两相结合。

— Kessler（1997）建议让患者进行角色扮演，或者假装他们在应对特定的情况或人。这使得他们可以尝试不同的策略和选项。例如，角色转换可能有助于一对在生育决定上产生分歧的夫妻，让他们从对方的角度看问题。

- 考虑将犹豫不决的患者转诊给心理学家或其他熟悉他们在决策过程中遇到的具体困难的人（Frets et al. 1992）。

- 提供支持以帮助患者调整其决策结果。例如，Underhill 和 Crotser（2014）确定了一些 BRCA1 或 BRCA2 突变的健康女性的支持需求："获取、说明和应用医疗信息的支持；阐明选择和风险；承受预期和实际后果的支持；认识到个人的价值并随着时间的推移进行评估；获得性支持；基于个人因素选择医疗决策类型；寻求信息，选择何时行动；带着影响或后果生活"（第 359 页）。

- 问问自己，什么是好的决定？McCarthy Veach 等（2001）发现他们采访的大多数遗传咨询师会在患者做出不会造成伤害他们的、与他们的文化背景相一致的并且似乎对特定患者有用的决定时感到舒适。最困难的决定是遗传咨询师认为比较武断的决定（例如，由于该夫妇只想要一个孩子，因此在多年不育后终止多次妊娠）。可能面临的一个主要的道德/职业挑战是，不要说服患者放弃你不同意的决定。

7.5　结束语

在这一章中，我们提出了几个策略来帮助你和患者一起走过艰难的遗传咨询过程。首先，要认识到你的某些信息（例如，有关风险的信息）可能未被完全理解、相信或对患者具有与你认为的相同含义，因此提供相关信息以帮助他们了解情况。然后,对于许多患者来说,需要帮助他们利用你提供的信息和其他相关信息来做出对他们最有利的决定。决策是复杂的。患者选择某些治疗方案的原因多种多样,有明确的,也有不明确的。他们选择的选项可能与你认为他们应该选择的不同。记住,对你来说似乎是一个不合理的决定,对患者来说可能是最好的选择。同样重要的是要记住,你不能修复那些无法修复的情况——有些患者的决定归根结底是在一个不可能的情况下尽力做到最好。

7.6　课堂活动

活动 1:错误的言辞(二人或小组讨论)

首先,学生通过头脑风暴找出当呈现风险信息(如突变)时可能传达负面信息或玷污患者的言辞。

过程

各组产出一个列表,老师写在黑板上。

接下来,学生们为每一个他们认为是消极的或带有侮辱性的词找出替代词或短语。

预计时间:45 分钟。

活动 2:医疗建议(小组讨论和两三人角色扮演)

首先,学生分组进行研究,提出针对遗传咨询的患者建议清单,例如来自 ACOG、ACMG、NSGC 和 ASCO 的以下建议之一:

- HBOC
- 遗传性结肠癌
- 传达唐氏综合征的产前检查结果
- 传达唐氏综合征的产后诊断
- 针对成人发病情况的儿童期检测
- 与亲人共享风险信息
- 产前携带者筛查

过程

每个小组分享他们的研究结果,以确定与遗传咨询有关的医学建议。

预计时间:45 分钟。

接下来,学生们选择三个关键的信息点来进行遗传咨询。学生们写出他们要说的内容,以及这些内容在咨询过程中上最适合的位置。

在"二人组"或"三人组"中,学生进行角色扮演环节,其中包括他们在研究中发现的有关建议的三个关键信息点。

预计时间:60 分钟。

教师笔记

- 学生或老师可以选择其他感兴趣的话题。

活动3:传达阳性检测结果(二人组或小组讨论)

学生讨论向患者传达阳性测试结果时的感受。这有什么困难? 有何可怕之处? 可能发生的最糟糕的事情是什么?

过程

整个小组讨论他们的反应。

预计时间:20~25 分钟。

活动4:传达风险数据(二人组或小组讨论)

利用下列遗传疾病的风险数据,学生们用 Hallowell 等(1997)的五种定量格式写出如何将这些信息传达给患者:

- 镰状细胞性贫血:孕妇是携带者而伴侣没有经过检测。非裔美国人的携带风险是 1/10。解释伴侣作为携带者的风险,然后解释有一个受影响的孩子的风险。
- 神经管缺陷:夫妇的第一个孩子患有开放性神经管缺陷。他们想知道再有一个受影响的孩子的概率。根据经验,复发风险为 3%~5%。
- 妊娠早期筛查异常:32 岁孕妇筛查试验异常。实验室报告显示有 1/50 的概率患唐氏综合征。
- 新生儿诊断为 PKU:父母是白人,这是他们的第一个孩子。美国白种人中 PKU 的发病率为 1/10 000。解释发病率和复发风险。
- 胎儿畸形:一对夫妇因为他们的第一个孩子在产前超声检查中被诊断为左心发育不全而接受遗传咨询。家长担心复发的风险。一般人群发病率:1/4 300。如已有一名儿童受影响,则复发的风险为 2%~25%。
- 囊性纤维化(CF):一对没有 CF 家族史的白人夫妇要求检测。解释他们的孩子在检测前患 CF 的概率。人群携带者风险(白种人)为 1/25。

- 上一个例子的夫妇：妻子测试后发现携带 *F508 CF* 基因突变。解释这如何改变了这对夫妇生下患有囊性纤维化(CF)的孩子的概率。

过程

整个小组讨论他们的对策。

估计时间：50~60 分钟。

教师笔记

- 在写下他们的对策后，学生对给予患者真实信息的过程进行角色扮演。

活动 5：预测患者信息需求(两人组或小组讨论)

学生头脑风暴患者寻求癌症遗传咨询时所有可能的信息问题。

过程

学生在小组或大组内讨论他们的对策。

预计时间：45 分钟。

教师笔记

- 学生可以将他们的问题与 Roshanai 等列出的患者信息需求内容(表4)进行对比。
- 可以要求学生列出一份关于产前状况的问题清单和一份关于儿科状况的清单。一种选择是向他们提供 Roshanai 等(2012)的分类(表5和表6)，以刺激他们的思维，帮助他们组织问题。

活动 6：决策的挑战(两人组或小组讨论)

学生头脑风暴很难做决定的原因。

过程

整个小组讨论他们想出的原因。

估计时间：20 分钟。

活动 7：决策风格(两人组或小组讨论)

学生会思考他们人生中做出的一个重大决定(例如，研究生课程选择)。他们是如何做出这个决定的？接下来，学生们试着将他们的过程与 Scott 和 Bruce(1995)的五种决策风格中的一种相匹配。然后，他们讨论在与患者沟通时使用自己的决策风格的优点和缺点。

预计时间：20 分钟。

活动8：决策风格（小组角色扮演）

每个学生轮流扮演遗传咨询师和患者。患者选择Scott和Bruce（1995）的五种决策风格中的一种，并在决定是否对家族性帕金森病进行基因检测时演示这种风格（假设患者有50%的AD早发型风险）。患者不要提前告知小组她/他选择哪种风格。每次角色扮演应该持续10~15分钟。

过程

学生讨论处理不同风格决策者的感觉。

预计时间：90分钟。

活动9：理性决策（小组讨论）

使用下列一个患者的场景，首先使用Danish和D'Augelli（1983）的决策步骤，然后讨论如何减少限制因素。

- 一位患者因为有智力缺陷的家庭病史而来接受遗传咨询。她的舅舅和其他一些与母亲有血缘关系的男性也受到了影响。她害怕自己的孩子也会受到类似的影响，并坚称自己不想发生这种情况。她非常想要在怀孕期间完成所有可能的检测。
- 一名15岁的女性第一次怀孕（g1P0）已经12周半了，她刚刚被告知她的胎儿有腹裂。超声检查没有发现其他异常。怀孕者的父亲没有参与。她的母亲陪她去了诊所。这位母亲坚持认为必须终止妊娠。
- 一位32岁的妇女有两个儿子；两者都有脆性X综合征（一个轻度受影响，一个严重受影响）。她想再要一个孩子。她的丈夫很支持并且主动参与，但不想再要受影响的孩子了。

过程

如果有不止一个小组，每个小组可以呈现他们的决策模型给其他小组。然后整个小组讨论他们在模型中遇到的任何问题/困难。

预计时间：75分钟。

活动10：传达风险信息（三人组或小组角色扮演）

角色扮演传递风险信息给：

- 一位24岁产前患者，患有神经纤维瘤和有限认知能力。她很关心她的孩子。
- 一位有CF家族史的39岁产前患者说："我不想听任何关于风险的东

西,因为它让我害怕。只要告诉我该怎么做就好。"

- 一位来自非洲的有血缘婚姻关系的穆斯林难民说:"孩子是上帝的意志,没有办法预测和预防出生缺陷。"
- 一名25岁女性,有乳腺癌家族史。她的母亲和外祖母都在30多岁时被诊断出患有乳腺癌;两人都已经死亡,并且没有做过基因检测。BRCA检测显示了一种未知意义的变异。

预计时间:60~90分钟。

活动11:风险信息,阳性检测结果,决策模型

教师与一位志愿学生进行角色扮演。教师示范:① 如何告知风险信息;② 如何告知阳性测试结果;③ 如何协助患者做决定。

过程

角色扮演结束后,学生讨论他们观察到的咨询师的行为及其对患者的影响。

预计时间:45分钟。

活动12:决策(小组角色扮演)

学生们分成小组(每组4~5名学生)。在每个小组中,教师或学生扮演成遗传咨询患者。患者角色扮演涉及以下决策的场景:

- 这位产前患者表示,在遗传咨询师告诉她之前,她不想把堕胎作为一种选择。
- 患者希望遗传咨询师告知如何应对关于是否进行亨廷顿病的症状前检测。
- 当患者携带BRCA1突变基因,她反而减少了增加癌症的风险。
- 患者误解了给她的风险信息(她认为有25%的机会有一个孩子患囊性纤维化意味着她的四个孩子中只有一个会受到影响)。
- 一位55岁的乳腺癌患者,家族史为阴性,大大高估了她发生基因突变的风险(以为有90%,而她的风险实际上是5%~10%)。
- 患者有一个先天无脑畸形胎儿。她担心如果她决定终止妊娠,她的家人会怎么想。

角色扮演可以持续15~20分钟。如果咨询师陷入困境,咨询师或指导老师可以停止角色扮演,并与小组讨论如何继续下去。

预计时间:90分钟。

活动 13：纠正错误信息（两人组）

两人成组练习，写下对纠正下列常见的患者误解信息的对策：

1. 因为这个家庭中只有一个受影响的人，所以这种情况不可能是遗传的。

2. 如果受影响的人不止一个，那一定是遗传的。

3. 母亲在怀孕期间做了一些事，导致了孩子的这种情况。

4. 一个患者会继承家族的遗传情况，因为她/他看起来像一个受影响的家庭成员。

5. 如果家庭中所有受影响的人都是一种性别，则不可能影响另一种性别；这种情况肯定与性别有关。

6. 疾病会跨代。

7. 出生顺序会影响患病风险。

过程

在一个大组中，成员讨论给出的对策并且接受相关的反馈。

预计时间：60 分钟。

7.7　书面练习

练习 1：风险沟通

以下场景提供了特定的患者和他们的遗传风险的信息。对于每个场景，确定需要沟通的风险内容以及可能影响风险的因素。在每种情况下，你将如何处理风险沟通？

1. 患者为一名 43 岁妇女，怀孕 11 周。这是她第一次怀孕；她有 7～8 年的不孕病史。她是一名小学教师。她丈夫是一家管道公司的工头，有意大利血统；她有爱尔兰/英国血统。她由产科医师转介，讨论做产前筛查和检测的选择。

2. 患者有胰腺癌和乳腺癌家族史。她的母亲在 40 多岁时患了乳腺癌，并得到了成功的治疗，目前 54 岁。患者的姨妈和表姐都死于胰腺癌。这位 30 岁出头的患者想知道自己的患癌风险。

3. 一对年轻夫妇来做产前咨询。该男子的姐姐有一个儿子患有 Lesch-Nyhan 综合征。他想知道他的孩子是否有患这种疾病的风险。

4. 场景 3 中的同一个年轻人代他的姐姐（带着受影响的儿子的那个人）

寻求咨询。她刚搬到美国,之前从未接受过遗传咨询。她想知道她的其他孩子是否会患上 Lesch-Nyhan 综合征,以及未来怀孕的风险。

5. 这名患者来做遗传咨询是因为她的两个儿子有多重先天性畸形,并且在出生后不久就夭折了。两名婴儿均未完成基因评估或检测。她现在已经嫁给了另一个伴侣,想询问是否有可能再生一个有类似问题的孩子。

6. 一名 32 岁的男子被转到诊所,因为他的父亲和祖父母都在 40 多岁时死于"心脏病发作"。他的哥哥在 41 岁时心脏病发作。

教师笔记

- 学生们为了完成这个练习可能需要研究一种或多种情况。
- 一种变化是让学生选择一个或多个患者场景,并给这些患者写一封总结信。
- 这些场景可以在课堂上由学生扮演角色,口头向患者呈现风险信息。

练习 2：应用决策模型

观察实际的遗传咨询过程,然后使用 Danish 和 D'Augelli 的决策模型来描述患者的决策过程。

练习 3：风险沟通和文化因素

与某个特定人群公认的文化领袖(如苗族人、美洲原住民、拉丁美洲人等)交谈。讨论她或他的群体成员通常如何理解健康问题风险的概念,以及如何最好地传达风险。

练习 4：角色扮演

与同学进行 30 分钟的遗传咨询角色扮演。角色扮演可以基于你在诊所看到的患者,也可以是虚构的患者情况。在角色扮演的过程中,注重提供风险信息和帮助患者做出决策。录音记录角色扮演过程。接下来转录角色扮演并评论你的作品。使用以下方法转录会议：

咨询师	患　者	自我评价	指导老师
对话的关键短语	关键语句	点评自己的表现	对你的表现提供反馈

创建一个简短的总结：

1. 简要描述患者的人口学信息（如年龄、性别、种族、社会经济地位、关系状态）和寻求遗传咨询的原因。

2. 确定两件你在角色扮演过程中说得/做得很有效的事和两件你可以做得不同的事。

将录音、抄本/自我批评和总结交给指导老师，指导老师提供反馈。

提示：这个作业鼓励你对自己的临床表现进行自我反思。目标不是实现完美的遗传咨询过程。相反，而是衡量你能在多大程度上准确地评估你的心理社会咨询技能。如果你能克制住自己不去想作为咨询师按计划该说些什么，你将会从这个练习中得到更多。

练习 5：为遗传咨询过程准备信息

Simonoff（1998）列出了几种类型的问题，这些问题可能会被那些第一个孩子确诊为自闭症后来做遗传咨询的患者问到。这些问题通常与生殖遗传咨询有关，如下所列。给学生分配一个遗传案例情况，让他们研究这个案例，使用 Simonoff 的问题列表来准备这个案例：

- 复发风险有哪些？
- 其他情况的风险会增加吗？
- 诊断准确吗？
- 其他家庭成员是否与患者有相同类型和程度的损伤？
- 有哪些类型的产前诊断？
- 怀孕期间有什么必要的预防措施吗？
- 这种情况在男性和女性中更常见吗？
- 另一个受影响的孩子对第一个孩子有什么影响？
- 一个未受影响的孩子对第一个孩子有什么影响？
- 多早可以发现这种情况？
- 如果任何一方与不同的人生育孩子，风险会有所不同吗？

教师笔记

学生们可以使用他们准备回答患者问题的案例材料在课堂上进行角色扮演。

参考文献

Abad-Perotín R, Asúnsolo-Del Barco Á, Silva-Mato A. A survey of ethical and professional challenges experienced by Spanish health-care professionals that provide genetic counseling services. J Genet Couns. 2012; 21: 85 - 100.

Accreditation Council for Genetic Counseling. Practice based competencies for genetic counselors. 2015. http://gceducation. org/Documents/ACGC%20Core% 20Competencies%20Brochure_15_Web. pdf. Accessed 18 Aug 2017.

Alliman S, Veach PM, Bartels DM, et al. A comparative analysis of ethical and professional challenges experienced by Australian and US genetic counselors. J Genet Couns. 2009; 18: 379 - 394.

Anonymous. A genetic counselor's journey from provider to patient: A mother's story. J Genet Couns. 2008; 17: 412 - 418.

Austin JC. Re-conceptualizing risk in genetic counseling: implications for clinical practice. J Genet Couns. 2010; 19: 228 - 234.

Awwad R, Veach PM, Bartels DM, et al. Culture and acculturation influences on Palestinian perceptions of prenatal genetic counseling. J Genet Couns. 2008; 17: 101 - 116.

Barry MJ, Edgman-Levitan S. Shared decision making — the pinnacle of patient-centered care. New England Journal of Medicine. 2012; 366, 780 - 781.

Baty BJ. Risk communication and decision making. In: Uhlmann WR, Schuette JL, Yashar B, editors, A guide to genetic counseling. New York: John Wiley & Sons. 2009; p. 207 - 250.

Bottorff JL, Ratner PA, Johnson JL, et al. Communicating cancer risk information: the challenges of uncertainty. Patient Educ Couns. 1998; 33: 67 - 81.

Birch P, Adam S, Bansback N., et al. DECIDE: a decision support tool to facilitate parents' choices regarding genome-wide sequencing. J Genet Couns. 2016; 25: 1298 - 1308.

Bower MA, Veach PM, Bartels DM, et al. A survey of genetic counselors' strategies for addressing ethical and professional challenges in practice. J Genet Couns. 2002; 11: 163 - 186.

Brown D. Implications of cultural values for cross-cultural consultation with families. J Couns Dev. 1997; 76: 29 - 35.

Bylund CL, Fisher CL, Brashers D, et al. Sources of uncertainty about daughters' breast cancer risk that emerge during genetic counseling consultations. J Genet Couns. 2012; 21: 292 - 304.

Cassidy DA, Bove CM. Factors perceived to influence parental decision-making regarding presymptomatic testing of children at risk for treatable adult-onset genetic disorders. Issues in Comprehensive Pediatric Nursing. 1998; 21: 19 - 34.

Chan JL, Johnson LNC, Sammel MD, et al. Reproductive decision-making in women with BRCA 1/2 mutations. J Genet Couns. 2017; 26: 594 - 603.

Cura JD. Respecting autonomous decision making among Filipinos: A re-emphasis in genetic counseling. J Genetic Couns. 2015; 24: 213 - 224.

Danish SJ, D'Augelli AR. Helping skills: II: Life development intervention: Trainee's workbook. New York: Human Sciences Press; 1983.

Dean M, Rauscher EA. "It was and emotional baby": previvors' family planning decision-making styles about hereditary breast and ovarian cancer risk. J Genet

Couns. 2017；26：1301－1313.

Duane Brown D. Implications of cultural values for cross-cultural consultation with families. J Couns Dev. 1997；76：29－35.

Elwyn G, Gray J, Clarke A. Shared decision making and non-directiveness in genetic counselling. J Med Genet. 2000；37：135－138.

Elwyn G, Frosch D, Thomson R, et al. Shared decision making：a model for clinical practice. J General Internal Medicine. 2012；27：1361－1367.

Etchegary H, Perrier C. Information processing in the context of genetic risk：implications for genetic-risk communication. J Genet Couns. 2007；16：419－432.

Facio FM, Lee K, O'Daniel J. A genetic counselor's guide to using next-generation sequencing in clinical practice. J Genet Couns. 2014；23：455－462.

Faulkner A, Argent F, Jones A, et al. Improving the skills of doctors in giving distressing information. Med Educ. 1995；29：303－307.

Frets PG, Duivenvoorden H, Verhage F, et al. The reproductive decision-making process after genetic counseling：psychosocial aspects. Birth Defects：Original Article Series. 1992；28，21－28.

Frost CJ, Venne V, Cunningham D, et al. Decision making with uncertain information：learning from women in a high risk breast cancer clinic. J Genet Couns. 2004；13：221－236.

Gammon AD, Rothwell E, Simmons R, et al. Awareness and preferences regarding BRCA1/2 genetic counseling and ting among Latinas and Non-Latina White women at increased risk for hereditary breast and ovarian cancer. J Genet Couns. 2011；20：625－638.

Garcia-Retamerol RG, Cokely ET. Communicating health risks with visual aids. Curr Dir Psychol Sci. 2013；22：392－399.

Gray CA, McCarthy Veach P, Jones KR, et al. Addressing genetic issues：the interface of psychotherapy and genetic counseling. Minnesota Psychologist. 2000；8－10.

Greeson CJ, Veach PM, LeRoy BS. A qualitative investigation of Somali immigrant perceptions of disability：implications for genetic counseling. J Genet Couns. 2001；10：359－378.

Gschmeidler B, Flatscher-Thoeni M. Ethical and professional challenges of genetic counseling — the case of Austria. J Genet Couns. 2013；22：741－752.

Hagberg A, Bui T, Winnberg E. More appreciation of life or regretting the test? Experiences of living as a mutation carrier of Huntington's Disease. J Genet Couns. 2011；20：70－79.

Hallowell N, Statham H, Murton F, et al. Talking about chance：the presentation of risk information during genetic counseling for breast and ovarian cancer. J Genet Couns. 1997；6：269－286.

Huys J, Evers-Kiebooms G, d'Ydewalle G. Decision making in the context of genetic risk：the use of scenarios. Birth Defects：Original Article Series. 1992；28：17－20.

Jecker NS, Carrese JA, Pearlman RA. Caring for patients in cross-cultural settings. Hast Cent Rep. 1995；25：6－14.

Kessler S. Psychological aspects of genetic counseling. IX. Teaching and counseling. J Genet Couns. 1997；6：287－294.

Kessler S. Psychological aspects of genetic counseling: XIII. Empathy and decency. J Genet Couns. 1999; 8: 333 – 343.

Kiedrowski LA, Owens KM, Yashar BM, et al. Parents' perspectives on variants of uncertain significance from chromosome microarray analysis. J Genet Couns. 2016; 25: 101 – 111.

Klitzman RL. Misunderstandings concerning genetics among patients confronting genetic disease. J Genet Couns. 2010; 19: 430 – 446.

Lewis L. Honoring diversity: cultural competence in genetic counseling. In: LeRoy BS, McCarthy Veach P, Bartels DM, editors. Genetic counseling practice. Hoboken: Wiley-Blackwell; 2010. p. 201 – 234.

Lipson JG, Meleis AI. Issues in health care of Middle Eastern patients. West J Med. 1983; 139: 854 – 861.

Livneh H, Antonek RF. Psychosocial adaptation to chronic illness and disability: a primer for counselors. J Couns Dev. 2005; 83: 12 – 20.

Makoul G, Clayman ML. An integrative model of shared decision making in medical encounters. Patient Education and Couns. 2006; 60: 301 – 312.

Manuel A, Brunger F. Making the decision to participate in predictive genetic testing for arrhythmogenic right ventricular cardiomyopathy. J Genet Couns. 2014; 23: 1045 – 1055.

McCarthy Veach P, Bartels DM, LeRoy BS. Ethical and professional challenges posed by patients with genetic concerns: a report of focus group discussions with genetic counselors, physicians, and nurses. J Genet Couns. 2001; 10: 97 – 119.

McCarthy Veach P, Bartels DM, LeRoy BS. Coming full circle: a Reciprocal-Engagement Model of genetic counseling practice. J Genet Couns. 2007; 16: 713 – 728.

Melas PA, Georgsson Öhman S, Juth N, et al. Information related to prenatal genetic counseling: interpretation by adolescents, effects on risk perception and ethical implications. J Genet Couns. 2012; 21: 536 – 546.

Myring J, Beckett W, Jassi R, et al. Shock, adjust, decide: reproductive decision-making in cystic fibrosis (CF) carrier couples — a qualitative study. J Genet Couns. 2011; 20: 404 – 417.

National Society of Genetic Counselors. National society of genetic counselors code of ethics. J Genet Couns. 2017. doi: https://doi. org/10. 1007/s10897-017-0166-8 [Epub ahead of print].

O'Doherty K, Suthers GK. Risky communication: pitfalls in counseling about risk, and how to avoid them. J Genet Couns. 2007; 16: 409 – 417.

Ostergren JC. Relationships among English performance, self-efficacy, anxiety, and depression for Hmong refugees. Unpublished doctoral dissertation, University of Minnesota, Minneapolis, MN; 1991.

Pivetti M, Melotti G. Prenatal genetic testing: An investigation of determining factors affecting the decision-making process. J Genet Couns. 2013; 22: 76 – 89.

Quillin JM, McClish DK, Jones RM, et al. Spiritual coping, family history, and perceived risk for breast cancer — can we make sense of it? J Genet Couns. 2006; 15: 449 – 460.

Reed AR, Berrier KL. A qualitative study of factors influencing decision-making after prenatal diagnosis of down syndrome. J Genet Couns. 2017；26：814－828.

Roggenbuck J, Temme R, Pond D, et al. The long and short of genetic counseling summary letters：a case-control study. J Genet Couns. 2015；24：645－653.

Roshanai AH, Lampic C, Ingvoldstad C, et al. What information do cancer genetic counselees prioritize? J Genet Couns. 2012；21：510－526.

Sagi M, Kaduri L, Zlotogora J, et al. The effect of genetic counseling on knowledge and perceptions regarding risks for breast cancer. J Genet Couns. 1998；7：417－434.

Sarangi S, Bennert K, Howell L, et al. Initiation of reflective frames in counseling for Huntingtons Disease predictive testing. J Genet Couns. 2004；13：135－155.

Schoeffel K, McCarthy Veach P, Rubin K, et al. Managing couple conflict during prenatal counseling sessions：An investigation of genetic counselor experiences and perceptions. J Genet Couns. 2018. https：//doi. org/10. 1007/s10897－018－0252－6.

Scott SG, Bruce RA. Decision-making style：the development and assessment of a new measure. Educ Psychol Meas. 1995；55：818－831.

Semaka A, Balneaves LG, Hayden MR. "Grasping the grey"：patient understanding and interpretation of an intermediate allele predictive test result for Huntington disease. J Genet Couns. 2013；22：200－217.

Shiloh S. Decision-making in the context of genetic risk. In：Marteau T, Richards M, editors, The troubled helix：Social and psychological implications of the new human genetics. Cambridge, UK：Cambridge University Press. 1996；p. 82－103.

Siani M, Assaraf OB. Should I perform genetic testing? A qualitative look into the decision making considerations of religious Israeli undergraduate students. J Genet Couns. 2016；25：1093－115. Simonoff E. Genetic counseling in autism and pervasive developmental disorders. J Autism Dev Disord. 1998；28：447－456.

Sivell S, Elwyn G, Gaff CL, et al. How risk is perceived, constructed and interpreted by clients in clinical genetics, and the effects on decision making：systematic review. J Genet Couns. 2008；17：30－63.

Steinberg Warren N. A genetic counseling cultural competence toolkit. n. d. . www. geneticcounselingculturaltoolkit. com/. Accessed 15 Aug 2017.

Trepanier A. Losing sight. J Genet Couns. 2012；21：232－234.

Underhill ML, Crotser CB. Seeking balance：decision support needs of women without cancer and a deleterious BRCA1 or BRCA2 mutation. J Genet Couns. 2014；23：350－362.

Van Spijker HG. Support in decision making processes in the post-counseling period. Birth Defects：Original Article Series. 1992；28：29－35.

Wakefield CE, Homewood J, Mahmut M, et al. Usefulness of the Threatening Medical Situations Inventory in individuals considering genetic testing for cancer risk. Patient Educ Couns. 2007；69：29－38.

White MT. "Respect for autonomy" in genetic counseling：An analysis and a proposal. J Genet Couns. 1997；6：297－313.

Yager GG. Commentary on "conceptualizing genetic counseling as psychotherapy in the era of genomic medicine". J Genet Couns. 2014；23：935－937.

Zanko A, Fox M. Actively engaging with patients in decision-making. In: LeRoy BS, McCarthyVeach P, Bartels DM, editors. Genetic counseling practice. Hoboken: Wiley-Blackwell; 2010. p. 31 - 64.

回应患者的暗示：高级同理心和抵触处理技巧 **8**

学习目标

1. 定义高级同理心和对抗。
2. 区别高级同理心和抵触处理与初级同理心。
3. 确定有效沟通高级同理心和抵触处理的指导方针。
4. 找出适合高级同理心和抵触的患者主题的例子。
5. 通过自我反思、练习与反馈来培养高级同理心和抵触处理的技能。

本章讨论两种相当高级的帮助技能：高级同理心和抵触处理。一般来说，遗传咨询师使用这两种技能的频率要低于其他技能，如关注、初级同理心和提问。有策略地和谨慎地使用高级同理心和对抗可以是非常有力的应对措施。

8.1 高级同理心技巧

"高级同理心是必要的。同理心是一个非常复杂的概念。它不是一组你可以［完全］指定的行为。它就像试图把手放在灯光或其他物体上一样"（Master genetic counselor clinician；Miranda et al. 2016，第 771－772 页）。

8.1.1 高级同理心的定义和功能

高级同理心，也被称为附加同理心、重构（Kessler 1997）和解释，是一种帮助技能，它由两个部分组成：① 遗传咨询师对患者经历的内在隐含方面的理解；② 咨询师构建的沟通这种理解的反应或回复。高级同理心通过识别意识较弱患者的感受、想法和感知的回应，超越患者表面的表达（Neukrug et al. 2013）。高级同理心是对患者经历的试探性假设、推断或预感（MacDonald 1996），反映了"更深层次的含义和/或更广泛的主题"（Bayne et al. 2012,第 73 页)。

解释关于患者和他们的经历"需要用一种复杂的方式思考其动态和潜在动机……"(Hill et al. 2014,第 710 页)。通过高级同理心反应,你就能"读懂字里行间的意思",超越患者直接表达的东西,表达你对她/他经历的看法。你可以从患者对经历的描述中了解其感受、思想和/或行为,从而提供更深层和/或新的含义或原因(Kessler 1997;Neukrug et al. 2013)。带有高级同理心的意图扩展了患者看待自己情况的方式(Hackney & Bernard 2017;Hill et al. 2014;Jackson et al. 2014)。有了高级同理心,就可以确定患者将从听取你的观点中受益,从而对讨论更具指导性。

高级同理心可以起到多种作用。心理疗法研究一直表明,熟练地使用高级同理心对过程和结果都有积极的影响,例如,促进患者在咨询方面的进展(Neukrug et al. 2013)。在准确和及时的情况下,高级同理心"可以帮助咨询对象获得新的见解,并可能有助于其采取新的方式来思考问题……"(Bayne et al. 2012,第 73 页)。患者通常在遗传咨询的过程中对自己的内在想法和感觉含糊不清。即使他们知道自己的想法和感受,也会犹豫是否要分享这些信息,因为他们害怕被评判,担心自己要说的话太冒险,或者认为这样的分享在文化上是不合适的(Hill 2014)。当你有理由相信患者的故事背后还有更多内容时,高级同理心会有所帮助,因为它可以更直接地指向患者的内在经历。

除了让患者对自己的想法和感觉有更深入的了解外,高级同理心还可以帮助他们阐明自己的价值观,从而促进更好的自我理解;还可以允许患者表达一定的感受或意见,最终帮助其自身更能接受这些感受和想法,从而促进他们的目标设定和决策。高级同理心可以为患者提供"一种解释,这种解释可以使患者的经历看起来不那么混乱、偶然或无法解释,并给他们一种掌控感、安全感和自我效能感"(Jackson et al. 2014,第 779 页)。

尽管高级同理心有潜在的好处,但也可能存在风险,因为"在解释过程中共享和接收的新信息也可能使愤怒或悲伤的咨询对象感到恐惧"(Jackson et al. 2014,第 779 页)。由于高级同理心会解决隐藏或隐含的内容,因此它会增加患者的焦虑(例如,"遗传咨询师会在他/她知道我的情况后对我做出评价吗?""我想和咨询师讨论这个问题吗?""如果我更多地表达真实感受,我会彻底崩溃吗?")。由于这些原因,一旦你与患者建立了融洽的关系并建立了信任,高级同理心往往会在遗传咨询过程的后期出现。

8.1.2　初级同理心和高级同理心之间的区别

当我们考虑初级同理心和高级同理心的区别时，我们喜欢使用照明设备上调光器开关的类比。初级同理心位于调灯器功能的下端，它能揭示患者的处境。高级同理心在调光器的更高水平上——可以提供更高的照明度，让患者能够更清楚地看到"阴影"里的东西。

第 4 章描述了从最小的鼓励到反应内容和效果这一连续统一体的初级同理心。如果我们扩展这个连续体，高级同理心就会向右更进一步。

8.1.3　初级同理心与高级同理心的连续与区别

最小鼓励	解释	总结	反应内容	反应效果	内容和效果的反应	高级同理心

初级同理心和高级同理心在以下几个方面有所不同：

初 级 同 理 心	高 级 同 理 心
患者所说的话可以互换或同义	附加的内容——超出了患者直接陈述的范围
处理表面的内容和感觉	处理隐藏的内容和感觉
反映患者的观点	反映咨询师的观点
在咨询师反映感觉和想法之前，患者更能意识到它们	在咨询师反映患者的感受和想法之前，患者很少能意识到它们
让患者放心	挑战患者
降低患者焦虑	提高患者焦虑
提供说明并建立信任	提供洞察力并促进变化
可能在整个咨询期间发生	通常在咨询后期发生
经常使用	谨慎使用

高级同理心回应是一种更主要的干预方式。Clark（2010）描述了 Welfel 和 Patterson（2005）的"领导的连续统一体"，在客户意识和参考框架方面区分了咨询师的回应。Clark 指出："在连续性过程的一端进行的特定咨询师干预（例如沉默和反思）具有最小的领导作用，并且与客户的参照系相一致，彼此观点很接近。当咨询师在这些情况下表现出共情时，共情有助于肯定客户的经历。相比之下，在连续体的另一端的其他干预，如……解释，可能在很大程度上超出了客户的意识，高级同理心提供了一种方法，来认可客户正在经历的新观点"（第 353 页）。Clark 认为，随着关系质量的提高和咨询师更全面地了解客户，咨询师引导回应的程度通常会提高。

8.1.4　高级同理心使用指南

有技巧地使用高级同理心需要对患者的准确理解和敏感的反应。我们建议以下策略来形成和交流高级同理心。

对患者的情况、想法和感觉产生假设

- 准备一个"社会心理学"案例。当你在遗传咨询环节开始前获得患者信息时,回顾一下档案。花几分钟时间,根据患者的人口学(年龄、性别、文化等)、医疗数据和寻求遗传咨询的原因,形成初步假设。

- 第一次见到患者的时候寻找线索。例如,患者有多放松或多紧张?多么渴望或不情愿发言? 患者带了谁来参加遗传咨询?

- 利用遗传咨询患者的过去经历和你对社会心理理论的了解,来预测潜在的患者情感和内容[参见本章后面 Clark(2010)的客观同理心]。

- 运用你自己的专业和个人经验。在描述"决定性时刻",即构成个人专业发展转折点的重大事件(McCarthy Veach & LeRoy 2012)的文章中,许多遗传咨询师作者描述了增强的同理心。增强同理心的动力包括有意义的患者遭遇(Bodurtha 2012;Chin 2012;Knutzen 2012;Lakhani 2012;Oswald 2012)和涉及痛苦和损失的个人生活事件(Anonymous 2008;Bellcross 2012;Glessner 2012)。Peters 等(2004)也发现,接受过遗传暗示的遗传咨询师报告说,他们随后对患者产生了更多的同理心(例如,更能理解患者的决定),与某些患者的联系更紧密,更强调提供心理社会支持。

- 设身处地为患者着想,问问自己如果你是这个患者,你会有什么感觉。但是要注意不要把你的感受投射到患者身上[参见本章后面 Clark(2010)的主观同理心]。

- 注意患者的语言和非语言行为。

- 倾听主题和重复的模式。新手常常错误地认为,只有在患者同时谈论不同的信息时,不同的信息才会同时出现(Mayfield et al. 1999)。患者可能会在遗传咨询过程的不同时间点提供相关的信息,所以需要把这些碎片信息拼凑起来才能看见主题。例如,一位母亲死于 HD 的妇女来到诊所进行检查。她说,她担心 HD 会遗传给孩子。在咨询过程的不同阶段,她提到了她对反对她接受检测的父亲的愤怒。当遗传咨询师问患者为什么想要检测时,患者回答说,"我无法想象一个孩子患有这种疾病。"咨询师把这些线索连接起来,用高级同理心帮助患者意识到这也是她父亲的恐惧。也许这就是他不想让她接受检查的原因,也就是说,他可能害怕发现她也像他的妻子一样患有这种疾病。

- 问问你自己,"患者想告诉我什么他/她没有直接说的"(MacDonald 1996)。例如,你看到一个有不孕病史的患者。在回顾家族史时,患者说她十几岁时做过选择性流产。在随后的讨论中,当你讨论不孕不育的各种病因,包括男性和女性因素时,患者会说:"我确定这不是我丈夫的错。"你可能会说:"我想知道是不是有什么特别的事情让您觉得这是您的错?"你的解释,以一种试探性的(质疑的)方式,可能引起她说她相信流产是不孕的原因。如果她没有把两者联系起来,而是说了一些类似"我不知道,我只知道"的话,你可以考虑试探性地说,"有些患者认为堕胎会导致不孕。"这个解释为进一步讨论她相信的事情打开了大门。

- 记住,文化和个体差异意味着没有两个患者会对相同的经历做出相同的反应。避免过度使用与患者经验不符的理论。错误地识别感觉或想法,被称为"负向同理心",这可能比什么都不说更糟糕(Neukrug et al. 2013)。此外,倾听患者在其文化背景下对疾病的了解也很重要(Lewis 2010)。Oosterwal(2009)指出,每个民族文化群体都有自己特定的文化代码——"一套价值观、假设、观念和信仰,这些价值观、假设、观念和信仰塑造了来自不同文化的人们的行为和思维方式、联系和沟通方式;他们认为什么是正确或错误,好或坏,神圣或亵渎,重要或不重要。这种文化代码形成了来自不同文化的人们对疾病、死亡、遗传疾病和残疾的理解方式;对怀孕和育儿的认知;对疼痛的反应;定义家庭、亲属关系和理想的婚姻伴侣;共享或隐藏信息;使用或拒绝某些食物和药物;并与他们的咨询师和照顾者联系"(第332页)。拥有多元文化能力的遗传咨询师"在所有的遗传咨询过程中使用同理心来理解咨询对象的经历、情绪和对世界的看法,并确定其行为和决策如何受到影响"(Steinberg Warren & Wilson 2013,第7页)。

通过精心设计的回答来分享你的假设

- 回答简洁、清楚和具体。
- 使用非判断性的和非推断性的回答。

- 试探性的,让患者有机会否认或修改你的陈述。例如,"如果我说错了,请纠正,您似乎是在说……"你也可以通过先询问患者的情况来引导高级同理心(Hill 2014)。例如,"您认为是什么阻碍了您做出这个决定?"

- 制订深度合适的回应。几项心理治疗研究表明,中等深度的解释对过程和结果有最积极的影响,而不是过于表面或过于深刻(Hill 2014)。不要带着让你的患者反感的戏剧性解释介入。

- 确保你的回答适合某个患者。遗传咨询患者的不同之处在于他们的心理意识程度。有些患者比其他人更有心理准备,对他们内心体验的解释可能会有良好的反应;其他患者对他们体验的原因不太感兴趣,而可能对支持和信息更感兴趣(Sarangi et al. 2005)。显然,对于后一种类型的患者应较少使用高级同理心。患者的另一个不同之处在于他们的信任度。有些患者非常多疑,应该用基本同理心与他们保持密切接触(Martin 2015)。与此相关的是,在大多数情况下,遗传咨询的环境是一个医疗诊所,在这种情况下,患者可能不想或不愿意在情感层面上多做分享。

- 适时做出回应。通常情况下,只有当你通过其他技能,如关注和初级同理心,以及当你给患者足够的印象,让患者能够相信你的假设之后,才做出高级同理心陈述。当患者似乎准备好了的时候,做出高级同理心的表述。例如,清楚地表达他们的担忧,并表示有些事情他们不理解,但似乎很想理解(Hill 2014)。此外,在给予高级同理心之前,应该预测患者对你的解释会有什么反应(Martin 2015)。

- 少用高级同理心。心理治疗研究表明,高级同理心比初级同理心出现的频率要低得多(Hill 2014),可能是因为它是一种如此强大的回应。患者通常一次只能处理有限数量的真实体会,因为真实体会通常有很强的情感影响,如增加的焦虑或悲伤。

- 观察患者在多大程度上接受你的高级同理心。如果患者拒绝你说的话,变得沉默寡言,或者迅速改变话题,那么你的回应很可能没有达到目的(Martin 2015)。患者对高级同理心的可能反应包括:① 同意你的解释并弄清其意义;② 同意但避免任何进一步的讨论;③ 询问进一步的信息,关于你陈述的依据;④ 否认你陈述的准确性。

- 紧跟初级同理心和提问。通过患者对你的高级同理心陈述的情感反应和想法来总结患者的反应。然后使用提问来收集关于患者反应及其影响的进一步细节。例如，"您对……有什么看法？""这对您决定……有什么影响？"

高级同理心的来源

Clark（2010）提出了一个共情模型，该模型"通过三种认知方式进行理解：主观共情、人际共情和客观共情"。Clark 将主观同理心描述为："咨询师对他/她的意识……对客户体验的内心反应。通过一种个人认知的形式，咨询师在一段短暂的时间里，间接地体验到作为咨询对象是什么样子的（通过参与身份认同、想象、直觉和感觉层面的体验的过程）……"（第349页）。

通过认同，咨询师对客户的经历进行部分和短暂的假设，就好像这些经历是他/她自己的一样。运用想象力可以"在咨询师个人认为与文化有距离的情况或条件下，可能扩大对咨询对象的移情理解……［例如］咨询师只能想象当一个人病态肥胖、长期残疾或经历危及生命的疾病时所带来的痛苦"（Clark 2010，第349－350页）。在遗传咨询中，可能需要运用你的想象力来理解，例如，当患者处于色素性视网膜炎进展时，他每天所经历的身体、认知和情感上的挑战。一名咨询师的直觉"使咨询师能够迅速产生与咨询对象功能相关的印象和预感。最后，心理咨询师的感受性体验是指心理咨询师在共情倾听时对身体或身体反应的敏感性"（Clark 2010，第349页）。例如，当你听到一位母亲描述她的孩子由于长 Q－T 间期综合征而突然意外死亡时，你可能会发现自己泪流满面。

人际同理心发生在"咨询师［能够］在此时此地立即对咨询对象产生同理心，并从扩展同理心的角度对咨询对象如何体验生活形成一种普遍的感觉"（Clark 2010，第350页）。例如，一个 25 岁的妇女，在多次流产的检查中，发现自己携带了一个平衡的染色体易位。当她把这件事告诉她的父母时，他们透露母亲在怀她的时候，羊膜穿刺术发现了这个易位。她很生气，因为她的父母知道这件事却没有告诉她。咨询师与患者沟通了其对父母不诚实行为的愤怒和背叛的直接感受，并推测患者担心她的丈夫可能对她的诊断反应不诚实。

当咨询师从"理论知识丰富的资源中获取，以增强对客户的共情理解"，他们会进行客观的共情（Clark 2010，第351页）。资源的例子包括多元文化研究成果。例如，"对……的熟悉程度是人们体验文化力量的一种普遍方式，这使咨询师能够评估个体客户如何应对其特定文化中的影响"（Ivey et al. 2007；Clark 2010，第351页）。

Clark警示,同情他人的各种方式容易受到偏见和歪曲。主观同理心和人际同理心的扭曲可能是由于客户的观点和/或咨询师的观点造成的,而客观同理心的扭曲可能是由于规范数据对客户的固有印象造成的。

8.1.5　高级同理心反应类型

你可以对患者使用几种不同类型的高级同理心反应:

- 反映患者没有直接说出的感觉和内容。比如,观察患者的非语言行为(握紧拳头,脸红),然后说:"我注意到您的拳头攥得很紧……您好像生气了?"
- 反映患者所表达的情绪。例如,"您说您很生气,但我不知道您是否也害怕。"
- 对患者感到警惕或困惑的经历的清晰而直接的陈述。例如,"您已经提到过几次,如果检测结果是阳性的,您必须采取措施。您是说终止妊娠吗?"
- 将早期的感觉和内容总结成一个有意义的整体的陈述。例如,"您曾说过,自从确诊后,您失去了食欲,经常哭泣,注意力难以集中。听起来您好像感到抑郁。"
- 对模式或重复主题的描述。密切关注患者反复提出的问题。例如,对于一个有13三体综合征新生儿的母亲,"您问过几次您在怀孕前做的事情,比如喝咖啡、吃金枪鱼和喝几杯酒,然后您才知道您怀孕了。您担心是您的行为导致了这些吗?"
- 患者各种问题之间的联系。例如,"也许决定基因检测的困难在于,在某种程度上,您对母亲感到愤怒,因为她的癌症让您处于危险之中。也许您担心如果检测结果呈阳性,您女儿会生您的气?"
- 对患者所说的话做出合乎逻辑的结论。例如,"如果您决定不与您的家人分享您的检测结果,那么您不必处理他们的反应。"
- 患者看待自己经历的另一种方式。例如,"您说发现您有这种基因会很可怕。您也说过,总是想知道像地狱。这次检测有没有可能减轻这种痛苦呢?"

Neukrug等(2013,第38页)描述了六种可以表达同理心的反应,包括他们认为更"有创造力"的反应。在遗传咨询方面稍作修改后,它们是:

1. 反映患者很少或没有意识到的更深层次的感觉。例如,你可以说:"我听说您对检测结果需要一段时间才能出来感到很沮丧,但我也听说您对自己有脊髓-小脑性共济失调的基因感到很害怕。"

2. 指出困惑。例如，"我听说有一个小孩对您来说很重要，但我也听说有一个受疾病影响的小孩对您来说难以承受。"

3. 视觉类比。一种视觉图像可以帮助患者识别他们微妙而复杂的情绪和思想。例如，"我听您描述如果您的 HD 检测结果为阴性，您会有什么感受，考虑到您姐姐的检测结果是阳性的，我脑海中会浮现出这样一幅画面：您独自一人站在岸边，而您的家人正乘船出海。"

4. 非视觉类比。不是所有的类比都是视觉类比。例如，对于那些曾经有过诊断经历即试图为他们的孩子获得诊断结果却没有成功的父母，你可能会说："这就像您被困在一个巨大的迷宫里，充满了曲折。就在您以为自己找到了出路的时候，您却走进了另一个死胡同。"

5. 打个比方。例如，"当我听您谈论患癌症的风险时，听起来您好像已经被这只手打过了，您对此无能为力。"

6. 有针对性的自我披露。可以这样说："您知道吗，当您说话的时候，我发现我的胸口发紧，就像有一块巨石压在上面一样。我想知道您是否也有这样的感觉——经历检测的巨大压力。"

8.1.6 解决高级同理心可能的模式或主题

有了经验，你就会开始认识到对患者来说相当普遍的模式或主题。这些通常可以分为四大类：非语言行为、情感、态度或信念以及防卫。下文将简要介绍这些内容。患者的情绪、防御机制和应对在第 9 章中有更详细的论述。

患者的非语言行为模式

● 当讨论痛苦的情况时患者发笑。当遗传咨询的患者实际上正在经历强烈的情绪时，可能会表现出开玩笑或其他轻浮的形式，如悲伤、焦虑或恐惧。他们的笑声可能会在你和他们之间创造一个安全的距离，防止他们失去冷静，或者隐藏他们认为不可接受的感觉。你可能会说，"我注意到您在笑，也许是因为您担心自己现在会崩溃？"

● 有所遗漏。倾听遗漏的重要信息。例如，一位产前患者没有提到她伴侣的想法和感受，你说："我注意到您没有说到任何关于您伴侣的意见。"

● 其他非语言行为。注意那些暗示了在患者平静语言下有更多东西的非语言行为(如出汗、湿润的眼睛、颤抖的下巴或手等)。咨询师会说:"您说您没事,但是您看起来好像快哭了。"

- 患者对词语的选择。某些词或短语反映了人与人之间的情感和关系。例如,患者把她的胎儿称为"胎儿""我的孩子"还是"它"?这些话可以给你一些线索,让你知道她在多大程度上与怀孕保持距离或联系。夫妻之间是直呼其名,还是称对方为"妻子"或"他"?这些词可以为他们的亲密程度或距离提供线索。

患者情感问题

- 愤怒:愤怒通常是伤心和悲伤的表面现象。愤怒也可能"来自一个害怕、焦虑和无力的地方,我们可以通过这些感觉与患者建立联系"(Schema et al. 2015,第 724 页)。一些患者(尤其是男性和一些文化背景的患者)认为某些情绪是软弱的证据(Schema et al. 2015);愤怒可以是对他们感知到的弱点的一种防御。你可以对他们未说出口的情绪说:"这对您来说一定是毁灭性的打击。"

  Schema 等(2015)调查了遗传咨询师对针对咨询师的患者愤怒的管理和体验。咨询师处理愤怒的普遍策略包括关于它的起源的高级同理心陈述。例如,"我通常会承认他们的愤怒,而这种情况基本上不是他们所做的,他们必须感到失控,但他们想做的只是保护他们所爱的人,而他们不能那样做"(第 724 页)。

- 抑郁:抑郁背后的情绪可能是愤怒、悲伤和绝望。抑郁通常是一种对真实的或感知到的失控的反应。你可以这样表达你内心的感受:"感觉自己无能为力,这一定让人很沮丧。"

- 羞耻/内疚:将疾病遗传给孩子的患者常常感到内疚和羞耻,而患有遗传疾病的患者可能对自己的"缺陷"或"损坏的物品"感到羞耻(McAllister et al. 2007)。遗传学家可能会说:"看起来您觉得您的儿子得了马方综合征是您的错。"

  Sheets 等(2011)建议在对孩子确诊为唐氏综合征的父母进行咨询时,"评估父母的情绪反应,并确认这些感觉。"使用积极的倾听和同理心回应来支持父母(第 436 页)。他们进一步建议"要有同理心,并解决潜在的内疚问题"(第 439 页)。

- 恐惧/焦虑:大多数人在新情况下至少会经历一些焦虑(例如,遗传咨询),以及对他们可能学到的东西的焦虑。通常,他们不会告诉你这是他们的感觉。咨询师会说："我想知道您在这儿是否感觉紧张。"

- 绝望/恐惧：患者感到没有解决方案，没有希望，也没有应对办法。处理这种感觉的一个例子是，"您害怕您将无法处理这个诊断吗？"

- 感觉受到威胁：当然，受威胁的感觉（由于失去所爱的人、身体状况恶化、可能被别人拒绝等）是所有负面情绪的基础。有了高级同理心，你就会试图达到更深的层次，以确定什么对患者构成了威胁，然后讨论这种威胁如何妨碍他们听到必要的信息、做出决定和/或应对他们的处境。咨询师："您一直提到，您的丈夫对您花这么多时间和您女儿在一起是多么生气。您怕他离开吗？"

患者态度或信念模式

- 患者问你该怎么做。遗传咨询师可以把这些类型的问题看作是"一个识别和解决咨询师和/或遗传咨询过程中所面临的关键问题的机会"（Weil 2000，第 149 页）。Djurdjinovic（2009）建议"咨询师进行简单而真诚的询问，'我想更好地理解您的问题'，把问题放在一边，把注意力重新集中到患者身上"（第 140 页）。

- 外化信念。一些患者可能会因为自己的情况而责怪他人。例如，"如果我不需要等这么久才能见到你，这就不会那么难了！"或者"如果我母亲不是每次我提到亨廷顿舞蹈症时都那么歇斯底里的话，我就能决定去做这个检查了。"或者"我的医师告诉我，我没有患癌症的风险，但你却说我有！"我们建议你把这些外化的东西放在一边，因为它们很难修改，而是把对话转向患者："听起来好像您一直对自己的病情感到很困扰。""您会因为把您的情况强加给您母亲而感到内疚吗？""我可以想象谈论这些风险有多难。"

- 患者相信命运、定数或更高的力量导致这样的情况。这类患者可能认为他们是由于一些越轨行为而受到惩罚（他们通常无法表达）。此外，一些文化群体强烈相信命运或因果报应。重要的是要评估这种信念在多大程度上是患者经历的基础。你可能会说："我的印象是，您认为生一个患有脊柱裂的孩子是一种惩罚。""我想知道，在您的文化中，白化病是不是您命运的一部分？"在本章的后面，我们为这些类型的文化视角提供更多的建议。

- 不切实际的期望。一些患者认为他们应该能够轻松地做出决定，没有任何痛苦，或者他们可能认为这样的痛苦是愚蠢的或不正常的。

你可以指出他们的期望是不合理的。例如,"也许您对自己有点苛刻,希望自己已经把一切都弄清楚了。"

- 感觉太自责。患者可能会为他们所处情况的每个方面责怪自己。患者:"如果我不喝咖啡的话,我就不会流产了。"咨询师:"您似乎在找一个责怪自己的理由,您自责吗?"

- 强有力的家庭成员。Lafans 等(2003)采访了产前遗传咨询师关于他们怎样处理关于产前有问题的夫妇的讨论。产前咨询师使用高级同理心来处理过度行为。例如,"我试图让他知道我听到了他说的话……好吧,您是说如果您的妻子做了羊膜穿刺得知您的孩子得了唐氏综合征,您是不可能抚养一个患有唐氏综合征的孩子的,所以您会离开她。您是这个意思吗?"一旦他有机会谈论他强烈的感情……我可以转向她说:"好吧,我听到您丈夫说的话了,他说得很清楚,但我能感觉到您的感觉非常不同"(228 页)。

- 夫妻或家庭可能希望你支持哪一方。为了有效,需要尽可能地支持每一个参与者(Schoeffel et al. 2018)。你可能会说:"看起来您想让我同意您的观点。重要的是,你们都有机会发言和互相倾听。"与此相关的是,不要让患者为彼此说话。在谈话开始时,说明听取每个人的意见是很重要的,然后在谈话期间邀请每个与会者发言。例外情况是患者的文化习惯要求一个人做大部分的谈话。一个人为智力和/或语言能力有限的患者发言也可能是合适的。

- 相信他们的感觉是错误的。你该证实患者的感觉,在他们情绪适当的情况下。例如,"听起来您有很好的理由感到生气。"

患者防御模式

- 听起来像是在照本宣读的患者。有些患者讲述"排练过的故事"(Fine & Glasser 1996)。这可能发生在患者不得不向许多卫生保健专家、家庭成员和朋友重复多遍同样的信息时努力复述脚本。例如,你可以说:"当您的岳父说您不应该再要孩子时,您一定很生气。"这可以让患者重新定向到感觉上,远离排练过的剧本模式。

- 合理化。患者试图证明她/他的感觉、信仰或选择是正确的。你可能会说:"您一直在说如果您被发现患早发性阿尔茨海默病的风险增加了,您担心妻子会怎么想。我想知道您是否担心如何处理这些信息。"

- 投射。患者可能将自己的感受或态度归因于他人。患者:"如果因为孩子有 18 三体综合征我就终止妊娠，大家会认为我自私。"事实上，是患者觉得自己太自私了。咨询师："也许您是担心自己太自私了。"

- 非此即彼的想法。例如，在产前遗传咨询过程中，夫妻双方都是囊性纤维化（CF）的携带者。他们看到了两种选择——要么有受感染的孩子，要么没有孩子——因为堕胎不是他们的选择。这对夫妇没有提到任何其他的生育选择。你可以这样介绍其他选择的可能性："所以您只看到两个选择，有可能有一个受影响的孩子，或者没有孩子。我想知道您是否还未考虑过其他的选择。"

8.1.7　使用高级同理心的挑战

刚开始做遗传咨询的人通常会发现，高级同理心是一种复杂而困难的技能，很难学会并有效地运用。常见的高级同理心错误包括：

- 过多的解释让患者不知所措。例如，一些咨询师可能需要表现得通晓事理或富有洞察力（Hill 2014）。
- 在患者准备好之前，或者在你的太长陈述之前，先做一些高级同理心陈述。
- 错将自己的经历投射到患者身上（Clark 2010；MacDonald 1996）。
- 缺乏理论和个人框架以看到更大的图景，并给予患者替代假设（Hill et al. 2014；Jackson et al. 2014）。
- 避免高级同理心回应，因为害怕对患者的看法是错误的；害怕患者的反应；担心可能会破坏遗传咨询关系；担心自己过于冒昧（Jackson et al. 2014 年）；或者不想伤害患者或让患者尴尬（Hill 2014）。
- "在某种程度上，客户很清楚自己的感受和意识到自己身上发生了什么。我们不需要保护他们免受生活的痛苦。他们有自己的防御来应对。更常见的情况是，他们需要一个目击者来倾听他们的痛苦、担忧和愤怒，而不是一个人来改变或转移它"（Fontaine & Hammond 1994，第 223 页）。

8.1.8　使用高级同理心时的文化考虑

在某些文化中，重要的是在做出高级同理心回应时不要太直接（Hackney & Bernard 2017；Pedersen & Ivey 1993）。一种不太直接的方法可以帮助患者"挽回面子"（这种方法对有抵抗力的患者也很有效）。例如，考虑以下微妙的方式来处理患者的内心体验：

- "过去,当我的患者遇到和你类似的情况时,他们中的一些人感觉……"
- "有些人可能会觉得(认为、做)……如果他们处在你的处境。"
- "有些人觉得很难……他们选择……"
- "你说你对这个消息还能接受,但我想让你知道,如果你不接受也没关系。我希望我你能和我好好谈谈,或者,如果你觉得在这里讨论这件事不舒服,那就和你身边的人谈谈。"
- "如果我处在你的位置,我可能会想到以下几点……你是怎么想的?"

　　一般来说,不要去挑战一个人的文化背景相关观点(例如,遗传情况是上帝的意志)。首先,认为看待现实的方式比患者自己的方式更好,这是非常民族中心主义的。第二,患者不太可能因为一两次遗传咨询而改变他们的观点。第三,这种挑战可能会损害已经建立的信任。试着从患者的文化视角工作。例如,"我知道你把孩子的新陈代谢状况看作是上帝的旨意。你也许想知道我们能帮上什么忙。我们的团队一定能帮助您控制孩子的病情。"

8.2　对抗技巧

8.2.1　对抗的定义和作用

　　对抗包括你直接挑战患者以不同的方式看待他们自己和对他们处境的反应。对抗是一种反馈,它与患者的自我理解存在差异或相反,通常涉及患者既没有公开承认也没有私下承认的行为。对抗反应可以包括识别患者自我挫败的行为和患者的力量。事实上,Kessler(1997)强调了遗传咨询师识别"患者功能关键区域的重要性,他们在整个治疗过程中使用这些关键区域来加强患者的竞争意识。这可能涉及养育、工作、人际关系或其他问题,要求专业人员对客户说一些有意义的话"(第 381 页)。对抗的最终目的是帮助患者考虑改变他们的行为。

　　对抗可以挑战差异、矛盾、防御或非理性信念,鼓励个人以新的方式思考或感受(Hackney & Bernard 2017)和/或挑战患者认识和使用他们的力量或潜力。通过帮助患者探索隐藏的情感、态度和信念,对抗可以消除目标设定和决策的一些障碍。对抗与高级同理心有相似之处,因为两者都是咨询师发起的尝试,以激发患者更大的自我理解。然而,一个重要的区别是,高级同理心表达了患者模糊意识到的部分经验,而对抗则指出了与患者的自我理解不符或相矛盾的经验。回到我们对调光开关的类比，在对抗的情况下，开关会被调到最大，也就是尽可能亮的程度。因此，对抗有可能是一种更强大和更具有威胁性的反应。对抗应该很少发生，甚至比高级同理心更少。当你在遗传咨询中使用对抗时，你必须非常小心。

8.2.2 有效对抗的准则

当使用对抗时，应该试着站在患者的角度，而不是与患者对立（Miller & Rose 2009）。建议使用以下策略。

制订一个回答

- 控制好回应时间。当患者可能愿意接受它时才使用对抗。在咨询关系一开始就使用对抗是无效的（Dougherty et al. 1997）。在患者听到对抗前应该先建立融洽的关系和信任。Lafans 等（2003）发现，遗传咨询师的对抗对于有问题的父母双方有时是一种无效的管理策略，并得出结论——对抗应发生在咨询师足够了解患者的经历、文化以及夫妻的动态变化之后。正如这些研究人员所报告的："确实，一些参与者注意到一些母亲似乎接受了他们伴侣过少或过多地参与，并且他们试图通过解读母亲来决定如何应对父亲的参与"（第239页）。

- 从准确的同理心开始。你必须了解患者的经历，然后才能发现和提出有差异或棱角的问题。

- 适当的深度。确定你想说的和患者相信的之间有多大的区别。如果差异太大，患者更有可能拒绝。

- 预期影响。在你干预之前，估计患者处理冲突的能力。如果患者看起来很困惑或没有条理，应该等到她/他处于更能接受的状态。

- 使用循序渐进法。逐步引入对抗；从小处着手，患者有一定的可能性能够考虑。描述患者的行为及其意义和/或后果。

- 仔细选择你的词汇和语法。对抗回应听上去可能是指责的和居高临下的。应该试探性地说"我想知道如果……""可能……""也许……"等，并且使用提问的语句给患者留点反驳余地。

- 检查你的动机。用对抗来帮助患者，而不是释放你的愤怒或不耐烦来报复患者，或把患者放在她或他的位置上。当你感到无聊、焦虑、需要自我控制或想要主导与患者的互动时，就不适合面对患者。

- **真诚地关心。** 用一种表明你真诚关心患者幸福的方式来传达你的对抗。对抗应该建立在共情的理解之上。例如,"您看起来很焦虑,我想知道我们是否可以谈谈,这可能是您对检测如此犹豫不决的部分原因。"此外,如果你的对抗仅仅是批评,也就是说,如果患者认为你在指责他们或陷入较量,你们的关系和谈话会很快恶化(Martin 2015)。

- **使用反馈技巧。** 既然对抗也是反馈的一种形式,那么以高效地反馈为指导方针是很有用的。如第一章所述,Danish 和 D'augelli(1980)建议有技巧的反馈者:

  — 关注行为而不是患者的个人特征。

  — 只提供患者能够处理的信息。

  — 在行为产生后尽快做出对抗。

  — 以简洁、试验性和描述性的语言而非批判性的语言,仅针对患者可以控制或改变的行为。例如,询问一位表达过不想再怀孕的患者是否使用了节育这是很主观的,并且对患者很不友好。

  — 陈述这种行为对患者和/或家人的后果。例如,"您说您不知道自己患癌症的风险如此之高,您对此感到愤愤不平,但现在您知道了,您发现很难和您的兄弟说。您认为如果他不知道自己的风险,他会作何感想?"

  — 关注长处和不足,要求患者对对抗做出反应,并愿意根据患者的反应来修改它。

  — 是明确的(即并不是给了反馈后再收回它)。

跟进对抗反应

- 如果你想指出患者陈述中的一个差异,而患者却认为你是在说她/他太混乱或太愚蠢了。要了解对抗的影响,你可以问:"您认为我刚才说的怎么样?"或者"您对我刚才说的感觉怎么样?"

- 对抗后要支持对方。对抗可能会带来威胁和痛苦。你应该在承认患者经历后紧跟支持性的同理心陈述。例如,"我知道这对您来说很难。我明白您为什么要在我告诉您这些痛苦的事情时打断我。让我们慢慢来,好让您能慢慢地消化。"

- 不要期望奇迹。不是所有的对抗都能产生引起患者改变的效果(Pedersen & Ivey 1993)。

8.2.3 患者面对对抗可能的反应

信息差异

差异的对抗对于防止混淆和核实信息的准确性是很重要的。这类型的对抗在遗传咨询中很重要，因为你必须收集准确的数据来帮助患者建立目标和做决定。对抗可以解决三种类型的信息差异：

- 空缺：通常不与患者提特定遗传疾病的有关问题。患有神经纤维瘤的孩子的父母从不提及他们也有多发性神经纤维瘤，即使在收集家族史时专门问过这个问题。
- 遗漏：患者没有在其个人陈述中包含相关信息。患者正在接受有关杜氏肌营养不良家族史的遗传咨询。她没有提到她现在怀孕了。
- 前后矛盾：患者在不同时间说的话。例如，"早些时候您告诉我这是您第一次怀孕，但现在您提到经历了几次流产。"

想法和实际行为之间的差异

想着一件事但却做另外一件事并不少见。例如，一位产前患者的伴侣说，"我只想要对我妻子最好的"，但强烈反对检测，即使妻子说这是她想要的。你回答说："您说您只想要对她最好的。听起来她想做检查，但您却不同意。"

矛盾心理

矛盾心理是一种常见的人类体验，应认可患者的不确定感（Fine & Glasser 1996）。例如，"您说您想做检查，但您总是取消预约。我不知道您是否百感交集。"或者患者说："我来是因为我的医师让我来。既然我花了几个小时时间过来，而且我已经到这里了，我不如继续做下检测好了。"咨询师："这不是一个很好的理由。让我们梳理下您想做和不想做检测的原因。"

患者所说与真实情况不一致

例如，患者说："我的孩子只是发育有点迟缓，但医师告诉我，如果我们和他一起努力，他会赶上来的。"你可能会回答："您说他会赶上来的，但您的医疗记录显示他患有普拉德威利综合征，这是一种与智力缺陷有关的病症。"

在 Lafans 等（2003）的研究中，一些产前遗传咨询师参与者通过教育的方式来面对参与不足的父亲。例如，"（我说）'这是一对夫妇的决定……不管羊膜腔发生了什么,都会影响到你们俩。'他说,'好吧,是她把针扎进肚子里的。'我说,'嗯,那是真的,但这只是羊膜腔经历的很小一部分。'如果她愿意的话,他觉得他能支持她吗?"(第 255 页)。

患者信息和/或内部对话中的差异

"您说过您永远不会堕胎;您也说过您不能应对另一个患囊性纤维化的孩子。"或者"您说过您想知道患乳腺癌的风险是否增加了,但您也说过您会因为检测结果呈阳性而崩溃。"

患者自我认知与遗传咨询师对患者的认知之间的差异

患者:"我自己永远做不了决定!"咨询师:"然而,尽管你的家人反对,您还是决定来这里做检测,这对我来说意味着您可以坚强和果断。"

扭曲

"我在想,把孩子的身体状况归咎于孩子出生的过程,会不会让您不必承认自己的病史。"

逃避

"您告诉我您忘了让您的兄弟姐妹接受检查。这可能是因为您知道这意味着对您的癌症风险有一个更明确的答案吗?"或者患者应该要求医师把他的病历交给遗传咨询师。患者:"我真的没有时间打电话到医师办公室。"咨询师:"我想知道你是否确定要继续做检测。"

Lafans 等(2003)发现,在产前遗传咨询过程中,伴侣的特征行为包括缺乏情感和诸如"这是她的身体;这是她的决定"。咨询师的对抗可以为:"您似乎有些退缩、不舒服,或者对如何做这个决定感到困惑……让他说'我不在乎'或者'我不想要做羊膜腔穿刺术,这就是我为什么要这样做的原因'……";"'我想您没听到她在说什么……'转述她说的话,问她'您是这么说的吗?'然后对他说:'您听到的就是这个吗?'"以及"'如果完全由您自己做决定,您会怎么做?'这会让任何男性发表意见,然后……你可以开始讨论达成妥协"(第 230 页)。一些咨询师也使用幽默。例如,"(我)对他们说,'您意识到您是在和咨询师谈话吗? 我不会让您不谈自己的感受就走开的'"(第 255 页)。

非语言的矛盾

患者含着眼泪说:"我对这些检查结果没什么意见。"你回答:"您说您很好,但您看起来很悲伤。"

在 Lafans 等(2003)的研究中,一些产前咨询师面对父亲的肢体语言,例如,"……您的妻子在哭,而您并不是真的……看着她。您怎么了?""有些人只是想看看报纸,我会说'我希望您能参与其中'"(第255页)。

游戏、把戏和烟幕弹

你说,"我想知道打断我是否能让您保护自己不听到这个痛苦的信息?"或者,如果患者反复说"是的,但是……"你可以回答,"每次我建议您去了解更多关于脆性 X 染色体综合征的信息时,我注意到您说'是的,但是……'也许您还没有准备好了解更多有关这种情况的信息?"

弄巧成拙的语句

患者:"我想不出有什么话可以对我姐姐说,让她相信基因检测对我们双方都最有利。"

咨询师:"我想您在和我谈话时提出了几个有说服力的观点。"

患者:"我还没有足够的力量来面对提示我有乳腺癌基因的检测结果。"

咨询师:"您说您太软弱了,不能处理这类消息。然而,您似乎很坚强,能够向他人寻求支持。"

Lafans 等(2003)发现,当父亲(代表母亲说话或主导对话的人)过于投入时,一些产前咨询师会用对抗的方式鼓励母亲"拥有"自己的行为,而不是伴侣的行为。例如,"……(我)把话题带回妻子身边,'您对此有强烈的感觉吗? 您认为(他的感觉)如何影响你们的夫妻关系?'"(第228页)。

8.2.4　面对咨询师的对抗患者可能的反应

Egan(1994)描述了患者面对对抗时的六种反应:

- 否认反馈。患者可能会平静地告诉你,你的反馈是错误的,或者愤怒地拒绝接受你所说的话。
- 怀疑起源。一个常见的遗传咨询患者反应可能是:"你不明白。毕竟,你的家族中没有亨廷顿病。"
- 试着改变你的想法。患者可能会试图说服你相信她/他的观点。例如,"哦,如果你更了解我,你会意识到我真的不能处理这类消息!"
- 贬低话题。例如,"当我说我们女儿的基因问题是我丈夫的错时,我只是在开玩笑。我这样说并不是认真的。"

- 从其他地方寻求支持。"嗯，我所有的家人和朋友都同意我的观点！"
- 假装同意你的观点。"你可能是对的。当然，你比我更有经验。"

Pedersen 和 Ivey（1993）证实了几种患者可能回答的方式：

- 患者愿意承认你所面对的部分事实。
- 患者同意对抗，但拒绝做任何事情。
- 患者选择妥协或适应问题。
- 患者听到对抗并使用洞察力来改变行为。

重要的是要认识到，患者对对抗做出充分反应可能需要时间。在遗传咨询过程中，他们的全部反应可能并不明显。

在使用对抗之前，评估患者的总体行为举止是很重要的。研究建议，通常你应该避免面对抗拒情绪高的患者（抗拒在人际交往中放弃控制）和/或愤怒的患者（Karno & Longabaugh 2005；Schema et al. 2015），否则可能会加剧他们的情绪。

8.2.5　使用对抗的挑战

对抗不是一种容易的干预。如果你在辞典里查"对抗"这个词，你会看到诸如挑战、反对、对抗、挑拨、相遇、威胁、蔑视、阻截、面对、遭遇、处理、面对、对付和迎面相遇这样的术语。其中一些术语听起来相当消极，暗示了要避免做的行为。

此外，当对抗遭遇困难时，我们可能想要避免它们，因为我们害怕患者的消极反应，或者当我们认为自己给别人造成了痛苦时，我们会感觉很糟糕或不舒服。此外，"刚开始咨询师倾向于避免面对……因为它偏离了他们被教导的礼貌行为；因此，他们担心这样做会损害相互间的关系"（Hackney & Bernard 2017，第 29 页）。

同样，在遗传咨询中，你可能避免对你的患者使用对抗，因为：

- 你希望被人喜欢，但又害怕在你对抗患者之后，他们会不喜欢你。
- 你不想伤害或让患者尴尬（尤其是当你认为患者脆弱和易受伤害时）。事实上，患者已经经历了痛苦和冲突；你的诚实并没有直接导致他们的痛苦，反而让它公开化了（Wilbur & Wilbur 1986）。
- 你有一种文化信仰，认为对抗是一种粗鲁或不恰当的行为。
- 你可能是错的，也就是说，你担心你对患者有偏见或错误的看法。
- 你可以敞开心扉接受患者的反馈。
- 你的患者可能会生气，闭嘴，甚至起身离开！

- 你不确定如何以一种既支持又直接的方式面对患者（Chui et al. 2014）。

- 当涉及痛苦的问题时，对抗不仅仅是困难的。如果你对抗患者的优点，你可能也会害怕这听起来很虚伪（例如，你觉得给予赞美很不舒服），或者你认为你的观点对他们来说不重要。

8.2.6　使用对抗时的文化考虑

你不能以同样的方式与来自所有文化群体的患者进行对抗。你需要对文化差异敏感，并根据患者的背景调整你的策略。例如，通常应避免与亚裔、拉丁裔和美国原住民患者发生直接冲突（Ivey 1994）。此外，对一些中国人来说，文化习俗包括极其小心地不伤害他人或让他人"丢脸"。这些差异的另一个含义是，来自某些文化群体的患者可能会被迫同意你的对抗，因为他们不想伤害你。在不同文化背景下，男性和女性之间的对抗也有所不同（例如，与中东男性交流的女性遗传咨询师在使用这类干预时应特别小心）。

Pedersen 和 Ivey（1993）建议应对不同文化中关于对抗的不同规则：

- 了解自己和患者的文化背景。

- 以一种适合患者病情的方式来组织对抗。改变对话的措辞或过程；把它翻译成患者的文化风格，这样对抗就可以被理解了。例如，使用"问题"这个词可能对来自不能接受自己有弱点的文化的患者无效。

- 尽量不被行为分心——不管看起来有多么不一致——直到被患者的价值观和期望所理解（Pedersen & Ivey 1993，第 196 页）。例如，一些非裔美国患者在听你说话时可能会把目光移开。

你会遇到许多不同类型的基于文化的信仰和实践。考虑下面的例子：

> 一对中东夫妇被建议进行产前检查。丈夫做所有的谈话，但声明这是他妻子的决定。妻子一直盯着地板，什么也没说。咨询师："先生。您已经说过很多次了，这次怀孕的检查是由您妻子决定的，但她今天几乎没说什么。请帮助我了解她将如何做出这个决定。"

在这个例子中，评估女人沉默的原因是很重要的。例如，Awwad 等（2008）采访了土生土长的巴勒斯坦人和第一代美国巴勒斯坦人，让他们想象自己是处于假想的婚前和产前状态的患者。研究发现，大多数受访者更喜欢和伴侣一起做决定;然而,这个过程发生在家里,而不是在遗传咨询过程中。此外,如果夫妻之间存在严重分歧,大多数巴勒斯坦裔美国人认为应该由女方做出决定,而大多数本土巴勒斯坦人则认为应该由男方做出决定,或者由双方共同做出决定。这些结果显示了文化和文化适应的明显差异,这可能是上述例子中感知到的差异的一种解释。

记住,当患者有强烈的文化信仰时,对抗是不可能起作用的。在这种情况下,你需要尊重他们的观点并继续前进。例如,一对来自巴基斯坦的夫妇,他们的孩子患有弗里德里奇共济失调症,他们不相信是血缘关系导致了这种情况。你可以说,"我理解您不认为您的孩子患病是因为您和妻子是亲戚。我们能谈谈一些测试来告诉我们下一个婴儿是否会有同样的症状吗?"这实现了遗传咨询的目标,为患者提供不依赖人工授精的选择。

在与文化背景不同于你的患者对抗时要保持灵活。通常应该努力使你的对抗表现得温和些,因为这样的反馈对大多数人来说是很难听到的。记住,请患者帮助理解他们对某一问题的文化观点是非常合适的。可以说:"您和我来自不同的文化,您能帮助我理解我们如何共同处理这个问题吗?"

注意,有时你可以将患者的文化信仰融入治疗中。例如,Greeson 等(2001)采访了索马里移民妇女,发现她们一致认为"使人残疾的是真主,而不是遗传"(第 375 页)。研究人员建议,与其直面这种信仰,遗传咨询师可以"通过科学与宗教的结合……来帮助索马里患者这样考虑风险的形成,即真主决定孩子的基因,但有四种选择"(第 375 页)。

宗教信仰包含另一个文化变量可能会表现出不一致性,也许你会认为这些信仰阻碍了遗传咨询的进程。Knapp 等(2010)在谈到心理学家时,建议从业人员:"① 仔细考虑如何确定这是宗教信仰;② 认真听取客户的意见;③ 认识到宗教信仰同其他信仰一样可能是变化不定的;④ 接受宗教信仰是由多层面和多方面决定的"(第 406 页)。他们进一步断言,"在需要直接挑战客户宗教信仰的情况下是例外的"(第 409 页)。

8.3　结束语

与其他遗传咨询行为如初级同理心、质疑和信息提供相比,高级同理心和对抗回应使用得较少。然而,当有策略地使用时,可以培养患者对自身和自身情况的洞察力。通常这些洞察力会帮助患者更好地接受他们的感觉、想法和行动,还可能促使那些妨碍患者目标设定和决策过程的行为发生变化。作为一名初级遗传咨询师,你可能会对使用这些强烈的反应感到焦虑。在教师的监督下练习,逐渐将高级同理心和对抗技巧融入你的咨询过程中。

8.4 课堂活动

活动1:同理心和对抗讨论

学生们讨论他们认为高级同理心和高级对抗是什么,这两种技能有何相似之处,又有何不同,以及各自在遗传咨询中的作用。讨论可以从让学生回答两组问题开始。

预计时间:10~15分钟。

活动2:患者问题凝练概括(小组活动)

在小组中,每个学生选择并大声朗读一个患者的陈述(如下所列),然后讨论这个患者可能是什么样的。学生产生尽可能多的想法:

- 患者表面的情感、思想和问题
- 患者潜在的情感、思想和问题

然后学生推测在遗传咨询过程中他/她可能需要面对患者的什么问题。

学生不能提建议或解决患者的问题。其他小组成员可以将他们的想法加入学生的推测中。

患者陈述

- "我39岁了,这是我第一次怀孕。我做了产前检查,才知道我的孩子有问题。他们说,我的孩子有可能在学校有很多行为问题,可能无法学习。哦,我记得他们还说他会很高。但是他们并不确定,因为几乎没有人做过关于这种情况的研究。我该怎么办?"
- "我刚发现我哥哥是同性恋。我已经知道我爸爸那边的两个堂兄弟是同性恋。我读到过同性恋可能是遗传的。如果我妻子怀孕了,我和她更有可能生一个同性恋孩子吗?"
- "我要求在我丈夫进来之前先见你,因为我不确定我是否想做这个NIPT检测。他知道我年轻的时候很狂野,我经常开派对,抽大麻和吸毒。如果检查结果出来,宝宝有什么问题怎么办?"
- "我刚刚检测出亨廷顿舞蹈症呈阳性。我还没有症状,但我想知道到底会发生什么。其他人是如何处理的呢?你听说过亨廷顿舞蹈症患者自杀吗?"

- "我和丈夫想要个孩子。我相信我的健康状况良好,我的家庭没有遗传问题。然而,我的丈夫是一个嗜饮的酒鬼。我担心胎儿患酒精综合征。"

- "我今天来这里做产前检查。这是我第二次怀孕。我的第一个孩子患有严重的自闭症,这意味着他的余生将完全依赖于我和我的丈夫。我担心这种情况会再次发生,但我不赞成堕胎。如果我们的下一个孩子没有自闭症,我就会感觉好一些,因为这不是我的错。"

- "这是我第四次怀孕了。我有三个儿子。我和我丈夫这次真的想要一个女孩。我们听说有些产前检查可以确定孩子的性别。我想在这里进行检测。"

- "几个星期前,我被诊断出患有乳腺癌。因为我母亲在40多岁时死于乳腺癌,我的医师说我应该做基因检测。我知道这次检测会有帮助。但是,我有两个十几岁的女儿。我很担心,我可能会发现她们也得了乳腺癌。"

- 预计时间:60~75分钟。

活动3a:低水平的高级同理心和对抗技能示范

指导老师和一位扮演遗传咨询患者的志愿者进行角色扮演,其中咨询师表现出较差的高级同理心和对抗行为(如过度分析患者的动机和感受;用惩罚性的、错误的、批判性的方法来与患者对抗)。学生们观察和记录表现得较差的同理心和对抗的例子。

预计时间:10分钟。

过程

学生分享表现差的高级同理心和对抗反应的例子。然后讨论咨询师糟糕的技巧对患者的影响。在其他学生发表意见后,患者可以提供其对咨询师行为的印象。教师可以将学生分成两组,一半集中于咨询师行为,一半集中于患者行为,或者一半集中于高级同理心行为,另一半集中于对抗行为。

预计时间:15分钟。

教师笔记

- 学生常常难以区分高级同理心和对抗。教师应协助学生将他们在角色扮演中观察到的反应分类。

- 可能出现的一个问题是咨询师的预期反应（例如,高级同理心）可能被患者或观察者以不同的方式感知（例如,作为一种对抗）。
- 一种选择是继续在课堂上使用早期的角色扮演,这样双方可以更快地转向高级同理心和对抗技巧。

活动 3b：高水平的高级同理心和对抗技能示范

指导老师和同一个志愿者重复同样的角色扮演,这一次咨询师表现出良好的高级同理心和对抗技巧。学生们观察和记录一些高级同理心和对抗行为的例子。

预计时间：15 分钟。

过程

学生讨论表现良好的高级同理心和对抗反应的例子,然后讨论咨询师的行为对患者的影响。将这次的角色扮演与低水平的角色扮演进行对比。教师可以将学生分成两组,一半集中于咨询师行为,一半集中于患者行为,或者一半集中于高级同理心,另一半集中于对抗行为。

预计时间：15 分钟。

教师笔记

- 学生们可以在"思考-合作-交流"的二元关系中一起工作,以确定高级同理心和对抗的例子及其对患者的影响。

活动 4：三重角色扮演

利用活动 2 中的患者陈述,三个学生在 15 分钟的角色扮演中练习高级同理心和对抗技巧,每人轮流扮演咨询师、患者和观察者。在每次角色扮演之后,再留出 10 分钟的反馈时间。学生应该注重使用良好的帮助技巧。

评估遗传咨询师同理心和对抗的标准：

及时的

准确的

试探性的

语言是尊重的

特定

明确主题、潜在问题和/或差异

处理内容和/或感觉

后续共情

预计时间：75分钟。

过程

在一个大组中,学生们讨论从角色扮演中学到了什么。

- 这个练习是怎么做的?
- 关于高级同理心和对抗,你学到了什么?
- 关于这两项技能,你对自己有什么了解?
- 关于高级同理心和对抗,你还有什么疑问?

预计时间：15分钟。

教师笔记

- 如果咨询师明显"卡住了",观察者或咨询师可能想停止角色扮演。然后三人(除了患者)进行一个简短的谈话,关于患者的动态、问题等,目的是提示咨询师。然后咨询师和患者继续角色扮演。

活动5：患者情况凝练概况(小组)①

指导老师朗读患者描述：患者为34岁孕妇。她4岁的儿子患有杜氏肌营养不良症(DMD)。她在怀孕期间做了DMD产前检查,得知她怀的是一个患有DMD的男孩。

接下来,指导老师一次读一份患者陈述。在阅读完一份陈述后,学生写出三种反应：一种是初级同理心反应,一种是高级同理心反应,还有一种是对抗反应。

学生应该把他们的回答写得好像他们是在和患者说话一样。告诉学生他们可以设想比描述中明显表达的关于患者及其情况更多的知识,来制订他们的高级同理心和对抗反应。

让志愿者分享其对每个患者陈述的反应,每次一种。换句话说,让志愿者先读他们的初级同理心反应。就这些回答向学生提供反馈。接下来让志愿者读高级同理心反应并提供反馈。最后,让志愿者读对抗回应并提供反馈。强化有技巧的反应,纠正不准确的地方(例如,一个学生认为是高级同理心但实际上是初级同理心的反应,一个关于患者经历/情况的"不切题"的反应),以及太冗长、语气太威胁、太笨拙/机械的反应。请小组成员帮助修改答案,使其更有效。对这五个患者的陈述都要遵循这个过程。

---

① 改编自 McHenry & McHenry(2015)。

患者一：我很确定这个孩子会没事的。我们马上告诉大家，我们又要生孩子了。

回答：

1. 初级同理心反应——

2. 高级同理心反应——

3. 对抗反应——

患者二：我不明白上帝为什么要这样对我。

回答：

1. 初级同理心反应——

2. 高级同理心反应——

3. 对抗反应——

患者三：这是一个很难做出的决定。我需要堕胎吗？如果我这么做了，我该怎么告诉别人？

回答：

1. 初级同理心反应——

2. 高级同理心反应——

3. 对抗反应——

患者四：我该怎么跟我儿子说？他知道妈妈肚子里有个孩子。我不能对他撒谎。

回答：

1. 初级同理心反应——

2. 高级同理心反应——

3. 对抗反应——

患者五：我只是无法面对另一个孩子会生病的想法。这是否意味着我不爱我的儿子？

回答：

1. 初级同理心反应——

2. 高级同理心反应——

3. 对抗反应——

估计时间：60 分钟。

教师笔记

● 这个活动可以改为书面练习。

8.5　书面练习

练习1：杂志概述

要求学员写一篇杂志引文或短文,内容如下:

1. 描述一下你认为什么是对抗。

2. 讨论在以下情况下如何处理对抗:

- 你的家人
- 你作为一个孩子的同龄群体
- 你当前的同龄群体(不包括你这组的同学)
- 你所认同的文化群体

3. 这些经历将如何影响你与遗传咨询患者的对抗方式?

4. 一般来说,你是否更容易对一个人的长处提出质疑? 对局限之处呢?

5. 你是否更容易对抗某些类型的患者?

练习2：初级同理心、高级同理心和对抗

阅读下列患者陈述,并为每一条陈述写下一种初级同理心反应、一种高级同理心反应和一种对抗反应。写下你的回答,就好像你真的在和患者说话一样。

提示:在形成你的高级同理心和对抗反应时,你需要推断出比这里写的更多关于患者的知识。

例如,一位有患亨廷顿舞蹈症风险的40岁男性说:"我总是担心这个,烦透了! 每次我被什么东西绊倒,我就想我得病了。我想,'哦,不,我会和我父亲一样的。'因为他的病,大家都取笑他。当父亲表现得如此愚笨时,作为他的孩子是如此的艰难。如果我发现自己有这种基因,我不知道该怎么办。"

初级同理心:"您似乎也害怕得亨廷顿舞蹈症。"

高级同理心:"您害怕人们会对你说同样的话?"

对抗:"这对您来说似乎是很痛苦的,但我想知道您到现在还没有做过检测。"

- 35岁的产前患者说:"我担心我丈夫不会理解我想继续怀孕的原因。他可能试图说服我放弃我的计划。我怕他不会理解我的感受。"
- 25岁的男性患者:"我不知道是否要做SCA(脊髓性小脑共济失调6

型)的检测,我好沮丧! 你可能以为看过父亲得了这种病我知道该怎么办。"

- 一位 50 岁的妇女在谈论她 25 岁的孩子时说:"他知道他可以依赖我,因为他得了白化病。如果他晒伤了,或者开始说他觉得自己一无是处,毫无希望,我会发疯的。他从我这里得到了他想要的一切,我知道这是我的错。但我仍然非常爱他。"

- 17 岁的男性产前伴侣:"我女朋友怀孕了,宝宝有异常。她说她想堕胎。她说这是她的问题,没有我她也能处理。她甚至从来没有问过我,我认为她应该做什么! 我是说,这也是我的孩子!"

- 患有杜氏肌萎缩症的 10 岁男孩:"我的同学不喜欢我,现在我也不喜欢他们! 他们为什么要这么刻薄? 他们取笑我,因为我不能走路或和他们玩。啊,他们不一定要喜欢我,但是我希望他们不要再取笑我了。"

- 患有神经纤维瘤病(NF)和许多可见结节的 16 岁患者:"我来这里是因为我母亲让我来的。"

- 有 3 个女儿的 32 岁母亲,丈夫来自印度,母亲(泪流满面地)说:"我们想要一个男孩。"

- 有 5 次流产史的 38 岁女性,没有孩子:"没有人真正知道我的感受。我知道这只是流产,和失去一个真正的孩子不一样。"

- 一个孩子患有囊性纤维化(CF)的产前患者说:"我丈夫想让我做个产前检查,但我就是不知道。我们的女儿苏珊很好,我们都很爱她。"

- 30 岁的女人:"我的家人从不谈论我们家怎么会有那么多人得癌症。我也不能和我丈夫谈这件事。我不知道该怎么想我的两个女儿!"

- 来自中东的有血缘的夫妇:"我不认为这是遗传问题。我的姐妹们都嫁给了堂兄弟姐妹,他们的孩子都很正常。"

- 25 岁的非裔美国妇女,她有一个孩子患有镰状细胞性贫血,她在第二次怀孕时做了选择性流产,现在又怀孕了,正在考虑做产前检查:"每个人都告诉我这个孩子会受到影响,原因是我终止了上一次妊娠。"

- 35 岁的阿拉伯妇女,她的新生儿患有唐氏综合征:"她长大后会是什么样子? 她会看起来不正常吗?"

- 20 岁的西班牙裔产前患者,天主教徒,产前检查结果显示:"我的医师认为我应该堕胎,但我的牧师和我的丈夫非常反对。"

教师笔记

作为这项练习的补充,学生可以被要求描述他们参与或观察到的跨文化遗传咨询经验,并针对这种情况写出三种回答(即初级同理心、高级同理心和对抗)。

练习3:角色扮演

与同学进行 20~30 分钟的遗传咨询角色扮演。角色扮演可以基于你在诊所看到的患者,也可以是虚构的患者情况。在角色扮演的过程中,把注意力集中在你目前学到的所有帮助技能上。试着包含至少一种高级同理心和一种对抗反应。角色扮演过程录制音频。接下来转录角色扮演并评论你的工作。使用以下方法转录会议:

咨询师	患　者	自我评判	指导老师
对话的关键短语	重点词句	评论你自己的反应	对你的回答提供反馈

创建一个简短的总结:

1. 简要描述患者的人口统计特征(如年龄、性别、种族、社会经济状况、人际关系状况)和寻求遗传咨询的原因。
2. 在角色扮演中明确两件你说过/做过的有效的事和两件你可以做得不同的事。

将录音、抄本/自我批评和总结交给指导老师,由其提供反馈。

提示:这个作业鼓励你对自己的临床表现进行自我反思。目标不是达成完美的遗传咨询。相反,我们的目标是评估你能在多大程度上准确地评估你的心理社会咨询技能。如果你能克制住自己,不去想计划中作为咨询师应该说些什么,你将会从这个练习中得到更多。

练习4:高级同理心:给你的遗传咨询师的信

假设你和你的伴侣约好了去看儿科遗传咨询师,因为你4岁的孩子(你目前唯一的孩子)患了自闭症。这个家庭的其他几个孩子(侄女和侄子)也有学习障碍。你的儿科医师质疑自闭症是否是家族遗传的。写一封信给遗传咨询师,在信中描述你表面的想法和感觉,你更深层次的想法和感觉,你对遗传咨询的期望,你想从咨询师那里得到什么。试着写下你最初可能不愿与遗传咨询师分享的事情。

教师笔记

- 这个练习可以作为一个日志条目，一篇小的反应文章，或者与一个伙伴一起做。
- 写好的信可用于遗传咨询角色扮演。学生既可以表演自己的信，也可以表演同学的信。

参考文献

Anonymous. A genetic counselor's journey from provider to patient：a mother's story. J Genet Couns. 2008；17：412－418.

Awwad R，Veach PM，Bartels DM，et al. Culture and acculturation influences on Palestinian perceptions of prenatal genetic counseling. J Genet Couns. 2008；17：101－116.

Bayne HB，Pusateri C，Dean-Nganga L. The use of empathy in human services：strategies for diverse professional roles. J Hum Serv. 2012；32：72－88.

Bellcross C. A genetic counselor's story of birth，grief，and survival. J Genet Couns. 2012；21：169－172.

Bodurtha J. 46 chromosomes and me. J Genet Couns. 2012；21：173－174.

Chin SR. It's not always about the "genetics"：giving patients what they need. J Genet Couns. 2012；21：181－182.

Chui H，Hill CE，Ain S，et al. Training undergraduate students to use challenges. Couns Psychol. 2014；42：758－777.

Clark AJ. Empathy：an integral model in the counseling process. J Couns Dev. 2010；88：348－356.

Danish SJ，D'Augelli AR，Hauer，AL. Helping skills：a basic training program. New York：Human Sciences Press；1980.

Djurdjinovic L. Psychosocial counseling. In：Uhlmann WR，Schuette JL，Yashar B，editors. A guide to genetic counseling. 2nd ed. New York：Wiley；2009. p. 133－175.

Dougherty AM，Henderson BB，Lindsay B. The effectiveness of direct versus indirect confrontation as a function of stage of consultation：results of an exploratory investigation. J Educ Psychol Consult. 1997；8：361－372.

Egan G. The skilled helper. Pacific Grove/Monterey，CA：Brooks/Cole；1994.

Fine SF，Glasser PH. The first helping interview. Thousand Oaks，CA：Sage；1996.

Fontaine JH，Hammond NL. Twenty counseling maxims. J Couns Dev. 1994；73：223－226.

Glessner HD. Will my voice be heard? J Genet Couns. 2012；21：189－191.

Greeson CJ，Veach PM，LeRoy BS. A qualitative investigation of Somali immigrant perceptions of disability：implications for genetic counseling. J Genet Couns. 2001；10：359－378.

Hackney HL，Bernard JM. Professional counseling：a process guide to helping. 8th ed. London：Pearson；2017.

Hill CE. Helping skills: facilitating exploration, insight, and action. 4th ed. Washington, DC: American Psychological Association; 2014.

Hill CE, Spangler PT, Chui H, et al. Training undergraduate students to use insight skills: overview of the rationale, methods, and analyses for three studies. Couns Psychol. 2014; 42: 702 - 728.

Ivey AE. International interviewing and counseling: facilitating client development in a multicultural society. Pacific Grove, CA: Brooks/Cole; 1994.

Ivey AE, D'Andrea M, Ivey MB, et al. Theories of counseling and psychotherapy: a multicultural perspective. 6th ed. Boston, MA: Allyn & Bacon; 2007.

Jackson JL, Hill CE, Spangler PT, et al. Training undergraduate students to use interpretation. Couns Psychol. 2014; 42: 778 - 799.

Karno MP, Longabaugh R. An examination of how therapist directiveness interacts with patient anger and reactance to predict alcohol use. J Stud Alcohol. 2005; 66: 825 - 832.

Kessler S. Psychological aspects of genetic counseling. X. Advanced counseling techniques. J Genet Couns. 1997; 6: 379 - 392.

Knapp S, Lemoncelli J, VandeCreek L. Ethical responses when patients' religious beliefs appear to harm their well-being. Prof Psychol. 2010; 41: 405 - 412.

Knutzen D. Genetic counseling through hope. J Genet Couns. 2012; 21: 205 - 206.

Lafans RS, Veach PM, LeRoy BS. Genetic counselors' experiences with paternal involvement in prenatal genetic counseling sessions: an exploratory investigation. J Genet Couns. 2003; 12: 219 - 242.

Lakhani SB. It's a small world: fusion of cultures in genetic counseling. J Genet Couns. 2012; 21: 207 - 208.

Lewis L. Honoring diversity: cultural competence in genetic counseling. In: LeRoy BS, McCarthy Veach P, Bartels DM, editors. Genetic counseling practice. Hoboken: Wiley-Blackwell; 2010. p. 201 - 234.

MacDonald G. Inferences in therapy: processes and hazards. Prof Psychol. 1996; 27: 600 - 603.

Martin DG. Counseling and therapy skills. 4th ed. Long Grove, IL: Waveland Press, Inc.; 2015.

Mayfield WA, Kardash CM, Kivlighan DM Jr. Differences in experienced and novice counselors' knowledge structures about clients: implications for case conceptualization. J Couns Psychol. 1999; 46: 504 - 514.

McAllister M, Davies L, Payne K, et al. The emotional effects of genetic diseases: implications for clinical genetics. Am J Med Genet A. 2007; 143: 2651 - 2561.

McCarthy Veach P, LeRoy BS. Defining moments in genetic counselor professional development: one decade later. J Genet Couns. 2012; 21: 162 - 166.

McHenry B, McHenry J. What therapists say and why they say it: effective therapeutic responses and techniques. 2nd ed. New York: Routledge; 2015.

Miller WR, Rose GS. Toward a theory of motivational interviewing. Am Psychol. 2009; 64: 527 - 537.

Miranda C, Veach PM, Martyr MA, et al. Portrait of the master genetic counselor clinician: a qualitative investigation of expertise in genetic counseling. J Genet

Couns. 2016；25：767 - 785.

Neukrug E，Bayne H，Dean-Nganga L，et al. Creative and novel approaches to empathy：a neo-Rogerian perspective. J Ment Health Couns. 2013；35：29 - 42.

Oosterwal G. Multicultural counseling. In：Uhlmann WR，Schuette JL，Yashar B，editors. A guide to genetic counseling. 2nd ed. New York：Wiley；2009. p. 331 - 361.

Oswald GL. Being the genuine me. J Genet Couns. 2012；21：220 - 221.

Pedersen PB，Ivey AE. Culture-centered counseling and interviewing skills：a practical guide. Westport，CT：Praeger/Greenwood；1993.

Peters E，Veach PM，Ward EE，et al. Does receiving genetic counseling impact genetic counselor practice？J Genet Couns. 2004；13：387 - 402.

Sarangi S，Bennert K，Howell L，et al. （Mis）alignments in counseling for Huntington's disease predictive testing：clients' responses to reflective frames. J Genet Couns. 2005；14：29 - 42.

Schema L，McLaughlin M，Veach PM，et al. Clearing the air：a qualitative investigation of genetic counselors' experiences of counselor-focused patient anger. J Genet Couns. 2015；24：717 - 731.

Schoeffel K，McCarthy Veach P，Rubin K，et al. Managing couple conflict during prenatal counseling sessions：An investigation of genetic counselor experiences and perceptions. J Genet Couns. 2018. https：//doi. org/10. 1007/s10897 - 018 - 0252 - 6.

Sciarra DT. Multiculturalism in counseling. Itasca，IL：FE Peacock；1999.

Sheets KB，Crissman BG，Feist CD，et al. Practice guidelines for communicating a prenatal or postnatal diagnosis of down syndrome：recommendations of the National Society of Genetic Counselors. J Genet Couns. 2011；20：432 - 441.

Siemińska MJ，Szymańska M，Mausch K. Development of sensitivity to the needs and suffering of a sick person in students of medicine and dentistry. Med Health Care Philos. 2002；5：263 - 271.

Slendokova B. Genetic counseling students' empathic understanding of a prenatal patient's reactions to the diagnosis of Down Syndrome：a simulation study. Unpublished master's paper，University of Minnesota，Minneapolis，MN；2005.

Steinberg Warren N，Wilson PL. COUNSELING：a 10-point approach to cultural competence in genetic counseling. Perspect Genet Couns. 2013；Q3：6 - 7.

Weil J. Psychosocial genetic counseling. New York：Oxford University Press；2000.

Welfel RE，Patterson EL. The counseling process：a multi theoretical integrative approach. 6th ed. Pacific Grove，CA：Brooks/Cole；2005.

Wilbur MP，Wilbur JR. Honesty：expanding skills beyond professional roles. J Humanist Educ Dev. 1986；24：130 - 143.

患者因素：抵触，应对，情感和形式 9

学习目标

1. 患者抵触的定义。
2. 区分识别患者的遗传咨询反应，解决患者抵触。
3. 区分防御机制和其他应对行为。
4. 描述患者的情感类型和遗传咨询的关系。
5. 描述患者特点的差异及其对遗传咨询的影响。
6. 提高解决患者遗传咨询影响因素的技能。

本章讨论了几种影响遗传咨询过程和结果的患者因素，包括患者抵触、应对行为、情绪反应、个体文化差异。作为一名遗传咨询师，你需要利用本书介绍的咨询技巧来发现和解决这些问题。

9.1 患者抵触

9.1.1 患者抵触的定义

在遗传咨询中，患者抵触是指致使遗传咨询活动变复杂的患者行为。Weil（2010）将患者抵触定义为"限制患者无法充分参与遗传咨询过程的态度、行为、情感和思维方式"（第155页）。患者抵触在遗传咨询中相当普遍，并且是一种正常的反应，尤其是当患者认为问题很重要时（Weil 2010）。患者抵触通常是一种无意识的过程，表明患者没有完全认可遗传咨询关系/状态。当患者反对遗传咨询过程和/或结果的任何方面时，就会产生抵触。

9.1.2 患者抵触的原因

患者抵触"起着重要的自我保护作用……［例如，可能由以下原因引起］……避免发生来自内部和/或他人的冲突的愿望。这种患者抵触可能还涉及矛盾心理，即面对相互冲突的可能性无法做出决定，而每种可能性对患者都有价值"(Weil 2010,第 159 页)。患者抵触可能由于多种原因而发生,例如反对:检测,终止妊娠,与家人沟通,遗传服务的合法性和/或你打算提供的信息。Weil(2010)指出了患者抵触的几个原因,包括不合适的转诊:如遗传咨询/检测的目的和可能结果不清楚,患者接收的信息或诊断引起焦虑,患者对信息的数量、复杂性感到不知所措,患者有你无法满足的期望以及患者的内疚和羞耻感。当患者接受遗传咨询和检测而违反其宗教、精神信仰或个人、家庭、文化价值观时,也常会产生抵触(Weil 2010,第 158 页)。

下文将详细介绍遗传咨询中患者抵触的各种原因,这些原因包括恐惧、怨恨、误解和/或疏远咨询师。

恐惧

一些患者会:

- 害怕对自己的处境以及需要做出的决定承担个人责任。例如,一名生活行为好像携带亨廷顿病(HD)基因的患者,她不想检查发现自己有没有这种基因,因为这种发现会使她的生活变得"没有意义"。

- 由于遗传疾病而感到沮丧,并认为他们的隐私和自主性受到威胁。例如迟发性进行性神经系统疾病,脊髓小脑共济失调。

- 感到失去控制,通过抵触来保持某种力量和自尊。同样,他们可能对做出有益但有约束的决定持有矛盾的态度。例如,对乳腺癌进行基因检测可以更好地有计划的监测疾病,但患者往往不想知道他们是否携带该基因。

- 由于遗传问题已经历了很多的痛苦(悲伤、愤怒、恐惧、羞耻或内疚),不愿进一步讨论这种痛苦的感觉。例如,他们可能会矛盾,想要知道答案,但又害怕知道答案。

- 害怕涉及陌生的人与事。例如,他们不知道遗传咨询服务涉及什么内容,对与陌生人讨论个人隐私问题感到不安等。

- 担心遗传咨询师会告诉别人他们说的话。例如,由于担心信息如何共享以及何时共享,一些患者会抵触孕前基因组携带者筛查(Schneider et al. 2016)。

- 感觉受到威胁(即他们担心无法应对遗传病的诊断结果)。例如,有患心肌病或长 Q-T 间期综合征风险的个体可能会避免检测,因为他们觉得自己无法应对突然死亡的持续威胁(Smart 2010)。

怨恨

一些患者会：

- 感到被强迫。例如，患者被告知只有先与遗传咨询师交谈才能接受基因检测。
- 对于被转诊至另一位医疗保健提供者（家庭医师、不育症专家等）感到生气，并将这种怨恨转嫁给遗传咨询师。
- 认为没有必要与遗传咨询师交谈。
- 对医疗机构或医疗人员持怀疑态度（Peters et al. 2011）。
- 不愿意与家人讨论遗传信息，并对建议他们做遗传咨询表示不满（Peters et al. 2011）。
- 感到被不可接受的选择所冒犯，并拒绝讨论这些选择。例如，一些有亨廷顿病风险的患者拒绝讨论流产，因为他们认为虽然某个基因呈阳性，但其生活质量在出现症状之前是好的（Klitzman et al. 2007）。正如一个有风险的患者所说："我的兄弟有亨廷顿病，但他是一个英俊的人……很多人愿意做任何事情来获得30年的美好时光。我在照顾他，他并没有拖累社会"（Klitzman et al. 2007，第356页）。

误解

一些患者会：

- 不知道如何有效地参与遗传咨询和/或检测，因为他们对服务内容缺乏了解。例如，某些人抗拒肥厚型心肌病和长Q－T间期综合征的DNA检测和级联筛查，可能是由于人们认为这种检测对个人健康无益（Smart 2010）。
- 认为遗传咨询与心理治疗实质上是一回事，可能涉及对他们内心深处的经历和动机的广泛探究。
- 对遗传咨询所提供的帮助有不切实际的期望，并在意识到自己的期望无法实现时变得抗拒（例如，遗传咨询师不能保证婴儿健康）。在对基因组测序的知情同意研究中，一位遗传咨询师描述了与对检测抱有不切实际幻想的患者之间的互动："我绝对需要向她泼冷水，因为无论我说什么，她都会夸大……到目前为止她只是过分地渴望有效的信息，但我很难让她听到她想要的信息而且不能给予承诺，我们暂时还不能弄清楚这一切"（Tomlinson et al. 2016，第66页）。
- 患者认为遗传咨询师的目标与自身目标不同（例如，患者认为咨询师

的目标是说服她进行症状前检测,而她并不希望这样做)。Kaimal 等
(2007)发现一些父母拒绝为他们的孩子进行听力测试,因为他们对
耳聋的认识存在文化差异,也不理解测试的目的。研究者建议采取
以下行动来解决这一患者抵触:"[对提供者来说]区分临床检测与基
因检测也很重要,前者可以排除可能对医疗管理产生重大影响的相
关医疗问题,后者可以确定遗传的模式。父母可能非常愿意在他们
的孩子身上做心电图,以排除心脏缺陷,但没有看到连接蛋白突变可
导致孤立性耳聋问题的价值。为父母提供检测项目的选择也显示了
卫生保健提供者对他们的决策能力的信任,并允许父母保持一种控
制感"(第 785 页)。

- 不理解或不接受遗传信息。例如,Shaw 和 Hurst(2008)发现,一些英
  国巴基斯坦母亲在孩子出生后遇到问题和婴儿意外死亡时,会指责
  医疗服务没有及早发现异常,并怀疑为医疗事故或疏忽。她们的抱
  怨可以被看作是女性的一种隐蔽的抗拒,她们不愿因孩子的问题而
  受到责备或责备自己,也不愿接受遗传方面的解释,但这也表明需要
  进行咨询,以使患者了解她们怀孕期间、婴儿或儿童期的问题。

疏远咨询师

一些患者会:
- 试探遗传咨询师的能力水平。
- 不喜欢遗传咨询师的某些方面,但不直接说出他们的负面反应。
- 在性别、种族、社会阶层、宗教、带有偏见和歧视的既往经历等方面与
  遗传咨询师存在文化上的差异。

9.1.3　可能表示患者抵触的行为

当患者出现以下行为,可能表示患者的抵触:
- 似乎不知道他们想从遗传咨询中得到什么。
- 表现出不需要任何帮助的样子。
- 只是因为别人的催促、推荐等原因才去咨询。
- 表达对来遗传咨询的不满。
- 只谈论安全或低优先级的问题(例如,关注风险数字,而不是问题
  本身)。
- 直接或间接不合作(例如,拒绝讨论某些问题或选择性地忘记家族史

等重要方面）。

- 毫无根据地将自己的处境归咎于他人。
- 没有表现出与遗传咨询师建立合作关系的意愿。
- 对需要做出的决定迟迟不愿承担责任。
- 对遗传咨询师态度粗鲁或有敌意。
- 为他们已经做出的决定寻求支持，而不是开放地探索和参与决策过程。
- 未能完成要求的内容，咨询迟到，表现出封闭的身体姿势，对咨询师的回应很少（Schema et al. 2015）。
- 使用一个或多个防御机制（本章后面将会讨论）。

9.1.4 类似拒绝的特别抵触

Lubinsky（1994）描述了 Weil（2010，第 162－164 页）在讨论他所定义的"类似拒绝"时，将患者抵触归类为三种具体行为：怀疑、拖延和驳回。

怀疑是指患者感知信息的准确性，但拒绝接受或拒绝相信它，因为遗传咨询给他们提供了以前的信息和预期，这对他们目前来说没有意义（例如，"但是我的女儿特别健康"）。不信任可以让患者保持希望，尤其是在早期适应阶段。

拖延发生在当患者认为信息是正确的而自我暗示是错误的时候（例如，父母接受他们的孩子被诊断为唐氏综合征，但相信他们的孩子只会受到轻微的影响，他们将会保持警惕，为孩子寻求发育干预）。拖延有助于防止信息对患者心理造成的不良影响，并在他们完全接受结果前给更多的时间来适应和处理。

驳回发生在当患者否认或攻击遗传咨询师的专业能力时（例如，患者向遗传咨询师质疑异常 NIPT 结果，因为他们的产科医师根据最近的超声检查已经向他们保证妊娠是正常的。当然，一个训练有素的医师比一个遗传咨询师更了解怀孕）。这种形式的驳回缓解了看似难以接受的情况，无视信息和专业知识，并为逃离事实提供理由。

9.1.5 对患者抵触的回应

以下几个策略有助于解决患者抵触。

策略：探究患者抵触的原因。记住，患者没有义务必须做遗传咨询，你的工作是确定他们是否需要做咨询。

举例：

- 如果患者看起来很匆忙,承认这一点：这个患者需要遗传咨询,并且会感谢你愿意花时间关注和理解她/他。事实证明,匆忙的患者也会提醒你尽可能有效地利用咨询的时间。

- 患者可能会抗拒或害怕,因为他们担心要为另一项服务付费,建议遗传咨询师关注一下医疗保险覆盖范围。

- 患者被转诊到遗传咨询门诊,探讨她生下一个患有结节状硬化症(TS)孩子的风险。患者在 3 年前第一次怀孕时被诊断出 TS,当时超声诊断出胎儿患有心脏肿瘤。胎儿和母亲在分娩前都接受了检查,都被诊断为 TS 患者。患者从来没有找过医学遗传学专家,一位心脏病专家只跟踪回访了她的儿子。当咨询师评估患者对转诊原因的理解时,患者说她不知道。咨询师和她进一步探讨了这个问题,患者承认,心脏病专家希望与她一起探讨 TS 以及她再生一个孩子的风险。进一步的探讨表明,她认为 TS 是家族性遗传,她不相信自己患有 TS,鉴于她一直在否认自己的诊断,遗传咨询师应关注她对诊断的感受,她为什么不相信等。患者能够就这些问题进行对话,她把这种情况传给儿子的愧疚感,她害怕把这种情况继续传递给其他孩子等。

- 患者走进来,怒气冲冲地坐下,双臂交叉在胸前。咨询师说："您看起来不舒服。有什么我能帮忙的吗?"遗传咨询师希望通过这个回应能让患者发泄愤怒,进而判断她情绪背后的原因。

- 与颅面疾病患者咨询时,遗传咨询师的作用是与其进行简短的会谈以确定是否需要对儿科遗传学进行全面的评估。有些患者有多系统疾病(不只是颅面畸形),故需多学科多专业的多名专家会诊。当遗传咨询师建议再做一次评估(医学遗传学)时,经常遇到患者的抗拒。在大多数情况下,咨询师的评估目标与家庭目标不一致(例如,家庭错误地认为遗传咨询仅仅是个标签,而不是给予高质量的保健)。这可以通过与其探讨遗传咨询的目的来解决。

策略：将某种程度的患者抵触视为自然的和经常的(通常的)。

举例：

- 一位遗传咨询患者在一开始就表现出了敌意。她对预约时间不满意,觉得医院应 24 小时开放,员工晚上应该有空,而且去诊所路况复杂,她还得付停车费。她还为路上耽搁了一个小时而感到不开心。患者试图引导遗传咨询师"解决这些问题"。遗传咨询师努力理解患者对预约时间的不满等。"听起来这是非常令人沮丧的经历,我很抱歉我们今天的进度落后了,我很高兴您能在这里。一起来谈谈我怎样才能帮助您。"

策略:理解患者有时候的抗拒是因为他们害怕或没有帮助的体验。建议在咨询时具体探讨遗传咨询的潜在好处。

举例:

- 患者在孕中晚期(24 周)被转到遗传咨询门诊,她 2 个月前做了一次检查,结果是异常的,直到最近才转诊来遗传咨询,患者对她的选择表示失望。遗传咨询师承认患者处境艰难,咨询师的共情给了她一些安慰,同时也给了患者时间来表达她沮丧的情绪,这有助于推进遗传咨询。

- 一个患者在做超声检查之前来咨询是否有可能发生宫内生长迟缓,她说:"我不明白为什么我必须要做咨询,我还没有做任何检查。"咨询师解释说,遗传咨询可以让患者了解超声检查潜在的后果。这位遗传咨询师还解释说,如果发现了问题,她会帮助评估选项,这样患者就可以做出知情决定。

- 通常家庭成员都有这样的印象,遗传评估总是会涉及遗传检测,他们可能会认为它是一种负面经历(无论出于什么原因)。当咨询师解释说,这个过程包括收集信息、获取病史、体格检查,然后分析或讨论测试结果,他们的抵触情绪往往就会消失。

策略:检查你自己回答的质量。问问你自己,你是否在做让你的患者产生抵触的事。

举例:

- 患者是一位患有特纳综合征的年轻女性,她非常古怪并对遗传咨询有很多误解。遗传咨询师在咨询快结束的时候意识到,患者联想到的是咨询后会对她进行各种可怕的手术。遗传咨询师告诉她,不会做任何检查,患者立刻平静下来,开始听咨询师的话。因此应该在咨询早期就注意到患者的情绪,这样有助于遗传咨询师更早地处理患者的焦虑和误解。

策略:接受并配合患者抵触,从患者的角度提供服务。让患者知道你理解他们的感受,接受患者以不同方式思考的权利。

举例:

- 一名患者在遗传咨询被问及结肠癌家族史时说:"我不想听到任何可

怕的数字或事情。"咨询师回答说："遗传咨询可能听起来可怕，有时我们倾向于给出一些数字，是希望能帮助患者做出知情决定。我给您什么类型的信息，可以让您更容易接受这种情况？"

策略：邀请患者参与每一步过程。分享你的期望，并讨论患者对遗传咨询的反馈。给患者尽可能多的权力，关注其抵触的原因（Weil 2010）。问问他们你能做些什么来帮助他们更轻松地做出决定。

举例：

- 有时很明显是患者需要对自身在治疗过程中发生的事情有所掌控。当然，可以根据情况来调适这类患者。例如，遗传咨询师曾经给一名发育迟缓男孩的母亲提供咨询。这位母亲说，她只是想预约做脆性 X 染色体综合征检测。她最初不愿意进行完整的评估，但一旦她明确得知脆性 X 染色体综合征检测配合其他部分检测与咨询更具完整性时，她就同意参与完整的评估了。如果结果是阳性的，她起初也会拒绝后续咨询，但在治疗结束时，她同意遗传咨询，其中有一部分原因是她觉得自己可以控制决定。

- 一位遗传咨询师曾为一位患有痉挛型脑瘫的孕妇做过一次紧急咨询，当时她正怀着她第三个孩子。她坐在轮椅上，虽然看起来有一些认知障碍，但实际上她非常敏锐。很明显，从一开始她就不想待在这里，当咨询师问她为什么来的时候，她回答说："我的医师让我来这里，因为他认为如果我有一个像我一样的孩子会很可怕。他认为如果概率很高我应该堕胎。但是我的母亲给了我一个生存的机会，我也打算为我的孩子做同样的事情。我很好。"很明显她不是来咨询的，而是来表明自己的观点。在这种情况下，遗传咨询师应从患者的角度来看待这个问题，接纳患者的表述，建立合作关系，并允许患者带着咨询意见离开。遗传咨询师不是流产的决策者，而是帮助患者应对任何特定病情或诊断所带来的挑战的人。

策略：如果患者抵触的话，应帮助患者了解他们的抵触是如何阻碍遗传咨询的。同理心和对抗（见第 8 章）可能是有效的回应。

举例：

- 一个患者来了解关于她孩子患有先天缺陷的可能性。她姐姐的孩子死了，但不知道是什么原因。当遗传咨询师解释说需要孩子的医疗记录来确定是否存在家族遗传风险，她甚至拒绝跟她的姐姐沟通。

然而,患者不停地打电话给咨询师,询问是否有产前检查或其他类型的检查。遗传咨询师告诉患者,除非她和她姐姐谈谈,否则帮不上忙。

策略:寻找解决患者抵触的刺激办法,但要谨慎使用。

举例:

- 一名38岁的妇女在她第一次怀孕18周的时候来进行遗传咨询,因为她的孕中期产检(产前筛查)显示胎儿患18三体综合征的风险是1%。她无法决定是否要做羊膜穿刺术。但她坚持要重复做母体血清学筛查,尽管遗传咨询师告诉她筛查并不能给她提供有用的信息。遗传咨询师把谈话引向了这样一个问题:如果患者发现她的孩子患有18三体综合征,她该怎么办?咨询师指出,如果患者考虑终止妊娠,那么由于时间限制,重复母体血清学筛查将是不现实的选择,咨询师会建议做超声检查。

策略:不要把患者抵触当成是个体行为。

举例:

- McCarthy Veach 等(2001)发现,遗传咨询师和初级保健提供者面临的主要挑战是解决多样性问题。在他们的小组研究中,关于墨西哥移民的描述认为,如果他们与卫生保健提供者讨论某种遗传疾病的可能性,提供者将"提供"他们的相关信息。重要的是,卫生保健提供者要意识到这种患者抵触不是由于他们个人的原因。相反,它源于一种根深蒂固的文化信念。

策略:避免陷入争论,因为你几乎永远不会赢。另外,这会影响你和患者的关系,阻碍有效治疗。

举例:

- 一名患者表示,他不想让一名遗传咨询学生参与他的治疗。遗传咨询导师应尊重其要求。
- 在解释了遗传咨询过程后,患者坚持不想继续,告诉她是可以的,但要为以后的联系敞开大门。
- 当患者不听你说的时候,是非常令人沮丧的。咨询师可能发现自己明显变得焦躁不安,需适时调整肢体语言,特别是当你感觉"按钮"被按下的时候。需要知道你的按钮是什么(参见第12章中的反移情),然后在咨询期间检查自己的回应。在决定如何回应之前,退一步问问自己,为什么患者不想倾听。

策略：减少使用威胁性的词语。

举例：

- 如果发现患者是被动的,使用"协商"或"讨论"而不是"咨询",使用"我们要讨论一些可用的选择"而不是"程序",使用"怀孕时的检查选择"而不是"产前诊断",使用"改变"或"变异"基因而不是"突变"。倾听患者使用的词语,确定他们可以接受的术语。

其他的策略包括牢记文化差异可能导致患者的抵触。Shaw 和 Hurst(2008)建议:"在对个体患者进行咨询时,无论其种族背景如何,遗传咨询师对于引导患者了解疾病的因果关系和遗传性是有价值的。通过给患者提供机会,让他们描述对病情的看法以及他们对遗传或病因的了解程度。遗传咨询师也要准备好挑战错误的信念,因为错误的信念可能影响个人或夫妇的生育决策以及家庭中的沟通风险,且对临床意义重大"(第 382 页)。

Weil(2010)建议在患者抵触之前判断患者的行为,考虑是否有其他的解释;问问自己感觉如何,因为患者抵触会让你觉得自己的能力受到了质疑;如果患者愿意的话,可以试着谈谈他们的抵触情况。他建议:"尽可能肯定患者的尊严、正直和责任感……支持患者的掌控感和自主权……[举例]'我看到您一直在做最好的尝试来解决这个困难的局面……'(同时)提供相关信息,促进知情决策,促进患者在计划和实施中所起的作用……"(第 163 页)。

9.2　应对行为

患者会表现出多种应对行为和策略。其中一些策略倾向于带来积极的结果,如接受与适应。而其他策略,若占主导地位或被长时间施行,则可能带来消极的结果。Djurdjinovic(2009)指出了八种应对行为,并认为这些行为是对时下境况的解决性或调整性策略。其中三种应对方式——寻求社会支持、计划和积极的重新评估,最有可能为患者带来积极的影响。其他五种如果长期单独实施都更可能造成负面的影响。

- 寻求社会支持：在求知欲的驱使下与他人交谈,希望了解更多资讯(例如,参加由类似遗传缺陷患者组成的互助小组活动)。
- 计划：制订后续应对措施并实施。
- 积极的重新评估：主动寻找任何潜在的积极方面(例如,"我很欣慰我发现了我属于 BRCA 基因相关疾病的高风险人群,因为现在我可以做一些事情来降低我的发病风险"）。

- 对抗：试图改变专业人士的意见与建议（如遗传咨询师、医师等）。
- 漠视：假装什么事都没有发生（例如，患者得知自己存在某种结肠癌相关的高危基因型，同时他的孩子也属于高风险人群，还说，"好吧，今天并没有什么新收获"）。
- 自我抑制：把感觉藏在心里（例如，当患者被问及收到异常的检查结果后感觉如何时，她说："我很好"，然后就不再交流）。
- 承担责任：自我批评或责备（例如，"我的医师不久前告诉我，我应该接受 BRCA 基因检测，但我没有照做。现在我被确诊为癌症晚期，这是我的错，因为我没有早点做检查"）。
- 逃避：希望奇迹发生。

9.2.1　心理防御机制

心理防御机制是人在面对威胁时的一种维持个人自尊、行为并减少痛苦情绪的措施（Clark 1991）。心理防御机制可暂时保护个人免受痛苦的感觉，如焦虑、悲伤、内疚、羞耻、悔恨、尴尬和恐惧；它允许人们继续相信世界是他们所希望的那样（Weil 2010）。"灵活的、中等强度的心理防御机制是正常的，且在心理适应期是必不可少的"（Weil 2000，第 159 页）。心理防御机制不一定都是有意识的行为，但它在某种程度上被所有个体使用，包括遗传咨询师（Reeder et al. 2017）。请记住，虽然所有的心理防御机制都是为了应对（应对行为），但并不是所有的应对行为都是心理防御机制。

除了本章前面描述的心理防御机制之外，还有几种不同类型的心理防御机制，我们在表 9-1 中定义并举例说明。

表 9-1　患者的心理防御机制

定　　义	患　者　的　例　子
否认：拒绝接受某一事件发生的可能性	"从来没有人告诉过我有风险。" "他长大后就不会这样了。" "她仅仅看起来长得像我妈妈，我妈妈很好。"
转移：将回应从最初应对目标转移到另一个更易攻击的目标	"你们这个不合格的实验室提供的信息是无用的。"
身份认同：假设一个理想化的人或群体的态度和行为具有权威性	"我姐姐说担心一些小的超声异常是愚蠢的。" "我朋友说羊膜穿刺会让我流产。"
理性化：通过抽象的、精确的不带感情的想法来避免无法忍受的感觉	"所以，这种染色体易位会导致胎儿死亡是一种统计学的可能性。"

（续表）

定　义	患　者　的　例　子
映射：患者将遇到的困境归咎于他人或环境	"我知道你认为如果我继续怀孕则是个傻瓜。"（实际上患者觉得自己很愚蠢。）
合理化：用貌似合理的理由来合理化负面的信息	"每个人都有一些不正常的基因……我的风险可能不比其他人高。""但我每天都吃孕期维生素。"
行为退化：表现出与生理发育水平不相称的不成熟行为	一对受过良好教育、善于表达的夫妇，在听到异常的测试结果后，突然无法消化这些信息。他们不停地问："你是什么意思？"
压抑：把无法接受的想法和感觉从脑海中抹去	"我不记得我有多少次流产。"
补偿：通过补偿性的行为消除一个痛苦的经历	具有无脑儿孕产史后，患者对产前检查的一种无休止的需求。

改编自 Clark(1991)

9.2.2　患者自我防御的例子

在一项具有挑战性的基因组测序知情同意研究中(Tomlinson et al. 2016 年)，一位遗传咨询师提出了他的忧虑，"具有分子遗传学高级学位的遗传专家通常专注于测序的局限性和细节，而不是检测结果对患者及其家人的影响：'在研究开始前至少我不得不猜测，她有多关注测序的局限性和细节'。这像极了一种心理防御机制［理性化］。你似乎已经预料到她会质疑任何可能出现的结果，或者由于她太关注技术的局限性和我们对结果的解读，以至于根本不相信任何一个结果［转移］……因此，当时的情境很困难，必须不断地提醒自己要记住应该让她（分子遗传学高级学位的遗传专家）带着什么样的信息离开，因为之前我从未在检测技术方面与患者进行过如此高强度的交流……"（第 165 页）。

Klitzman(2010)在一些亨廷顿病、乳腺癌或 α - 1 抗胰蛋白酶缺乏症患者或者高危群体中发现了否认的例子："关于试验性治疗的误解：认为试验性治疗本身就可以提供足够的帮助。许多人认为他们可以控制遗传疾病（甚至是亨廷顿病），尽管这些想法通常是不正确的，并且对应对行为、检测和治疗产生不利的影响。对统计学和遗传学的误解通常互相强化，患者表现出否认事实，以及对希望和掌控病情的渴望。因此，对于他们来说，此时情感上的需要比对遗传学和统计学的理解，以及遗传咨询者提供的信息更为重要。个别人经常持续处于这种非理性的状态中，即使这令人尴尬……"

（第 430 页）。

　　Klitzman（2010）研究中的另一名患者"曾经并不认为祖母和姑姑患有乳腺癌的事实会增加自身患这种疾病的可能性。'姐妹说鉴于我们的家族史，接受积极的治疗是正确的。我有点吃惊，因为之前从来没有这样想过，我不认为自身的癌症和家族中其他人的癌症有关联。我知道外祖母死于乳腺癌，但是之前我不知道这有遗传上的关联，我难以接受，也不想知道太多……'少数人可能不太愿意去考虑这种极小的遗传风险。然而如果事情未如预期发展，这种忽略可能是毁灭性的。这位女士继续说道，'当果真患乳腺癌时，我大失所望……被愤怒、恐惧和失控所击垮'"（第 439 页）。

　　从暗示到否认，Shiloh（2006）说："疾病的表述对咨询对象在临床中表现的应对行为起着重要作用。认知的应对和策略经常被遗传咨询师使用，尤其是当缺乏控制场景的行为手段时。因此，抓住由遗传咨询师提供的貌似对立的信息容易导致咨询对象对信息产生误解……"（第 332 页）。

9.2.3　关注患者的防御心理

　　患者需要应对策略来处理强烈的情感反应，一些患者可能在经历一定的心理防御后会过渡到采取更积极的应对策略以有效解决问题并做出正确决策。因此，防御心理并不总是消极的。在一项关于夫妻应对亨廷顿病的研究中，Downing 等（2012）认为"否认"这种心理防御机制有助于应对病情严重且预后不良的疾病（Lazarus 1999）。另一方面，常态化也使"否认"作为一种积极的应对策略。Deatrick 等（1999）观察到，患有慢性疾病并试图像正常人一样生活的人经常采用"否认"策略（Robinson 1993）。虽然这种策略对慢性疾病患者的正常生活具有积极的作用，但如果人们因"否认"而忽视采取对健康有积极效用的行动，"否认"就会产生负面后果（第 668 页）。

　　如果你想要解决患者的防御问题，必须先建立彼此的信任关系，从共同认可的基本事件开始，以提问的方式进行，帮助了解患者的观点。然后通过交流发现患者的言语和非言语行为之间的不一致、矛盾、遗漏和错误的信息，间接指出心理防御机制（Clark 1991）（见第 8 章）。避免正面对抗，这样做实际上可能会增加患者的强硬态度并降低相互的信任度（Clark 1991）。Klitzman（2010 年）建议"解决造成误解的情感因素，可能是消除误解的最好方法（例如，难以面对失控的感觉和看似不可改变的状况，渴望积极地寻找遗传学信息以避免绝望和无助，重新掌控命运和从不可预测性中缓解焦虑的努力）。鉴于情感冲突可能是无意识的，咨询师在解决这些冲突时要非常谨慎"(第445页)。

Shiloh(2006)表示,遗传咨询师"在着手改变患者的误解之前,应该权衡为客户的健康和福祉而保持和改变误解的成本和效益,当遗传咨询师着手改变误解时,应该认识到努力让其接受并适应另一种应对机制的难度"(第332页)。

9.2.4　促进有效应对

提及亨廷顿病与其他危及生命的相关遗传病,Downing 等(2012)建议,"评估'个体'的应对策略,可了解其未来的应对能力以及应对是否合适和健康,或者不适合和有问题。这种评估包括了解亨廷顿病高风险者及其同伴如何使用否认策略,并将'否认'作为常态化的积极应对措施? 还是摒弃其他有效的应对措施而消极逃避?"(第669页)。

Chaplin 等(2005)采访了产前诊断为胎儿脊柱裂或脑积水后仍决定继续妊娠的父母,探讨其整个妊娠期间对待产前诊断结果及采取应对方式的经历。发现许多父母对自己应对残疾儿童的能力充满信心,"认为自身的专业技能、人际关系、财力和社会资源等能力可以支持"(第157页)。研究还发现,一些家长在孩子确诊之前,都在避免与专业支持机构接触。研究人员得出结论,遗传咨询师必须重视父母在得到非预期诊断结果时,所表现出的各种个体化应对策略。例如,"专业人士需要意识到逃避和积极解决问题都可以成为父母的应对方式"(第159页)。

当希望促进有效的应对行为时,你还应该认识到,在许多情况下,患者的应对和适应行为并不是在其离开你的办公室后才真正开始的。他们一生都将面临适应相关的风险以及遗传疾病,讨论他们在不同时期的需求变化,以及提供他们未来生活中可用的潜在资源是有必要的(Arnold et al. 2005; Hallowell et al. 2017; Ramdaney et al. 2015; Vos et al. 2013)。

9.3　患者情感

患者会有各种各样的情感。这些是与遗传咨询过程密切相关的重要部分,务必要在遗传咨询中加以关注。倘若患者能将情绪直接表达出来,可洞察其内心并减少其紧张感,从而能够更有效地解决问题和做出决策。为了帮助患者表达他们的情感,遗传咨询师应接受、鼓励患者表达,并邀请他们完整地描述自身的经历。

愤怒

患者的愤怒在遗传咨询中较为常见。Schema 等（2015）对遗传咨询师进行了采访，了解患者直接冲他们发火的经历，发现"几乎每个遗传咨询师均表示，患者的愤怒（无论合理与否）在某个或多个方面是一种应对机制，一种宣泄情绪的形式，用这种可被社会接受的表现来掩盖他们的其他情绪，同时，这也是一种获得控制和/或吸引注意力的方法，部分被访者提到有些人'天生易怒'"（第 723 页）。

愤怒是一种复杂的情绪反应，可能会掩盖更深层次的情感，如恐惧和绝望（Baty 2010；Djurdjinovic 2009；Schema et al. 2015）。愤怒可能是对自身挫败感的一种表达（例如，在试图获得适当的医疗保健时，未能得到诊断或者遭遇重重障碍时），也可能是在掩盖脆弱感（例如，对遗传因素的影响感到极度恐惧）。当一种罕见遗传疾病发生在患者的家族中时，患者可能更容易感到愤怒，并以诸如"为什么这种情况会发生在我身上？"或者"我做了什么，应该得到这些？"这样的陈述来回应（Djurdjinovic 2009）。对患者来说，问题越严重就越有可能生气。愤怒的积极方面包括，它赋予患者处理问题的情绪能量，就好像"净化空气"，让患者能够释放压抑感（Schema et al. 2015）。患者可能愤怒的明显迹象包括呼吸加快、出汗、肌肉紧绷（例如下巴或手部）、脸红和提高嗓门。愤怒有时是一种难以处理的情绪，尤其是对于初级咨询师而言（Schema et al. 2015）。你必须准备好成为患者释放愤怒的目标，并且不要做出防御性的反应（Schema et al. 2015）。这样做十分必要，因为未能表达的愤怒会阻碍遗传咨询。首先，要认识到你通常并不是患者愤怒情绪真正的目标（Baty 2010；Schema et al. 2015）；患者可能是把愤怒（例如，对异常检测结果的愤怒）转移到你身上。其次，你可以和患者确认一下，看看自己是否做了什么事情引发了他的愤怒，若确实有错，须及时道歉："您是对的，那是我的错。我不会再让这种事发生了。谢谢您提出来，我真的很抱歉"（Schema et al. 2015，第 725 页）。咨询师对自己的感受和想法要诚实——你可能想要报复，但请不要这样做，这非常重要，应代之以最真诚的将心比心："我知道您现在很生气。"这种反应表明你尊重患者的感受。最后，你应该和患者谈谈是什么让其感到愤怒，例如，"能告诉我您生气的原因吗？"（Schema et al. 2015）。

Schema 等（2015 年）研究中的参与者提供了如下的案例："我通常承认他们的愤怒，大多数情况下，这不是他们的所作所为，而是他们失去了控制，他们只想保护所爱的人,然而很无奈;通常的做法是确认患者的愤怒,然后努力营造一种氛围让患者将愤怒表达出来:'您是一个正常人,生气是一种正常的情绪'"(第 724 页)。一些参与者进一步提出采取积极主动的应对措施:"我们如何才能使之更好? 我们怎样才能帮助您来适应这种情况呢?"我知道您很生气,但不确定是因何而起,您能再多告诉我一些吗?"我将尽我所能来帮助您……"(第 725 页)。

悲伤

"我和妻子为人父母的那天,我们抱着儿子在产房里,他看起这么漂亮安静,我们实在无法相信他会有什么问题。然而,三个小时后,儿科心脏病专家的诊断让我们大吃一惊。他说了'单心室''充血性心力衰竭'和'姑息手术',但这些词只是在我们的脑海中进进出出,我们无法理解,只模模糊糊地知道,因为心脏问题孩子将无法拥有正常生活,但其实对我们的生活也同样如此。事实上,这些我们是完全没有意识到的。时间仿佛从此停止,周围的声音变得低沉模糊,我们似乎是艰难跋涉于上山的崎岖支道,我们不仅在情感上完全麻木,周围世界也好像突然偏离了轨道,而我们对此却毫无准备。我们对自己失去了信心,无法做出简单的决定,根本不知道该说什么或该做什么"(Batton 2010,第 1303 页)。Gettig(2010)断言,"遗传咨询这一职业让我们成为'丧亲'专家。'丧亲'这个词的字面意思是'剥夺'……无论是家庭成员的离去,还是失去一个期待中的孩子,乃至由于遗传基因而改变的生活经历,都需要遗传咨询师的指导。我们为这些家庭提供悲伤过程中的支持,如对逝去的家庭成员进行哀悼,以及对未来生活经历的指导,从而能够对诊断结果做出应对,我们的作用是帮助个人和家庭适应因遗传而改变的生活环境"(第 96 页)。

Douglas(2014)同样指出,"遗传咨询师经常会见失去亲人的患者,自己被诊断出患有癌症、亲属或孩子死于遗传疾病、生下残疾儿童、经历不孕不育或流产或死产的患者,这些都是常见的遗传咨询案例。通常,这些患者正经历着巨大的伤痛"(第 695 页)。

当个体失去了对他们来说很重要的东西(例如,完美的孩子,健康的丧失)时,就会感到悲伤(Djurdjinovic 2009;Gettig 2010)。悲伤是普遍存在的,因为我们在生活中都经历过失去,也都经历过恢复的过程(Gettig 2010)。然而,悲伤可能会历经数年时间(Gettig 2010,第 96 页),在某些方面,可能永远也不会结束:"子女残疾数年后,母亲们描述自己感到悲伤,希望孩子是健康的，不再有残疾。与此同时，她们也感到满足和幸福，对孩子的爱一如既往。这些发现表明，传统的'接受'观念并不适用于残疾儿童的父母；相反，他们的快乐可能与长久的悲伤共存"（Douglas 2014，第 697 页）。

患者在悲伤时可能表现出各种行为，其反应会受多种个体因素（例如，气质、个性）、个人、家庭、文化信仰和习俗以及宗教/哲学价值观（Gettig 2010）的影响。尽管患者体验和表达悲伤的方式高度个性化，并且其悲伤过程的顺序和时间会有所不同，但悲伤的以下表现方面相当常见（Gettig 2010；Ormerod & Huebner 1988）：

- 震惊，尤其是面临意料之外的突然"失去"时，患者可能很难接受诊断结果（Wool & Dudek 2013）。
- 否认，拒绝承认事情真的发生了。"否认能让患者或父母只'接受'他们在精神上、情感上和身体上能够处理的事情"（Gettig 2010，第 103页）。正如本章前面所提到的，遗传因素带来的创伤如此巨大，以至于个体否认它们的存在。例如，除非婴儿有明显的身体异常，否则父母可能会假装孩子没事。在这种情况下，咨询师可以这样回应："我感觉到您认为自己的孩子没事。但是，我也听到您说医师认为您的孩子患有唐氏综合征。"这让患者有机会要么继续否认，要么勇敢向前。
- "仓促"决策，有时，人们一开始会通过匆忙和/或极端的决定来处理他们的悲伤。这样的决定通常完全基于他们当时的情绪。例如，在刚分娩了一个患有遗传疾病的孩子后，患者告诉你她要做输卵管结扎术。我们有理由建议推迟貌似"仓促"的决定，直到过一段时间能冷静权衡所有的选择时再说。
- 生理和心理症状（如失眠、食欲不振、情绪低落、绝望）。
- 将有缺陷的基因遗传给孩子的内疚感。
- "愤怒是悲伤过程中公认的一个方面，起因于失去控制、尊严或幸福感和/或对过去经历的隐匿情绪，导致对家庭成员或看护者的愤怒……"（Schema et al. 2015；第 718 页）。愤怒可能是针对医护人员，因为未能得到诊断，或者没有及早得到诊断，或认为同情心不足等；可能是针对他们失去的人，"如果她早一点治疗乳腺癌，可能还活着"；或者是对上帝/更高权力者的愤怒，这对有宗教信仰的患者来说问题尤其严重，因为他们信奉不可对上帝发怒。在后一种情况下，你可以解释愤怒是悲伤过程中正常的一部分，并建议患者寻求宗教团体的支持。

- 将他们失去的人或物理想化(例如,相信如果他们的孩子活着,生活将会完美无缺)。
- 现实主义,即损失是永久性的。在这一阶段,以及随后的接受过程中,患者将更有能力倾听和理解信息,并能更好地评估收到的信息。
- 接受损失。在患者能够接受他们的情况之前,必须表现出耐心和支持,允许他们优柔寡断、困惑不解、释放愤怒等。
- 重新调整——找到"新常态"。
- 个人成长。

缓解悲伤的策略

悲伤的人常常会哭泣。在遗传咨询过程中,许多患者处于流泪的边缘,尽管有些人可能会试图忍住眼泪(出于尴尬、害怕显得懦弱等原因)。你应该允许他们哭泣,给他们创造一个可以接受哭泣的氛围。无论是口头上还是非口头上,都表明你会满怀关心,倾听他们的哭诉:"哭吧、哭吧。"把你的椅子挪近一点;把一盒纸巾移到他们手边。这些行为表明你可以坦然接受失去镇静的患者。如果这就是你的感受,那就让自己泪流满面吧。研究发现,"当咨询人员为其咨询对象家庭泪流满面,几乎所有患者表示接受"(Gold 2007;Sebold & Koil 2009,第 201 页)。而咨询师要做的是给予一个安全的、支持的环境,与患者一起讨论他们的悲伤,并提供相关资源(Douglas 2014;Helm 2015)。

同样重要的是要让患者相信,他们的情感是对失去的正常反应,悲伤需要时间平复(Gettig 2010)。专家估计,悲伤过程一般持续 6 个月到 5 年。为了让患者安心,让他们的经历正常化,你可以这样说,"您失去了这么多,我能理解您为什么会这么痛苦。"在患者对你的陈述做出回应后,你可以接着说,"悲伤需要很长时间来平复,所以不要觉得自己必须很快克服它。"

允许患者谈论他们的悲伤,即使他们以前诉说过这件事。让患者反复谈论他们的损失可能会有帮助,因为悲伤是一个重复的、持续的过程(Gettig 2010)。这可能有助于他们慢慢接受这些事实(Gettig 2010)。

试图让悲伤的患者相信一切都会好起来或让他们振作起来是错误的。应该让他们自由地表达其感受,即便其中有些反应可能相当强烈。然而,值得注意的是,初级咨询师往往对患者的强烈情绪感到不安,如果你有这种情况,应在团队内部坦言,并与你的上司或同事讨论如何解决。

当遗传咨询涉及产前或围产期失去孩子时，关照伴侣和孕产妇的悲伤情绪同样重要。研究文献强调仅关注母亲的悲伤，会导致有些父亲/伴侣感到被边缘化、被忽视，好像他们对母亲的幸福生活负有责任（LaFans et al. 2003；Rich 1999）。

此外，文化差异也很重要（Helm 2015）："每个民族和宗教都有其悲伤哀悼的文化传统……悲伤和死亡习俗的文化差异很大，往往深受宗教的影响……这些［习俗］包括人们在讨论有关医学方面的家族史和健康问题的开放程度；每个个体与家庭看待不同类型身心残疾的方式及对其的影响程度；对相关服务的接受程度等。当遗传咨询师不确定该做什么时，比如语言和医疗保健信仰不一致时，都应与该家庭中的长者或其他宗教人士沟通"（Gettig 2010，第 118 页）。

努力让自己适应患者强烈的情绪表达，但要"知道自己的极限，并且设定界限，调整爱护自己。你会目睹巨大的痛苦，但你要在其家庭生活的关键时刻帮助他们，并肯定人的精神韧性"（Gettig 2010，第 119 页）。你要学会阅读第一手资料，例如那些描述"有残疾婴儿的强烈反应：麻木、失望、孤立、退缩、防御、抗议、绝望、震惊、否认、悲伤、愤怒、自我怀疑、羞辱、困惑、难以置信和内疚"（Douglas 2014，第 696 页）。

在结束这一节关于悲伤的内容时，请你考虑下面案例中遗传咨询师的描述，这是一位妻子，她年轻的丈夫死于胃癌：

听着她谈论失去丈夫时的悲伤，她对孩子们在没有父亲的情况下成长的焦虑，成为单亲母亲，经济问题，以及她的支持体系……这些都让我想起，我所见到的每一个人都可能正在经历人生中最艰难的日子，每个人都有自己的故事，我必须预见到，对一些患者来说，我只需作为一个知识丰富的资源，而其他人则需要更多来自我的长期支持（Flynn 2012，第 186 页）。

焦虑

不少患者对遗传咨询感到恐惧或者焦虑（Kessler 1992 a, b；Klitzman 2010；McCarthy Veach et al. 1999；Weil 2010）。如果他们的焦虑过于强烈，就会扰乱他们的思想和行为。例如，他们可能难以理解和记住遗传医学信息，患者通常不会直接表达他们的焦虑。相反，他们可能会间接地表现出来（例如，重复同样的问题，通过改变话题、开玩笑、做一些琐碎的评论、经常打断你、寻求你的过度安慰、依赖性的行为来避免敏感话题）。焦虑是一种极具传染性的情绪。往往当你发现自己开始感到不安，这可能就是你的患者存在焦虑的迹象。

　　首先,你必须认识到患者的焦虑。接下来你应该保持冷静(深呼吸几次);你的行为举止可能会对你的患者产生镇静作用。最后,你应该回应患者的焦虑:"您看起来很紧张。能告诉我是什么让您有这种感觉吗?"以一种轻松、可接受的方式谈论患者的焦虑可能有助于缓解焦虑。

内疚和羞愧

　　内疚和羞愧是常见的情绪,特别是当咨询对象的孩子有遗传疾病时(Djurdjinovic 2009;Douglas 2014;Sexton et al. 2008;Weil 2000, 2010)。有些患者因为对有遗传疾病的孩子或家庭成员有负面情绪而感到羞愧。有些患者则会感到内疚,因为他们认为是自己做错了什么,正在受到上帝或更高权力的惩罚(Sheets et al. 2012 年)。与那些将自己的处境视为对自己或祖先罪过的惩罚的患者讨论遗传情况的科学依据是非常困难的。除非你已解决了患者的内疚感,否则你和患者就遗传信息的交流可能不会成功。

　　下面的例子值得思考:遗传咨询师正在为一对韩国夫妇提供咨询,这对夫妇和她分享了他们的信念,即为什么他们的儿子患有肌肉萎缩症。他们在怀孕早期进行了超声检查,医师说胎儿"可能"是女孩。然而,这对夫妇一直在祈祷能有一个男孩。所以,他们觉得从女孩到男孩的这种"转变"导致了他们儿子的这种情况,因此他们觉得对此负有责任(内疚)。遗传咨询师虽然无法驱散他们的信念,但她觉得这对夫妇有意识并且愿意与她分享这一信念的举措,充分说明了他们在接受这个诊断方面而取得的进展。

　　羞耻是一种因为某些缺陷而导致自我贬低的感觉(Cavanagh & Levitov 2002)。羞耻是一种难以承认的情绪体验,有羞耻感的患者可能为了将羞耻感排除在意识体验之外,而拒绝思考导致这种感觉的情形(例如,诊断患有遗传疾病),用压抑来进行自我防御。患者可能遭受羞耻的情感线索包括长期的低水平抑郁、不安或焦虑以及内疚。

　　行为方面的线索则包括羞辱他人("如果你能更好地照顾自己,你就不会流产"),批评或指责("如果你更清楚地知道我们的孩子会受到多大的影响,整个过程就不会那么糟糕"),聚焦自己以外的事情(谈论除自己以外的其他人的感受和反应;但是要记住,在某些文化中,外射是一种典型的行为模式),忘记或谎报关键信息,对他人过度控制(例如,过度保护血友病儿童的父母)。

　　正如本章讨论的其他情绪一样,未表达的内疚和羞耻会阻碍遗传咨询过程。如果你已经与患者建立了融洽的关系, 你可以通过展现基本的同理心和保持一种接受的、非评判的态度, 邀请他们共同讨论所感受的内疚和羞愧感。也可以试着用高级共情为患者重新定义这个问题, 来缓和他们的内疚和羞愧。这可能有助于他们从不同的角度看待问题(Kessler 1997)。例如, 一对育有唐氏综合征孩子的父母一直在内疚和羞愧中挣扎, 因为他们认为是自己造成了这种情况。遗传咨询师解释了减数分裂的简单机制, 表明这是遗传物质分类中的一个简单错误, 指出这不是任何人的错——没有人能促使或阻止它发生, 并强调这可能发生在任何人身上。

9.4 患者类型

没有两个患者的行为完全一致, 他们存在类型差异, 一个特定个体在不同情况下的行为方式保持着一定程度的一致性。例如, 在包括遗传咨询在内的大多数情况下, 一个容易表达强烈情绪的人可能非常情绪化, 而那些自我控制的个体在遗传咨询过程中不太可能表达强烈的情绪。患者的类型差异影响其在遗传咨询过程中的反应。此外, 遗传咨询师更喜欢那些能够受自己影响的智力和情绪类型的患者, 在可能的范围内, 咨询师应该根据不同类型的患者采取不同的有效工作方法。

Cheston(1991)从情绪和智力两个主要维度区分了患者的类型。

9.4.1 情绪类

- 自发型：这类患者是积极的沟通者, 他们容易做出反应且富有表现力。通常, 他们有很好的幽默感, 即使在难过的时候也会展现出来(例如, 哭的时候开玩笑)。他们倾向于使用幽默和否认作为防御机制。必须小心关注这类患者, 因为他们可能会把一切都描绘得很好, 但事实并非如此。同时, 可以通过温和地鼓励他们表达真实的感受来帮助他们"控制"自己的反应。

- 无表情型：这类患者非常善于表达, 而且智力水平很高。尽管他们感觉到自己的情绪, 但否认自己情绪的重要性。他们甚至会对表现出情绪的个体表达一些不满或漠视。他们看起来很自信, 很有控制力。你应该试着缓和自己情感表达的强度, 因为当其他人非常情绪化时, 这类患者往往会更容易沉默。

- 含蓄型：这类患者在一定程度上表达自己的感受, 但不允许充分表达。通常,你可以通过对情感的初级/高级共情和提问(例如,"请告诉我更多关于您如此悲伤的感受")来引出此类患者的一些想法,在患者透露病情后,可以进一步询问患者将如何处理其感受。

- 爆发型:这类患者表达他们所感受到的一切,有时过于强烈。他们可能要求苛刻,具有表演性(戏剧化),可能缺乏良好的人际界限。你需要设定明确的限制(例如,有关会面时长、身体接触、你能提供和不能提供的内容等)。同样重要的是,如果他们情绪爆发,比如无法控制地哭泣,你要保持冷静。

9.4.2　理智型

- 归纳推理者收集大量数据,然后根据这些数据进行归纳。归纳推理者可能会表现出相当程度的困惑,直到他们能够在数据中找到模式(即从事实中得出结论)。然后,当数据突然为他们就位时,他们可能会有"灵光一现"般的体验。归纳推理者也可以为你提供大量的细节。你要避免让自己陷入这些细节的泥潭。最有效的咨询策略是对细节进行分类,找出共同的思路和模式,然后与患者分享这些模式。

- 演绎推理者往往有一个严格的框架,他们从中看待现实。他们可能会忽略那些不符合他们工作框架的重要信息(例如,"我不可能发生这种情况,我是一个健康的人!"),并且只接受支持他们观点的信息。你需要对那些有着严格框架的患者保持谨慎,帮助他们认识到现实并不是那么轮廓鲜明。演绎推理者可能会对遗传咨询中固有的不确定性感到特别沮丧(例如,"你可否告诉我关于你所说的孩子会受到多么严重的影响是什么意思?")。

- 合成者可以接收与其框架相符或不相符的信息。合成者可以很容易地吸收大量的信息并用它来做决定。他们倾向于把大部分信息处理时间花在思考上,而忽视了自己的感受。你需要鼓励合成者讨论他们的情绪。

- 困惑推理者的智力并不比其他患者低,但他们从未学会如何区分信息的优先级。因为无法区分重要和琐碎的信息,这会导致他们经历更大的混乱和困扰。困惑推理者可能会把大量时间花在一个小问题上,而忽略了更大的问题。例如,患者纠结于患有唐氏综合征的胎儿看起来是否像她,而忽略了孩子会有认知障碍的问题,或者患者想知道与其障碍报告相关的所有统计数据,但却无法讨论这种障碍会如何影响自己的生活。

其他研究者也对个体在信息处理方式上的差异进行了调查。他们已经证明，人们在信息寻求偏好和对希望参与有关个体受到威胁时的决策方面的偏好存在差异（Miller 1995）。在受到威胁的情况下，个体的应对方式包括认知对抗（"监控"）和认知回避（"迟钝"）。被称为信息寻求者的监控者，其动机是尽量降低不确定性，并从尽可能多地从健康相关的信息中获益（Roussi & Miller 2014；Miller 1987）。由于情绪不安或认知失调，迟钝者更倾向于分散注意力而不去思考对自身的威胁（Case et al. 2005）。监控者更喜欢取得与详细健康相关的信息，并希望在有关其健康的决策中发挥更积极的作用（Lindberg 2012；Lobb et al. 2005；Miller 1995；Pieterse et al. 2007；Wakefield et al. 2007；Williams Piehota et al. 2005）。迟钝者更倾向于避免了解与威胁相关的信息，并寻求分散对威胁的注意力，如果提供的信息不太完整且主要是威胁小的信息，他们则更可能遵循医学建议（Lindberg 2012；Lobb et al. 2005；Miller 1995；Wakefield et al. 2007；Williams Piehota et al. 2005）。

9.5　宗教/精神层面

在美国等许多国家，宗教和精神是大多数人生活的一个重要方面（Sagaser et al. 2016）。"宗教信仰主要被理解为对宗派信仰体系或实践的坚持，其特征可以是一个人遵守一套明确的宗教规则或界限……相反，人们普遍认为精神的定义比宗教信仰更加广泛，同时包含宗教和非宗教的观点，这是因为精神不受任何一种宗教传统的限制，并且通常是一个自定义的概念。精神通常集中于寻找生活中的意义或目的，而精神信仰和实践帮助人们在危机情况下寻求自我之外的支持和/或指导……"（Sagaser et al. 2016，第923－924页）。

一些遗传咨询研究表明，患者的精神信仰和实践会影响他们对遗传信息的解释和随后的决定，以及他们的应对策略（Morris et al. 2013）。例如，Greeson 等（2001）采访了索马里穆斯林移民，发现他们的宗教信仰深刻影响其对残疾的成因和后果的认识。作者得出结论，这些宗教观点将极大地影响遗传咨询服务的实用性。Seth 等（2011）考虑选择羊膜穿刺术的同时，采访了拉美裔妇女关于其宗教信仰和思想层面的问题，发现他们依靠对神的旨意的信仰来安慰和验证他们的决策过程。而且，"信奉上帝的旨意并不会对接受检测有直接影响;而会在接受或拒绝羊膜穿刺术时得到慰藉,并以此认可他们的最终决定"(第 670 页)。

Hurford 等(2013)发现,关于妇女决定在遭遇唐氏综合征风险的情况下继续妊娠的个人因素中,影响最大的是宗教和精神信仰以及对婴儿的依恋感。Sheets 等(2012)发现,对孕育唐氏综合征孩子的拉丁母亲来说,许多人起初认为自己或伴侣是因为错误的行为而受到惩罚。然而,最终,在多数情况下他们的观点转变了,除了宗教信仰外,还包括了遗传学/遗传方面的解释;大多数母亲都认为自己的孩子是"上帝的赐予"。研究者总结道:"宗教信仰与对唐氏综合征的认知交织在一起,似乎对他们与孩子的牢固关系起到了一定的作用"(第 587 页)。

Shaw 和 Hurst(2008)对遗传咨询门诊中的英籍巴基斯坦家庭进行了研究。与 Sheets 等(2012)的研究结果类似,他们发现几乎每一个父母都认为这是神的旨意,无论他们是否相信有遗传原因。此外,"接受这个问题作为表达'上帝的意志'或上帝的检验,与通过医学、精神或其他传统手段寻求治疗或治愈是相通的。正如 Y 先生所说,'真主安拉说,每种疾病都有治愈的方法,无论是医师发现的,还是灵性向导发现的。所以,你必须尝试所有方法'"(第 378 页)。

Ahmed 等(2008 年)探讨了巴基斯坦和欧洲英国妇女在不同情况下,接受或拒绝产前检查和终止妊娠的理由。"这两个群体之间的主要区别是宗教在决策中的作用。[只有]一名欧洲白人妇女自然地提到宗教,而大多数巴基斯坦妇女自然地提到伊斯兰教不允许终止妊娠。这种对伊斯兰教终止妊娠立场的解释是一种误解,这种误解……[可能]是由于人们难以区分其宗教信仰和传统或文化信仰。事实上,一些伊斯兰国家已经规定,患有严重疾病的胎儿可以终止妊娠,但必须在胎儿被赋入灵魂(注魂)(孕 120 天)之前进行,在妊娠危及母亲生命的情况下,即使超过这一时间,也可以选择终止妊娠"(第 568-569 页)。Sheppard 等(2014)采访了被诊断为乳腺癌或有乳腺癌风险的非裔美国妇女。他们发现,两组女性对自己的遗传状况和遗传测试的看法都与她们和上帝的关系有关。他们的信仰和宗教/精神联系在这些巨大的压力下充当了"精神支柱"(第 318 页)。

Quillin 等(2006)在有风险的女性个体中,对乳腺癌的感知风险和精神应对机制的使用关系进行了研究。虽然他们在阴性家族史女性中没有发现显著的关联,但是在阳性家族史女性中,确实存在着负相关。具体而言,精神应对方式的使用与这些女性较低的乳腺癌风险感知相关。作者推测:"频繁的精神应对可能是一个人精神控制源头的体现，是上帝赋予信徒预防疾病的信念，或者可以祈求上帝积极干预疾病（如癌症的遗传易感性）发生过程……"（第455页）。

Williams 等（2017）采访的遗传咨询师和那些长期与其保持职业关系的既往患者，这些患者曾接受过影响生命的产前诊断。这种关系对咨询师的一个影响是，他们认识到"在患者的生活中，信仰信念可以产生力量"（第350页）。

遗传咨询中解决宗教/精神问题的策略

"作为一名新的遗传咨询师，当那些家人把话题转向宗教和精神问题时，我常常不确定如何继续应答。我仍然不确定我在这个领域是否已经很出色，但是我已经学会了如何去适应这些话题，并且表现得不错。我很幸运能够与我们医院的一位牧师（碰巧也是唐氏综合征男孩的母亲）形成搭档关系，对于那些患有唐氏综合征的婴儿出生时，精神信仰方面遇到困难的家庭，她可以和我一起参与到与这些家庭的交流中。所以你的医院牧师可能是一个未充分利用的资源！有趣的是，正是在这些与家庭的交流中，我们会讨论如何寻找唐氏综合征患儿出生时的意义。正是在这些方面我能为这些家庭提供最多的帮助。对我来说，这是遗传咨询的核心，不只是对染色体、复发风险和特征的评判，而是人与人之间的关系和对人的意义的讨论"（Brasington 2007，第733页，反思她关于唐氏综合征的咨询经验）。

你应该考虑精神问题在不同程度上与大多数患者（即便是那些没有提及其的患者）相关。研究表明，"除非受邀的患者可能认为这些话题是'禁区'或者护理人员对他们的信仰漠不关心"（Anderson 2009，第52页）。在处理考虑宗教/精神问题时，你不需要和你的患者有同样的信仰或信仰体系，就像你并不需要拥有和咨询者同样的性别、种族或背景一样，你们也没必要拥有同样的宗教信仰。重要的是，你要传达出开放性和非评判性，并运用共情与患者的世界观感同身受地联系起来（Cheston 1991）。

一些作者主张使用有限的精神评估来确定宗教和精神信仰与遗传咨询患者的相关性（D'Souza 2007；Peters et al. 2016；Seth et al. 2011；Sheets et al. 2012；White 2009）。D'Souza（2007）推荐了一个简短的精神评估，你可以在评估中这样问："听起来您的信仰（宗教、精神）现在对您很重要。这些信念在您生命的其他时候也同样重要吗？这些信念有助于您做出其他重要的决定吗？"（D'Souza 2007；Seth 2011，第670页）。

我们建议你直接询问宗教/精神的重要性。例如,你可以问患者:

- 您持有何种宗教/精神信仰,它们与您所在乎的事物有何关系?
- 您持有什么价值观?
- 您希望自己的信仰成为决策过程的一部分吗?

以心血管疾病为例,你可以这样问:"在过去的两周里,您是否经常因为遗传检测或心脏状况而担心自己的未来? 对您的人生目标感有过担心吗? 感觉像是在自欺欺人? 在为自己设定有意义的目标时存在困难吗?"(改编自 Rhodes et al. 2017,第 228 页)。当患者表示确实存在困扰时,那么他/她就可能需要被转诊到心理咨询师、牧师或精神科医师处(Rhodes et al. 2017)。

我们推荐以下文章,描述评估患者精神和一般社会功能的工具:Peters 等(2006)。

9.6　结束语

在本书的其他章节中,你阅读并练习了一些基本的帮助技巧,学习如何成为一名优秀的遗传咨询师的技巧,包括时间安排和选择,也就是说,知道何时和如何进行干预。"遗传咨询师应提醒自己不要根据种族或信仰来刻板对待特定患者,而应考虑个体的信仰和偏好"(Ahmed et al. 2008,第 569 页)。不同的患者需要不同的指导。本章描述了患者在咨询时做出的不同反应类型,讨论了作为遗传咨询师的你将遇到的一些患者的情绪问题,并考虑了患者在感到情感受到侵犯时会如何抵触、反驳和应对。患者在许多其他方面存在差异。这超出了我们在一章甚至一本书中所涵盖的范围。当你获得指导性体验时,你将增加对患者个体和文化差异的敏感度,并据此学会更有效地调整你的咨询方法。

最后,我们要强调的是,即使是你用最巧妙的方法解决问题并完美做出回应也不一定会产生积极的效果。尽管你尽了最大努力,在评估患者时,运用你正在学习的各种技能,但有时你仍然会觉得自己并没有起到什么作用。要知道,你只是遗传咨询关系中的一个个体,患者扮演着同样重要的角色,他们必须"准备好、愿意和有能力"参与这一进程。由于智力和/或心理功能下降(如认知障碍、精神疾病)、挑战性生活事件(如离婚、失业)和/或缺乏资源(如缺乏或没有社会支持、孤立),一些患者将缺乏其中一个或多个关键要素。注意不要因为"没有成功"而把太多的责任归于自身,而且,即使没有明显的、立竿见影的效果，如果你表现出足够的关心以及专业的态度，你也可能为一些患者日后的思考和行动"播下种子"。

9.7 课堂活动

活动1：分享（三人角色扮演）

学生参与三人角色扮演活动，每人轮流担任遗传咨询师、患者和观察员。他们应进行10分钟的角色扮演，在此过程中患者提出一个非常具体的问题（例如，与兄弟姐妹分享相关的遗传风险/检测信息），患者和咨询师扮演以下对抗角色之一来解决此问题。

角色扮演1

当遗传咨询师提供一些关于患者选择的信息时，患者用"是的，但是……"换言之，患者表现否定、反驳并在咨询师的所有选择中挑毛病。

角色扮演2

患者保持沉默，给出一两个字的答案，拒绝回答问题，并在回答问题时拖拖拉拉。除非咨询师解决她的对抗（这是由遗传咨询师告诉患者她应该和她的兄弟姐妹分享信息引起的；患者认为咨询师不了解她的家庭情况），否则什么都不会发生。

角色扮演3

患者应该对遗传咨询师提出的第一个问题感到愤怒。

过程

与咨询师讨论抵触的感觉。咨询师对患者的抵触做了什么反应？为什么患者会使用这些类型的抵触？

预计时间：60分钟。

教师笔记

为了使这项活动更具挑战性，扮演患者的学生可以选择角色扮演，而不必告诉咨询师的扮演者她/他选择了哪个角色。

活动2：防御机制（小组或大组）

使用表9-1中的防御机制列表，学生扮演患者陈述或行为，以说明每个防御机制。他们可以先以"思考-配对-分享"的方式来产生想法。

预计时间：20~30分钟。

教师笔记

- 在举例之后,教师可以引导学生讨论在遗传咨询中发现哪些防御措施特别具有挑战性。
- 学生可以对咨询师做出回应,以解决每个患者的陈述或行为。

活动3:为悲伤的患者提供咨询(三人角色扮演)

学生参与三人角色扮演活动,每个人轮流担任顾问、患者和观察员。使用以下患者角色,参与10~15分钟的角色扮演,讨论患者的感受。

患者角色1

一名妇女刚刚从常规超声检查中发现胎儿死亡。

患者角色2

神经科医师告诉一位50岁的妇女,她有亨廷顿病的症状。

患者角色3

上周,一个6岁男孩的母亲发现检测结果提示她的儿子患有杜氏肌营养不良症。

预计时间:45~60分钟。

过程

学生们在大组中进行如下讨论:你从患者悲伤中学到了什么,你如何应对?这有什么困难?遗传咨询师在解决患者痛苦方面的作用是什么?你对强烈的患者情绪有何反应?

预计时间:15~20分钟。

活动4:评估患者的应对策略(两人组或小组)

学生分为两人组或小组,提出5~8个问题,通过对这些问题的提问,来评估亨廷顿病(HD)患者及其家人的应对策略。学生应该把问题写得像是在和患者交谈一样。

预计时间:15分钟。

过程

两人组或小组与大组分享他们的问题。

预计时间:45分钟。

教师笔记

你可以将学生的问题与Maxted等在一项研究中使用的八个采访问题进行比较(2014,第348页)。

活动5：评估患者应对策略中的文化因素（两人组或多人小组）

学生们分成两人组或多人小组，提出5~8个一般性问题，通过提问来评估患者悲伤情绪中的文化因素。学生应该把问题写得像是在和患者交谈一样。

教师笔记

你可以将学生提出的问题与Gettig（2010）的五个问题进行比较（第118页）。

9.8　书面练习

练习1：悲伤与失落

描述你生活中遭受重大损失的情况。本章中描述的悲伤方面是否准确地代表了你为应对损失而经历的过程？它们是否符合你的反应？你还记得人们在你遭受损失时对你说的哪些内容特别有帮助？建议长度：一到两页，双倍行距。

练习2：愤怒

第一部分：描述愤怒在你的原生家庭中的意义。例如，这是一种社会上可以接受的情绪吗？有人生气是什么意思？愤怒是如何表达的？其他人对此有何反应？与你文化中的愤怒相比，你家庭中的愤怒意味着什么？你现在对愤怒有什么反应？你现在如何表达愤怒？

第二部分：如果你有一个遗传咨询患者在咨询期间对你生气，描述一下发生了什么，你的感受是什么，你做了什么。回想起来，你是否希望你做了一些不同的事情？如果是，怎么做？（如果你没有实际的经验，那就编一个场景，用它来回答这些问题。）

练习3：防御机制

从表9-1的防御机制列表中，找出两种你最有可能在个人生活中使用的防御机制，并讨论它们如何影响你作为遗传咨询师的工作。包括一个具体的例子，说明你的每一种防御机制在咨询过程中可能如何发挥作用，以及它们可能如何影响患者。

提示：虽然第9章提到了患者的防御机制，但同样的防御机制也适用于遗传咨询师。

练习 4：智力和情感类型

第一部分：运用本章所描述的理智型，识别并讨论你的理智类型，对遗传咨询的优缺点。你认为你的类型对哪些患者更有效，而对其他人不那么有效吗？为什么/怎么做？

第二部分：运用本章描述的情感类型，识别并讨论你的情感类型在遗传咨询中的优缺点。你认为你的类型对哪些患者更有效，而对其他人不那么有效吗？为什么/怎么做？

提示：想想你的理智和情感类型如何与患者的理智和情感类型互补或冲突。

第三部分：哪种患者的理智和情感方式对你来说最困难？是什么让他们变得困难？

练习 5：精神评估

假装他人有遗传健康状况，学生们从课堂上选择一个搭档，两人轮流（在课外）使用 Anandarajah 和 Hight（2001，如 Reis 等 2007 年所引用）的 HOPE 工具进行精神评估问题的面试。面试结束后，学生们准备反思性文件，描述如何回答问题，以及他们作为被面试者和面试官学到了什么。

来自用于精神分析的 HOPE 调查量表的问题

H：希望、意义、安慰、力量、和平、爱和联系的源泉

- 我们一直在讨论你的支持系统。你的希望、力量、安慰与和平的源泉是什么？
- 在困难时期你坚持什么？
- 是什么支撑着你并让你继续前行？
- 对一些人来说，他们的宗教或精神信仰在处理生活的起起落落时是一种安慰和力量的源泉；这对你来说是真的吗？
- 如果答案是肯定的，继续回答 O 和 P 问题。
- 如果答案是否定的，可以考虑问：有过吗？什么改变了？［接着回答 O 和 P 问题］

O：有组织宗教的作用

- 你认为自己是有组织宗教的一部分吗？

- 在你的生活中,参加有组织的宗教活动有多重要？在这个困难的时刻,你的宗教的哪些方面对你有帮助或不是那么有帮助？
- 你是宗教或精神团体的一员吗？
- 成为宗教或精神团体的一部分对你有什么帮助？

P：个人精神/实践

- 你是否有独立于有组织宗教的个人精神信仰？它们是什么？
- 你相信上帝吗？
- 你与上帝有什么关系？
- 你认为你的精神或精神实践的哪些方面对你个人最有帮助？（例如,祈祷、冥想、徒步旅行。）

E：对医疗保健/生命终结问题的影响

- 这段经历对你与上帝的关系有何影响？
- 我能做些什么来帮助你获得通常帮助你的精神资源吗？
- 你是否担心你的信仰与健康状况/护理/决定之间存在任何冲突？
- 与临床牧师/社区精神领袖交谈是否有帮助？

参考文献

Ahmed S, Hewison J, Green JM, et al. Decisions about testing and termination of pregnancy for different fetal conditions: a qualitative study of European white and Pakistani mothers of affected children. J Genet Couns. 2008; 17: 560–572.

Anandarajah G, Hight E. Spirituality and medical practice. Am Fam Physician. 2001; 63: 81–88.

Anderson RR. Religious traditions and prenatal genetic counseling. Am J Med Genet C Semin Med Genet. 2009; 151C: 52–61.

Arnold A, McEntagart M, Younger DS. Psychosocial issues that face patients with Charcot-Marietooth disease: the role of genetic counseling. J Genet Couns. 2005; 14: 307–318.

Batton B. Healing hearts. JAMA. 2010; 304: 1303–1304.

Baty BJ. Facing patient anger. In: LeRoy BS, McCarthy Veach P, Bartels DM, editors. Genetic counseling practice. Hoboken: Wiley-Blackwell; 2010. p. 125–154.

Brasington CK. What I wish I knew then … Reflections from personal experiences in counseling about Down Syndrome. J Genet Couns. 2007; 16: 731–734.

Case DO, Andrews JE, Johnson JD, et al. Avoiding versus seeking: the relationship of information seeking to avoidance, blunting, coping, dissonance, and related concepts. J Med Libr Assoc. 2005; 93: 353–362.

Cavanagh M, Levitov JE. The counseling experience a theoretical and practical approach. 2nd ed. Prospect Heights IL: Waveland Press; 2002.

Chaplin J, Schweitzer R, Perkoulidis S. Experiences of prenatal diagnosis of spina bifida or hydrocephalus in parents who decide to continue with their pregnancy. J Genet Coun. 2005; 14: 151 – 162.

Cheston SE. Making effective referrals: the therapeutic process. New York: Gardner Press; 1991.

Clark AJ. The identification and modification of defense mechanisms in counseling. J Couns Dev. 1991; 69: 231 – 236.

Deatrick JA, Knafl KA, Murphy-Moore C. Clarifying the concept of normalization. Image J Nurs Sch. 1999; 31: 209 – 214.

Djurdjinovic L. Psychosocial counseling. In: Uhlmann WR, Schuette JL, Yashar B, editors. A guide to genetic counseling. 2nd ed. New York: John Wiley & Sons; 2009. p. 133 – 175.

Douglas HA. Promoting meaning-making to help our patients grieve: an exemplar for genetic counselors and other health care professionals. J Genet Couns. 2014; 23: 695 – 700.

Downing NR, Williams JK, Leserman AL, et al. Couples' coping in prodromal Huntington disease: a mixed methods study. J Genet Couns. 2012; 21: 662 – 670.

D'Souza R. The importance of spirituality in medicine and its application to clinical practice. Med J Aust. 2007; 186: S57.

Flynn M. A couple's devastating journey & my development as a genetic counselor. J Genet Couns. 2012; 21: 185 – 186.

Gettig E. Grieving: an inevitable journey. In: LeRoy BS, McCarthy Veach P, Bartels DM, editors. Genetic counseling practice. Hoboken: Wiley-Blackwell; 2010. p. 95 – 124.

Gold KJ. Navigating care after a baby dies: a systematic review of parent experiences with health providers. J Perinatol. 2007; 27: 230 – 237.

Greeson CJ, Veach PM, LeRoy BS. A qualitative investigation of Somali immigrant perceptions of disability: implications for genetic counseling. J Genet Couns. 2001; 10: 359 – 378.

Hallowell N, Lawton J, Badger S, et al. The psychosocial impact of undergoing prophylactic total gastrectomy (PTG) to manage the risk of hereditary diffuse gastric cancer (HDGC). J Genet Couns. 2017; 26: 752 – 762.

Helm BM. Exploring the genetic counselor's role in facilitating meaning-making: rare disease diagnoses. J Genet Couns. 2015; 24: 205 – 212.

Hurford E, Hawkins A, Hudgins L, et al. The decision to continue a pregnancy affected by Down syndrome: timing of decision and satisfaction with receiving a prenatal diagnosis. J Genet Couns. 2013; 22: 587 – 593.

Kaimal G, Steinberg AG, Ennis S, et al. Parental narratives about genetic testing for hearing loss: a one year follow up study. J Genet Couns. 2007; 16: 775 – 787.

Kessler S. Psychological aspects of genetic counseling. VII. Thoughts on directiveness. J Genet Couns. 1992a; 1: 9 – 17.

Kessler S. Psychological aspects of genetic counseling. VIII. Suffering and countertransference. J Genet Couns. 1992b; 1: 303 - 308.

Kessler S. Psychological aspects of genetic counseling. X. Advanced counseling techniques. J Genet Couns. 1997; 6: 379 - 392.

Klitzman RL. Misunderstandings concerning genetics among patients confronting genetic disease. J Genet Couns. 2010; 19: 430 - 446.

Klitzman R, Thorne D, Williamson J, Chung W, Marder K. Decision-making about reproductive choices among individuals at-risk for Huntington's disease. J Genet Couns. 2007; 16: 347 - 362.

Lafans RS, Veach PM, LeRoy BS. Genetic counselors' experiences with paternal involvement in prenatal genetic counseling sessions: an exploratory investigation. J Genet Couns. 2003; 12: 219 - 242.

Lazarus RS. Stress and emotion. Berlin: Springer; 1999.

Lindberg M. Monitoring and blunting styles in fluid restriction consultation. Hemodial Int. 2012; 16: 282 - 285.

Lobb EA, Butow P, Barratt A, et al. Differences in individual approaches: communication in the familial breast cancer consultation and the effect on patient outcomes. J Genet Couns. 2005; 14: 43 - 53.

Lubinsky MS. Bearing bad news: dealing with the mimics of denial. J Genet Couns. 1994; 3: 5 - 12.

Maxted C, Simpson J, Weatherhead S. An exploration of the experience of Huntington's disease in family dyads: an interpretative phenomenological analysis. J Genet Couns. 2014; 23: 339 - 349.

McCarthy Veach P, Truesdell SE, LeRoy BS, et al. Client perceptions of the impact of genetic counseling: an exploratory study. J Genet Couns. 1999; 8: 191 - 216.

McCarthy Veach P, Bartels DM, LeRoy BS. Ethical and professional challenges posed by patients with genetic concerns: a report of focus group discussions with genetic counselors, physicians, and nurses. J Genet Couns. 2001; 10: 97 - 119.

Miller SM. Monitoring and blunting: validation of a questionnaire to assess styles of information seeking under threat. J Pers Soc Psychol. 1987; 52: 345 - 353.

Miller SM. Monitoring versus blunting styles of coping with cancer influence the information patients want and need about their disease. Implications for cancer screening and management. Cancer. 1995; 76: 167 - 177.

Morris BA, Hadley DW, Koehly LM. The role of religious and existential well-being in families with lynch syndrome: prevention, family communication, and psychosocial adjustment. J Genet Couns. 2013; 2: 482 - 491.

Ormerod JJ, Huebner ES. Crisis intervention: facilitating parental acceptance of a child's handicap. Psychol Sch. 1988; 25: 422 - 428.

Peters JA, Hoskins L, Prindiville S, et al. Evolution of the colored eco-genetic relationship map (CEGRM) for assessing social functioning in women in hereditary breastovarian (HBOC) families. J Genet Couns. 2006; 15: 477 - 489.

Peters JA, Kenen R, Hoskins LM, et al. Unpacking the blockers: understanding perceptions and social constraints of health communication in hereditary breast ovarian cancer (HBOC) susceptibility families. J Genet Couns. 2011; 20: 450 - 464.

Peters JA, Kenen R, Bremer R, et al. Easing the burden: describing the role of social, emotional and spiritual support in research families with li-fraumeni syndrome. J Genet Couns. 2016; 25: 529 - 542.

Pieterse K, van Dooren S, Seynaeve C, et al. Passive coping and psychological distress in women adhering to regular breast cancer surveillance. Psychooncology. 2007; 16: 851 - 858.

Quillin JM, McClish DK, Jones RM, et al. Spiritual coping, family history, and perceived risk for breast cancer — can we make sense of it? J Genet Couns. 2006; 15: 449 - 460.

Ramdaney A, Hashmi SS, Monga M, et al. Support desired by women following termination of pregnancy for a fetal anomaly. J Genet Couns. 2015; 24: 952 - 960.

Reeder R, Veach PM, MacFarlane IM, et al. Characterizing clinical genetic counselors' countertransference experiences: an exploratory study. J Genet Couns. 2017; 26: 934 - 947.

Reis LM, Baumiller R, Scrivener W, et al. Spiritual assessment in genetic counseling. J Genet Couns. 2007; 16: 41 - 52.

Rhodes A, Rosman L, Cahill J, et al. Minding the genes: a multidisciplinary approach towards genetic assessment of cardiovascular disease. J Genet Couns. 2017; 26: 224 - 231.

Rich DE. When your client's baby dies. J Couples Ther. 1999; 8: 49 - 60.

Robinson CA. Managing life with a chronic condition: the story of normalization. Qual Health Res. 1993; 3: 6 - 28.

Roussi P, Miller SM. Monitoring style of coping with cancer related threats: a review of the literature. J Behav Med. 2014; 37: 931 - 954.

Sagaser KG, Hashmi SS, Carter RD, et al. Spiritual exploration in the prenatal genetic counseling session. J Genet Couns. 2016; 25: 923 - 935.

Schneider JL, Goddard KA, Davis J, et al. "Is it worth knowing?" Focus group participants' perceived utility of genomic preconception carrier screening. J Genet Couns. 2016; 25: 135 - 145.

Schema L, McLaughlin M, Veach PM, et al. Clearing the air: a qualitative investigation of genetic counselors' experiences of counselor-focused patient anger. J Genet Couns. 2015; 24: 717 - 731.

Sebold C, Koil C. Genetic library: grief and bereavement. J Genet Couns. 2009; 18: 200 - 203.

Seth SG, Goka T, Harbison A, et al. Exploring the role of religiosity and spirituality in amniocentesis decision-making among Latinas. J Genet Couns. 2011; 20: 660 - 673.

Sexton AC, Sahhar M, Thorburn DR, et al. Impact of a genetic diagnosis of a mitochondrial disorder 5 - 17 years after the death of an affected child. J Genet Couns. 2008; 17: 261 - 273.

Shaw A, Hurst JA. "What is this genetics, anyway?" Understandings of genetics, illness causality and inheritance among British Pakistani users of genetic services. J Genet Couns. 2008; 17: 373 - 383.

Sheets KM, Baty BJ, Vázquez JC, et al. Breaking difficult news in a crosscultural setting: a qualitative study about Latina mothers of children with down syndrome. J Genet Couns. 2012; 21: 582 - 590.

Sheppard VB, Graves KD, Christopher J, et al. African American women's limited knowledge and experiences with genetic counseling for hereditary breast cancer. J Genet Couns. 2014; 23: 311 - 322.

Shiloh S. Illness representations, self-regulation, and genetic counseling: a theoretical review. J Genet Couns. 2006; 15: 325 - 337.

Smart A. Impediments to DNA testing and cascade screening for hypertrophic cardiomyopathy and long QT syndrome: a qualitative study of patient experiences. J Genet Couns. 2010; 19: 630 - 639.

Tomlinson AN, Skinner D, Perry DL, et al. "Not tied up neatly with a bow": professionals' challenging cases in informed consent for genomic sequencing. J Genet Couns. 2016; 25: 62 - 72.

Vos J, Asperen CJ, Oosterwijk JC, et al. The counselees' self-reported request for psychological help in genetic counseling for hereditary breast/ovarian cancer: not only psychopathology matters. Psychooncology. 2013; 22: 902 - 910.

Wakefield CE, Homewood J, Mahmut M, et al. Usefulness of the threatening medical situations inventory in individuals considering genetic testing for cancer risk. Patient Educ Couns. 2007; 69: 29 - 38.

Weil J. Psychosocial genetic counseling. New York: Oxford University Press; 2000.

Weil J. Resistance and adherence: understanding the patient's perspective. In: LeRoy BS, McCarthy Veach P, Bartels DM, editors. Genetic counseling practice. Hoboken: Wiley-Blackwell; 2010. p. 155 - 174.

White MT. Making sense of genetic uncertainty: the role of religion and spirituality. Am J Med Genet C Semin Med Genet. 2009; 151C: 68 - 76.

Williams SR, Berrier KL, Redlinger-Grosse K, et al. Reciprocal relationships: the genetic counselor-patient relationship following a life-limiting prenatal diagnosis. J Genet Couns. 2017; 26: 337 - 354.

Williams-Piehota P, Pizarro J, Schneider TR, et al. Matching health messages to monitor-blunter coping styles to motivate screening mammography. Health Psychol. 2005; 24: 58 - 67.

Wool C, Dudek M. Exploring the perceptions and the role of genetic counselors in the emerging field of perinatal palliative care. J Genet Couns. 2013; 22: 533 - 543.

提供指导：建议和影响技巧　10

学习目标

1. 明确建议和影响技能的定义。
2. 区别临床推荐和其他类型的建议。
3. 不同类型的建议和影响技能示例。
4. 通过自我反省、练习和反馈提升建议和影响技巧。

　　遗传咨询师首先是医疗保健专业人员。因此，在临床实践中，他们有义务了解并与患者分享相关的临床信息和推荐指南。这不仅是一项道德责任（NSGC 伦理规范，2017），也是一项法律义务（Schmerler 2007）。在遗传咨询中，区分临床信息、推荐指南和其他类型的建议、影响性回应至关重要。临床信息和推荐指南来自相关的科学和医学遗传学文献，以及医学/临床遗传学和遗传咨询专业人员的集体临床经验，如已出版的实践指南。美国国家遗传咨询师协会（www.nsgc.org）和美国医学遗传学和基因组学会（www.acmg.net）都发布了临床实践指南，可通过其官方网站和/或同行评审期刊获得。遗传咨询师还必须了解其他医学专业组织（如美国儿科学会 AAP、美国妇产科学会 ACOG、美国临床肿瘤学学会 ASCO 等）发布的相关临床实践指南。但本章不对这些指南展开详细讨论。本章着重论述需要合适的建议与影响性回应的遗传咨询场景避免在无医学指征的情况下提供建议与保护患者的自主权，这一直是遗传咨询实践的重要原则。患者自主权的意义在 NSGC 伦理规范第二节中被明确表述："咨询师与咨询对象的关系是基于对咨询对象自主（权）、个体性、幸福和自由的关心与尊重。因此，遗传咨询师的工作是通过阐明必要的事实、提供替代方案和预期结果，使咨询对象在不受胁迫的情况下做出知情决定"（NSGC 2017）。这也是遗传咨询互惠参与模型的一个主要原则，即"患者自主权必须得到维护"（McCarthy Veach 2007，第 719 页）。历史上，术语"非指令性"用来描述遗传咨询师保护患者自主权的方法，特别是在决策过程中。严格的、狭义的非指令性遗传咨询强调了遗传咨询师不应该做的事情。然而,这个术语本身是有问题的,因为它意味着遗传咨询师从不向患者提供任何形式的建议。这不仅不准确,而且不可能实现,并且在许多情况下是不恰当的。对遗传咨询更恰当的理解是遗传咨询师通过提供全面信息,使用价值中性术语,并以一种解决患者潜在情绪和担忧的方式来回答问题,从而保护患者的自主权(Weil 2000)。遗传咨询师也可以使用咨询技巧(例如初级和高级共情)来促进患者自主权。正如 Resta(2010)所说,虽然尊重患者自主权在遗传咨询中有重要价值,但不同患者的自主性程度存在差异。积极的咨询策略也可用于解决由于患者面临的经济、社会、政治或文化现实而导致自主权受限的情况(Resta 2010)。

　　本章讨论了两种涉及指令性行为的遗传咨询技能:建议和影响性回应。建议是指遗传咨询师的专业建议,而影响性回应则是遗传咨询师的观点。本章纳入了 Kao(2010)对遗传咨询师共情的调查,展示了遗传咨询师影响性回应的示例。她要求遗传咨询师阅读发表于《遗传咨询杂志》的五项定性研究报告,这些摘录对患者的真实陈述略做修改(Andersen et al. 2008;Gibas et al. 2008;Nusbaum et al. 2008;Phelps et al. 2007;Quaid et al. 2008)。患者的陈述包括多种遗传疾病(长 Q-T 间期综合征、亨廷顿病、腭裂、法布里病和 BRCA 基因突变风险)。调查对象在每一个场景中扮演遗传咨询师的角色,将"陈述"视为真实患者的表达并予以回应,包括提供建议和影响性回应。

10.1　提供建议

10.1.1　建议的定义

　　"建议"是遗传咨询师试图通过提供主张或推荐,来指导患者行为的一种回应方式。建议旨在提供推荐意见,帮助咨询人员厘清他们已经做出的选择和/或帮助他们顺利执行相应的决定(DeCapua & Dunham 1993)。与旨在提供信息的知识交流(见第 7 章)相反,"建议"涉及的是对某一特定行为的建议和"咨询师有意塑造和影响咨询对象的行为"(Kessler 1992)。

　　正如 Vehvilainen(2001)所指出的,建议包括"建议者推荐的行动,并期望咨询对象将其视为相关的、有帮助的或有价值的并予以接受。建议意味着咨询师拥有咨询对象所缺乏的知识或洞察力"(第 373 页)。

　　建议可以通过不同方式表达,从直接建议患者应该做什么(例如,"您应该与您的成年子女分享您的检测结果")到间接或暗示的建议(例如,"您和丈夫谈过您想做亨廷顿病症状前检测的愿望吗？"）。一些研究者认为，采用间接建议的方法可能更有效，因为它可以减少患者的抵触，保护患者的自主权和权威性。例如，Couture 和 Sutherland（2006）提出咨询师应采用协作性的、共同构建的建议。具体来说，遗传咨询师从患者的角度和偏好范围内提出建议，并一起找出解决方法。例如，一个 BRCA 基因突变的患者对预防性切除乳房手术犹豫不决。患者："如果我做了手术，我对我丈夫就没有吸引力了。"咨询师："这是他说的吗？"（封闭式问题）患者："没有，但这是合乎情理的。"咨询师："这是您想知道的吗？"（封闭式问题）患者："是的，这会让我更确定该做什么。"咨询师："您觉得和他讨论这个问题怎么样？"（建议）患者："我可以这么做。"咨询师："您觉得您会对他说些什么？"（开放式问题）。

Butler 等（2010）同样建议采用间接方法，使用暗示的建议或提出问题请患者评估当前情况下某些特定行为的相关性或适用性。这些问题帮助遗传咨询师避免直接告诉患者该做什么，尊重他们的经历和观点，并维护他们决定和行动的权威性。遗传咨询中使用暗示建议时问患者："您过去做过什么重大决策？"这个问题暗示着患者可能会考虑对自己目前的情况采取类似的行为。

10.1.2　遗传咨询中的给予建议

患者在遗传咨询中可能会希望你给予建议，他们认为你是遗传和医学方面的专家，因此认为你会提供建议，因为你知道在特定情况下什么是"最好的"。然而，正如 Kessler（1997）所告诫的那样，提供建议"往往是对咨询对象自己解决问题并得出结论的能力不信任。需要明白，大多数接受遗传咨询的人都是有经验的决策者；在没有我们帮助的情况下，他们在一生中已经做出了许多决定"（第 383 页）。因此，在大多数情况下，遗传咨询师应使用他们的技能来促进患者做出决策，如第 7 章所述，而不是提供具体的"建议"。

10.1.3　遗传咨询中的建议话题

如本章引言所述，临床推荐指南（如卫生健康标准、管理指南等）是遗传咨询适当的和必要的组成部分。此外，遗传咨询特别适合给出建议的情况包括：① 遗传咨询过程（例如，"为帮助您做出有利的决定，我建议我们讨论每一个不同的选择"）；② 患者行为（例如，"也许您应该花几天时间来考虑这个问题"；或者"与当地肌营养不良症支持小组的其他家长谈谈，您可能会受益")。但是,遗传咨询几乎不会告诉患者该做什么决定(例如,"我认为在这种情况下,多生孩子可能不是最好的决定";或者"根据您的家族史,您一定要进行携带者筛查")。

　　患者可以向遗传咨询师寻求与遗传咨询或检测相关问题的指导和建议,例如如何告知亲属检测结果。某些患者群体可能特别希望得到建议。两项研究表明,一些父母希望得到关于与孩子沟通的相关建议。Mac Dougall 等(2007)调查了利用辅助生殖技术怀孕的夫妇,询问他们向子女透露这一信息的时机和方式。家长们要么支持提前透露,要么选择等待孩子成长的"合适时机"。选择"合适时机"的父母,报告了他们对于如何分享信息以及谈话结果都没把握,希望在这方面得到更多建议。Dennis 等(2015)调查了性染色体非整倍体的患者及其父母。他们询问了父母向患儿透漏这些信息的时间和内容,父母用于沟通所需要准备的资源(父母的情绪准备和担忧以及如何与孩子沟通的建议)。与 Mac Dougall 等(2007)的调查一致,他们发现"采用'合适时机'策略的父母对透漏过程和结果感到更大的不确定性,并表示希望得到指导或建议"(第 90 页)。这些调查的结果表明,父母寻求建议的意愿存在个体差异,为每个患者/家庭量身定制方法是必要的。

　　Patenaude 和 Schneider(2017)描述了父母在向子女透露其遗传性癌症检测结果方面存在的主要问题,得出结论:"虽然借助心理教育可以促使咨询师与父母讨论相关话题,并可以为父母提供广泛的指导,帮助他们了解不同年龄段的孩子可能关心的问题。但是,每个家庭的差异如此之大,以至于没有一种'处方'足以回答所有父母提出的关于如何完成这项重要任务的答案。成功的咨询是咨询师根据父母所关注的问题、所处的环境和自身优势,提供的咨询信息、探索和建议与父母的担忧和疑问相匹配"(第 259 页)。

　　遗传咨询师可以给患者提供建议的具体示例如下:

- 一些患者表示他们当时真应该多花点时间来做出终止妊娠的决定。因此,当一个处于决策阶段的患者进行咨询时,遗传咨询师可以说:"我知道,迅速做出决定并继续前进是您的自然想法,但我鼓励您多花几天时间考虑。"
- "仔细考虑这些问题,尽可能多花点时间来考虑。"
- 一对夫妇的第一个孩子患有脊髓性肌萎缩症(SMA),他们关于下一次怀孕是否进行植入前遗传诊断存在分歧。在遗传咨询过程中讨论了这个问题后,咨询师说:"我鼓励你们在家里继续这个对话,多花点时间做决定。"

- "我觉得我们应该等到您丈夫来，或许您会更舒服地做出决定。"
- 携带脆性 X 染色体综合征基因的女性常常感到孤独、内疚和心理负担沉重。意识到这一点，咨询师说："我鼓励您在决定要生育更多孩子的时候，让您的丈夫也参与进来。"
- "我认为了解所有可供选择的方案很重要。"
- "听起来，在我们进一步讨论产前检查方案之前，您更愿意做超声检查。我认为这是个好主意。"
- "在决定进行携带者检测时，重要的是考虑这些信息对您是否有用。如果您知道您的孩子有囊性纤维化（CF）的风险，您会采取不同的行动或计划吗？"
- "您可以考虑进行尸检，以帮助您评估这种情况的再发风险。"
- 患者表示，她希望对早发性阿尔茨海默病进行预测性检查，因为她的医师告诉她要做这项检查。咨询师说："也许您应该专注于对您和您的家庭最有利的做法。让我们谈谈这个问题。"
- "我的许多患者发现，与其他孩子的父母交谈非常有帮助。"
- "我建议您联系国家父母支持组织……了解医疗保健管理的最新发展、变化等。他们有一个很棒的网站。"

10.1.4　提供建议的结果

在人际关系中，建议的结果可能是积极的，也可能是消极的："建议可能会被视为有帮助、有爱心或相互支持；建议可以是真诚的或支持的；寻求和采纳建议可能会产生尊重和感激，但咨询对象有保留自己做决定的权利"（Goldsmith & Fitch 1997，第 454 页）。

基于家庭治疗文献，当你成功地给出建议时，你可以提供患者认为有帮助的建议，你可以提出一个他们以前没有考虑过的新想法，或者你的建议可以允许他们采取他们本来就想采取的行动（Silver 1991）。建议可以提供信息支持和指令性指导，它可以表现出关心，并给人一种问题可控的印象（Goldsmith & Fitch 1997）。建议还可以带来希望和信心，使患者有能力遵循特定的建议。但是，你需要确保你的建议是患者能够采取的行动（即患者有执行建议所具备的能力、资源和时机）。例如，如果你建议患者与有风险的亲属分享相关的基因检测结果，你可以提供资源（如可以与亲属分享的一封信）或让患者参与一些活动，帮助他们建立技能或信心，以便落实你的建议（例如，角色扮演患者与亲戚进行的对话）。

Feng(2009)指出,"研究表明,不必要的、不相关的或多余的建议反而适得其反,往往受到咨询对象的抵触"(Feng & MacGeorge 2006;Goldsmith 2000,第 118 页)。患者可能会觉得受到了批评,因为提出的建议暗示他们应该采取不同的行动。患者可能会觉得被强迫考虑你提出的选择,也可能对于遵从你的建议感到有压力,而且他们可能会变得对立,即在余下的会谈时间里抵制你所说的一切(Silver 1991)。此外,你的建议可能意味着患者缺乏提出自己的策略或解决方案的能力,尤其是在你充分了解他们的情况之前给出的建议。建议也可能被视为价值观的强加(Couture & Sutherland 2006)。最后,一些建议可能会适得其反,因为你的患者知道这些建议不可行的自身原因,而你只知道目前为止他们所告诉你的以及关于患者反应和行为的普遍认知(Hepburn & Potter 2011)。

10.1.5 关于"提供建议"的指导

- 要明确的是,某些类型的建议不是遗传咨询的常规部分。在谈话开始,当你解释遗传咨询的过程时,就要说明虽然你会提供信息和相关的临床建议,但你不会告诉患者该做什么,因为你更愿意帮助他们自己做出决定。这种方法对你提出的建议和患者向你寻求的建议做了限定。在谈话后期给出建议。只有当你在这个话题上展示了专业素养、建立了融洽关系、表达了你的关心之后,你才可以提出建议,而且你的建议要适合这种情况。你也应该等到充分倾听了患者的情况,并表现出准确的共情后再提出建议(Feng 2009;Goldsmith & Fitch 1997;Hepburn & Potter 2011)。评估患者正在考虑做什么以及为什么这么做是很重要的,例如,"您的家人中谁理解您要进行检测的决定?"这个问题可以帮助你评估患者在多大程度上可以寻求家人的情感支持。也可以等患者自己询问。有时患者会直接向你寻求建议。例如,"我如何才能说服我的家人进行级联检测?"当他们向你征求意见时,则可能更容易接纳你的建议。但有时,无论患者是否直接征求意见,你可能都需要探讨某个话题。
- 温和地提供建议。避免和患者争吵。如果患者抵触,不要试图"说服他们让步,接受你所说的"(Martin 2000,第 63 页)。争论对于影响患者采取行动并遵循你的建议几乎没有效果。相反,他们会把自己关闭起来,假装同意,过早离开等。
- 提及其他患者的决定。有时,简单而匿名地描述其他处于类似情况患者的做法是有帮助的。例如，"许多人发现，在做出最终决定之前，与近亲讨论他们的检测选择是很有用的。"

- 嵌入你的建议。在信息提供中嵌入你的建议（Hepburn & Potter 2011）。例如，"我想讨论一下关于与您的近亲分享检测结果的建议，并与您分享一些其他患者的策略。"

- 检视你的建议所带来的影响。请患者讨论他们对于你提出建议的想法和感受。这种评估也有助于确保他们准确地理解你的建议。

- 用问题代替建议来促进决策。通过提出问题，了解患者所考虑的不同选择的利弊，而不是建议患者应该做什么。例如，你可以说："您觉得做哪个决定让您更舒服？"你的问题可以帮助患者思考他们的决策过程，从而得出对他们最有利的结果，而不是指导他们去做你认为最好的事情。

- 利用问题和高级共情为提出建议做好准备。Vehvilainen（2001）描述了一种通过问答形式逐步给出建议的方法，旨在使建议与患者的观点保持一致，并将患者的抗拒降到最低。在这种方法中，咨询师首先询问患者想做什么。患者对这个问题的回答"可以作为咨询师提出建议的依据，但咨询师可以专注于其想法的不足之处，并提供一个修订的计划"（第396页）。例如，一名心脏病患者发现自己的病情是由基因突变导致的。当遗传咨询师问她是否打算与兄妹分享这一结果时，患者说："不，我不想让他们担心。"咨询师可以这样回答："在会谈的早些时候，当我们回顾您的家族史时，您提到您和兄妹有多亲密。我在想，如果您不告诉他们，而他们以后生病了，这对你们的关系有什么影响吗？我想最好告诉他们。可以谈谈我能怎么帮您吗？"

- 强调决策过程而不是结果。"您询问我是否应该做携带者检测。从您所说的来看，这些是您希望做检测的一些原因，而这些是您不想做检测的原因……"这种回应遵循了Kessler（1997）所指的一个框架，患者可以从中更清晰地看待事情。

- 使用初级共情来表现你对患者观点的理解。例如，对一名亨廷顿病高风险的患者："听起来您想找一个好的方式跟您的孩子谈论您的风险（初级共情）。或许家庭咨询师可以帮您找到合适的时间和方式与您的孩子讨论这个问题（建议）"（Kao 2010，第101页）。

- 使用与患者观点一致的语言给出建议。"您已经说过好几次了，您觉得自己被这个决定的重压压得要'窒息'了。您觉得花几天时间喘口气怎么样？在最终做出决定之前,您可以放松一点吗?"

- 具有文化敏感性。患者对建议的渴望各不相同,这些差异有时是由于文化背景造成的。两项研究说明了遗传咨询患者对咨询的反应存在文化差异。Barragan 等(2011)采访了墨西哥裔妇女,询问她们如何平衡文化习俗与西方医学的关系。他们指出,墨西哥裔妇女期望得到规范的医疗建议,并遵循这一建议。然而,他们发现,"传统的妇女在很大程度上依赖于母亲或其他支持她们的女性的建议,而有文化的妇女则从医疗保健提供者和书面手册中寻求更多信息"(第610页)。作者还描述了遗传咨询师理解患者对建议的反应中一个可能的障碍,即同情或"尊重医护人员的做法是不向他们提出质询,即使情况并非如此,也要表现理解并赞同医护人员提供的意见"(第620页)。他们建议遗传咨询师使用开放式问题来评估患者的理解和他们的遵从意愿,特定的干预措施是否存在潜在问题,患者对特定的医学建议有何想法或感受,以及他们与家人讨论信息的舒适度。

  Floyd 等(2016)采访了曾经接受了产前保健的以西班牙语或英语为母语的拉丁裔、亚裔和白人妇女,以了解她们对游离 DNA(cfDNA)筛查的看法。研究结果表明,以西班牙语为母语的妇女更多地将医师的建议作为产前检查的理由,因为她们尊重并听从医师的建议。而以英语为母语的妇女则更喜欢批评保健人员的建议,并经常无视医师和遗传咨询师的建议。研究人员同时推测,即使以西班牙语为母语的妇女对临床医师的建议持批评态度,但语言障碍也可能妨碍其表达担忧。

- 明确你的职业角色。当咨询者强烈希望你提供建议时,你需要解释相关信息,而不仅仅是提供建议。尽可能提供更多相关信息,并建议患者利用这些信息做出最适合自己的决定。这样的陈述有助于减少那些希望你提出指导意见的患者对你的误解。

10.1.6　提供建议的挑战

咨询师、患者及他们所面对的情况,这些相关因素都可能使提供的建议无效。必须注意以下几种情况。

提供建议是为了满足咨询师自己的需要

正如 Kessler(1992)指出,"一些(遗传)咨询师抱有这样的想法,如果他们能够发挥个人说服力，其他人就会开始以他们的方式看待世界……遗传咨询师需要认识到与其他从事个人咨询和心理治疗的咨询师一样，我们没有强大的力量去改变他人的行为"（第16页）。提供建议者在给出建议时通常感觉自己很强大、乐于助人和很有能力（Silver 1991）。正是因为感觉良好，你可能会忍不住给出比你应该给出的更多的建议。

基于错误的假设给出建议

Silver（1991）认为，提供建议的心理咨询师可能持有以下一种或多种信念：

- 专业人员知道什么是最好的。
- 患者不知道什么是最好的。
- 专业人员应该为患者负责并做出决定。
- 患者不能为自己的决定承担责任。
- 专业人员知道最佳的观点和解决方案。
- 患者希望得到建议。
- 患者从建议中受益。
- 客观的第三方是提供建议的最佳人员。

错误地认为患者在寻求你的建议

通常患者在询问你的意见之前就已经做出了决定。他们实际上并不是在寻求意见，而是在为自己的决定寻求支持（Goldsmith & Fitch 1997）。然而，他们很少直接要求这种支持。相反，他们会以寻求建议的方式来掩饰（例如，"您觉得我应该如何告诉我妹妹她有患乳腺癌的风险？"）。向这些患者提供建议，特别是与他们的决定不符的建议，可能会被视为冒犯，而且他们肯定不会接受（Kessler 1992）。此外，听起来像是寻求意见，但实际上可能是患者要求提供以便自己做出决定的相关信息（Kessler 1997），"通常，这些信息涉及思考问题的方式，而非解决方案"（第383页）。例如，"您认为我应该怎么做？"这可能是询问全基因组测序的好处和风险，而不是让你给出建议。

认为患者会听从你的建议

患者通常不会接受你的建议。他们可能会假装同意，但私下里可能会忽视你的建议。或者他们可能会说，"是的，但是……"，解释为什么不能接受你的建议。Fine 和 Glasser（1996）指出，"一个人自己认定的内容比你告诉他的更有价值，即使你的建议更好"（第 66 页）。

没有意识到你可能会偏袒某一方

你可能会与提出类似建议的家庭成员或朋友（Silver 1991）产生共鸣。例如，当为青少年提供咨询时，你的建议可能会反映其父母的观点。

认为自己比患者懂得多

虽然你是遗传咨询方面的专家，但你不是患者的专家（Cavanagh & Levitov 2002）。考虑一下，与一个人待在一起一小时，他对你的了解有多少。此外，"再多的共情也无法取代咨询者必须做出并接受自己的决定的事实"（Kessler 1992，第 14 页）。随着你经验的积累，你会感悟到典型的或规范的患者反应和决定。但是请记住，典型的反应并不一定适用于坐在你面前的这名患者。

忘记患者最终要为自己的决定负责

当你提供建议时，就冒着将本应由患者承担的结果责任转移到自己身上的风险，特别是那些迫切需要建议的患者。尝试表明你理解他们对建议的需求，并愿意帮助他们找出最适合的方案（Couture & Sutherland 2006；Martin 2000）。例如，"我知道您觉得自己无法单独做决定。为什么我们不一起努力找出最好的办法呢？"或者一名患有长 Q－T 间期综合征的患者想要一个孩子（对她来说有生命危险），"我们能做的就是讨论所有的可能性和选择，帮助您做出合适的决定"（Kao 2010，第 85 页）。

认为你的行为不含有建议

需要建议的患者认为你会提供建议，即使你是在努力支持他们的自主权。注意患者试图从你那里得到建议的暗示（例如，患者说，"你可能认为这是个不明智的想法……"；或者"我想你认为我犯了错误……"仔细想想你要如何回应这些问题）。

10.2　影响性回应

影响性回应是遗传咨询师对患者和/或与遗传咨询过程、结果相关内容（例如，患者的感受、想法、态度、行动、情况、计划等）的观点陈述。这些有影响力的陈述可以表达同意和支持,对患者起积极强化作用(例如,"您的决定是经过了深思熟虑吧"或"您终会渡过难关")。也可以表达不同意见,为患者提供警示(例如,"您的决定似乎有点仓促",或者对处于产前检查阶段的父亲说,"您说这个决定取决于您的妻子,但实际上,她在寻求您的支持")。影响性回应是一种说服方式,试图确认甚至改变患者的感受、态度和行为。"影响"的同义词是效果、激励、鼓励、支配、操纵、说服、诱导、提示和推动。

影响性回应的目的是鼓励患者。Wong(2015)认为,"鼓励是表达彼此支持的最常见方式之一……"(第179页)。他将鼓励定义为:"通过语言或其他象征性行为对个人表达肯定,向其灌输勇气、毅力、信心、鼓舞或希望,以便应对挑战性或激发潜力的情况"(第180页)。Wong 进一步指出,"勇气可以减少恐惧,毅力可以战胜动摇,信心可以避免自我低效,鼓舞可以激发动力或创造力,希望可以减少悲观情绪"(第184页)。

鼓励包括指出患者的优势,确认他们的目标和决定,并积极地重新组织他们的陈述(Wong 2015)。例如,患者说:"很抱歉问了这么多问题。"你可以回答,"您非常关心您的孩子,想为他做最好的事情。您提出的问题都是非常有用的。"

10.2.1　影响性回应的使用指南

- 首先建立密切融洽的关系。通过展示自己的专业知识和信誉,患者相信你对所涉及的问题了如指掌,那么他们就会更愿意倾听并容易受影响性回应的影响(Wong 2015)。
- 了解患者。在对患者的情况(长处、需求、挑战)没有充分了解之前,过早地表达你的观点,那么你的观点可能会有偏差。即使你的观点是正确的,患者也可能认为你在"照本宣科",或者是在做适用于任何患者的一般性陈述。这样导致的最好结果是他们无视你的意见。最坏的结局是他们感到不受尊重和愤怒。
- 考虑个体和文化差异。"一些初步证据表明,鼓励对于妇女、少数民族和一些非西方文化背景群体的成功和幸福相对更为重要,而非西方集体主义文化的人们可能会更依据与他人的关系来界定自己……(或许)更容易受到来自重要人士的鼓励的影响"(Wong 2015,第187页)。
- 真诚。需要做到心口如一的真诚,而不只是试图"填补沉默"、让患者感受好些或是提供虚假的安慰。例如,对一个刚刚收到异常检测结果而正在哭泣的患者,你说:"我知道得到这个消息您很难过,但我相信您可以处理好。"尽管你的出发点是善意的,而且可能你认为你是在充分为患者赋能,但你的影响性回应显得"空洞"。

- **提供证据。**当你做一个有影响力的陈述时,提供证据来支持它。如果你告诉一对夫妇他们将成为了不起的父母,提供你的理由。如果你告诉患者对其他人隐瞒自己的检查结果可能是个错误,也需要解释为什么。

- **基于患者的意见。**积极的影响性回应"如果是基于(患者)认可的观点或提出的观点,那么(患者)会认为更可信"(Wong 2015,第 193 页)。例如,"您进行检测的理由很充分。"

10.2.2　使用影响性回应的理由

- **劝说患者接受你的建议。**使用影响性回应的常见方式是向患者提供建议。实际上,你是在试图"推销"你的建议。例如,你可以说,"这是当地阿尔茨海默病支持小组的联系方式。您可以参加一次小组活动。"并进一步按照你的建议做出有影响力的回应:"这个小组可以为您和家人提供持续的支持,对你们很有帮助。"Kao(2010)描述了一个情景,一位患者谈到进行家族性乳腺癌/卵巢癌风险的遗传评估,并对过程所花时间表示不尽如人意,一些遗传咨询师在提供建议的同时采用影响性回应。例如,"也许我们可以坐下来,理清手术的利弊,在等候检测结果时思考一下(建议——咨询师的专业建议)。这样的话,希望当您的检测结果出来的时候,您已经把所有的事情都想清楚了,并且能够做出一个充分知情明智的决定(影响——咨询师解释为什么建议很重要)(第 53 页)""我们现在可以讨论您要面临的所有医学选择(建议——咨询师的专业建议),以便一旦结果返回,我们就可以开始实施您所做出的选择(影响——咨询师解释为什么建议很重要)"(第 53 页)。

- **树立希望。**Wong(2015)提出了树立希望的影响性策略。这些策略包括讲述别人是如何成功应对类似问题的,询问患者的长处。例如,"我知道您过去曾遇到过一些棘手的健康问题。那时您是怎么渡过难关的?"或者称赞患者过去的行为并发掘他们的优势。例如,想象一对夫妇刚刚得知他们的第二个孩子患有苯丙酮尿症(PKU),而他们的第一个孩子也患有 PKU。这对夫妇说,他们感到不知所措、陷入绝望。你说,"您已经很好地照顾了您的另一个孩子,并保持积极乐观。您是怎么做到的?"

- 引导患者远离无效的态度或行为。影响性回应有助于在咨询过程中引导患者的行为。例如,对于一个似乎执着于风险数字细节而不是做出决定的患者,"我认为您关注的是数字,而不是一个阳性或阴性的检测结果对您的健康产生的影响。"影响性回应还可以帮助患者根据自身的情况和你提供的信息形成自己的想法,例如,"通过讨论您要进行和不进行检测的原因可以帮助您做出决定。"Kao(2010)描述的癌症情景中,一些咨询师提供"回归现实"。例如,"我认为……您考虑的比我们现在的情况提前了好几步,我们现状所处的位置是(确定您患乳腺癌的实际风险)……"(第53页)。

- 表达医学观点。Kao(2010)描述的癌症情景中,一位咨询师说:"做手术是重要的一步,可能适合,也可能不适合,这不是一个可以草率仓促做出的决定……"(第54页);另一位咨询师说:"团队中的每个人都会为您提供所需的医疗服务。有条不紊地考虑和迅速执行一样重要"(第54页)。

- 使患者的经历正常化。Kao(2010)描述一个情景中,一名法布里病患者描述了她严重疼痛的症状。不同的遗传咨询师其影响性回应有细微差异,包括正常化回应——"我们一生都想要活得快乐,但当我们遭受慢性和剧烈疼痛时,这可能是一件非常困难的事情……""疼痛是一种您无法准确想象的经历,直到它发生在您身上……""我认为害怕疼痛和害怕不知道在您昏倒后会发生什么一样是很正常的反应……"(第70页)。

- 认可患者的坚强意志和能力。Kao(2010)描述的法布里病情景中,一些咨询师说,"每次经历痛苦时您都能挺过去真的是一种勇敢的行为""您一定是一个非常坚强的人,才能承受这种痛苦……而且您实际上很好地解释了疼痛……"(第70-71页)。

10.3　结束语

记住,在遗传咨询中,医学指导和建议是必要和适当的。本章我们重点讨论了遗传咨询中使用建议和影响的情形。这些都是很有指导性、非常有用的技能。因此,我们建议,在使用建议或影响性回应之前,应该扪心自问:"我如何才能最好地回应患者的需求?"

10.4　课堂活动

活动 1：建议（思考-配对-分享，两人组）

学生们回想一下某个人给他们提了非常无效的建议的时候，那是什么建议？是怎么提出建议的？再回想一下收到了非常有效的建议的时候，那是什么建议？是怎么提出建议的？让学生与同伴讨论各自的经历。然后全班讨论以下问题：什么是无效的建议方式？提供建议的有效方法是什么？老师在黑板上总结回答。

预计时间：15~20 分钟。

活动 2a：低水平建议和影响技能示范

指导教师和一名学生志愿者在遗传咨询中进行角色扮演（咨询师和患者），在角色扮演中，咨询师演示糟糕的提供建议和影响性回应方式。学生观察并记录不良行为的例子。

预计时间：10 分钟。

过程

学生讨论不良行为的例子，以及咨询师的不良技能对患者的影响。在其他学生发表意见后，患者可以提出其对咨询师行为的印象。教师可以将学生分成两组，一组关注咨询师的行为，一组关注患者的行为。

预计时间：15 分钟。

教师笔记

- 一种选择是继续先前在课堂上进行的角色扮演，这样遗传咨询师扮演者可以更快地学习建议和影响技能。
- 学生可能很难区分建议和影响技能，因为建议往往伴随着影响性回应。教师应帮助学生对他们在角色扮演中观察到的反应进行分类。可能出现的一个问题是，患者和/或观察者可能对遗传咨询师的刻意回应有不同的看法。

活动 2b：高水平建议和影响技能示范

指导教师和同一志愿者重复同样的角色扮演，只是这次遗传咨询师演示良好的建议和影响技能。学生记下良好行为的例子。

预计时间：15 分钟。

过程

学生讨论良好的建议和影响性行为的例子，以及咨询师的行为对患者的影响。将这种角色扮演与之前的角色扮演进行对比。一组关注咨询师的行为，一组关注患者的行为。

预计时间：15 分钟。

教师笔记

- 学生可以以"思考-配对-分享"的方式合作，找出咨询师的建议、影响技能的例子，及其对患者的影响。

活动 3：角色扮演（小组）

学生们分成小组，自愿扮演患者和遗传咨询师。学生们默读他们的角色。然后扮演遗传咨询师的学生大声朗读她/他的角色。接下来，学生们进行 10~15 分钟的角色扮演。如果扮演遗传咨询师的学生卡住了，停止角色扮演，并要求小组（除了患者）集思广益，想出可能的方法来处理这种情况。继续角色扮演，这样学生可以尝试小组的一些建议。在角色扮演结束后，要求小组向教师提供反馈，并就如何处理每种情况进行一般性讨论。预留大约 10~15 分钟来处理每个角色扮演。

患者角色 1

你是一位 25 岁的女性，正在与遗传咨询师讨论一个异常的产前检查结果。在这次会谈中，你对咨询师说："我该怎么办？"

遗传咨询师角色 1

你的患者是一位 25 岁的女性，她正在与你讨论一个异常的产前检查结果。

患者角色 2

你是一位 35 岁的中年人，正在与咨询师讨论是否进行亨廷顿病的检测。你需要反复向咨询师征求意见，每次咨询师给你建议时，你需要说："是的，但是……"，然后解释为什么这些建议行不通。

遗传咨询师角色 2

你的患者是一位 35 岁的中年人，他正在与你讨论是否进行亨廷顿病的检测。患者不清楚自己想做什么。

患者角色 3

你是一位来自中国的研究生，怀孕 18 周。医院的超声检查显示出一些异常,医师建议你去做遗传咨询,讨论你的选择。尽管你已经能够理解咨询师所说的一切,但是当咨询师问你如果进一步的检测证实了 13 三体综合征的诊断,你会怎么做时,你保持沉默。毕竟,咨询师是专家,应该告诉你该怎么做。虽然你知道如果怀孕受到影响,你想做什么,但你拒绝陈述你的意见。

遗传咨询师角色 3

你的患者是一位来自中国的研究生,怀孕 18 周。因为异常的超声检查提示可能为 13 三体综合征,她被转诊进行遗传咨询。如果进一步的检查证实了这一诊断,你将尝试评估她会如何处理这些信息。你怀疑她知道,但不愿意告诉你她的意见。

患者角色 4

你是一位 25 岁的孕妇,咨询师告诉你这次怀孕有问题。当她/他告诉你这个消息时,你哭了。你感到不知所措,感到孤独,完全不知道你要做什么。除非咨询师鼓励你,否则不要透露这些感受。相反,继续哭泣,用颤抖的声音说:"我很好。没关系。"

遗传咨询师角色 4

你的患者是一位 25 岁的孕妇。你刚刚告诉她这次怀孕有问题。当你告诉她这个消息时,她开始哭了。你怀疑她因为哭泣而感到尴尬。

患者角色 5

你是一位 30 岁的女性,你的父亲最近被诊断出患有亨廷顿病。你的遗传咨询师刚刚提出,有一项检测可以显示你是否也携带这种疾病的基因。你说:"如果我也患有这种疾病,我是无法处理的。我要碰碰运气,我丈夫和我都想要个孩子,我想把精力集中在这上面。这才是正确的做法,不是吗?"

遗传咨询师角色 5

你的患者是一位 30 岁的女性,她的父亲最近被诊断出患有亨廷顿病。你刚刚提出,有一项检测可以显示她是否也携带这种疾病的基因。

预计时间:每次角色扮演 20~30 分钟。

教师笔记

● 教师可以鼓励学生在角色扮演过程中尝试给出建议和/或影响性回应,否则他们可能会把时间浪费在其他类型的回应上。

活动 4:建议和影响(三人成组角色扮演)

学生在 15 分钟的角色扮演中练习建议和影响技能,轮流扮演咨询师、患者和观察者。这些情景可以由老师或学生自己选择。每次角色扮演后留出 10 分钟的反馈时间。学生应注重使用良好的帮助行为。

评价咨询师建议及其影响行为的标准：

合适的时机

谨慎地使用

简洁性

非争论性

旨在实现患者的目标

真实的与虚假的安慰

与患者情况相关

共情

预计时间：75 分钟。

教师笔记

● 如果咨询师明显卡住，观察者或咨询师需要停止角色扮演。学生（患者除外）可以就患者的动态、问题等进行简短的交流，以帮助咨询师。然后咨询师和患者继续角色扮演。

过程

大组讨论：如何做这个练习？从练习中关于建议和影响行为你学习到了什么？关于你自己呢？你对这些技能还有什么疑问？

预计时间：20 分钟。

10.5　书面练习

练习 1：建议

请参阅本章中"基于错误的假设给出建议"标题下 Silver（1991）所描述的咨询师提供建议的八种信念，针对每种信念提供一到两份书面论据。

练习 2：建议和影响性回应

阅读第 8 章练习 2 中列出的 14 条患者陈述，并为每条陈述提供一个建议和一个影响性回应。写下你的回答，就像你在和患者谈话一样。

提示：你可能需要推断出更多关于患者的信息，以便模拟你的反应。对你之前为第 8 章练习 2 所做的共情陈述进行跟进可能会有所帮助。

示例：

第 8 章练习 2 中提到的患有亨廷顿病风险的 40 岁男性：

建议:"也许你应该重新考虑一下做检测对你意味着什么。"

影响:"由于对检测可能出现阳性结果的害怕,你正在尽可能多地寻找信息,这是好事。"

练习 3:角色扮演

与同学进行 30 分钟的遗传咨询角色扮演。角色扮演可以基于你在诊所看到的患者,也可以是虚构的患者情况。在角色扮演过程中,把注意力集中在你目前学到的所有帮助技巧上。尝试至少包含一个建议和一个影响性回应。将角色扮演过程录音记录下来。接下来抄写角色扮演并评价你的工作。使用以下方法抄写会话:

咨询师	患　者	自我评价	指导教师
对话的关键词组	关键词组	评价你自己的回答	对你的回答提供反馈

创建摘要:

1. 简要描述患者的特征(如年龄、性别、种族、社会经济状况、人际关系状况)和寻求遗传咨询的原因。
2. 找出你在角色扮演过程中所说/做的两件有效的事情,以及两件你希望做的不一样的事情。

将录音、抄写/自我评价和总结交给指导教师,由其提供反馈。

提示:这项作业鼓励你对临床表现进行自我反思。目标不是形成完美的会谈。相反,目标是评估你能在多大程度上准确评估你的心理社会咨询技能。如果能够克制自己,不去想作为咨询师该说些什么,你将从这个练习中获得更多。

参考文献

Andersen J, Øyen N, Bjorvatn C, et al. Living with long QT syndrome: a qualitative study of coping with increased risk of sudden cardiac death. J Genet Couns. 2008; 17: 489 - 498.

Barragan DI, Ormond KE, Strecker MN, et al. Concurrent use of cultural health practices and Western medicine during pregnancy: exploring the Mexican experience in the United States. J Genet Couns. 2011; 20: 609 - 624.

Butler CW, Potter J, Danby S, et al. Advice-implicative interrogatives: building "client-centered" support in a children's helpline. Soc Psychol Q. 2010; 73: 265 - 287.

Cavanagh M, Levitov JE. The counseling experience a theoretical and practical approach. 2nd ed. Prospect Heights IL: Waveland Press; 2002.

Couture SJ, Sutherland O. Giving advice on advice-giving: a conversation analysis of Karl Tomm's practice. J Marital Fam Ther. 2006; 32: 329 – 344.

DeCapua A, Dunham JF. Strategies in the discourse of advice. J Pragmat. 1993; 20: 519 – 531.

Dennis A, Howell S, Cordeiro L, et al. "How should I tell my child?" Disclosing the diagnosis of sex chromosome aneuploidies. J Genet Couns. 2015; 24: 88 – 103.

Feng B. Testing an integrated model of advice giving in supportive interactions. Hum Commun Res. 2009; 35: 115 – 129.

Feng B, MacGeorge EL. Predicting receptiveness to advice: characteristics of the problem, the advice-giver, and the recipient. South Commun J. 2006; 71: 67 – 85.

Fine SF, Glasser PH. The first helping interview. Thousand Oaks, CA: Sage; 1996.

Floyd E, Allyse MA, Michie M. Spanish-and English-speaking pregnant women's views on cfDNA and other prenatal screening: practical and ethical reflections. J Genet Couns. 2016; 25: 965 – 977.

Gibas AL, Klatt R, Johnson J, et al. Disease rarity, carrier status, and gender: a triple disadvantage for women with Fabry disease. J Genet Couns. 2008; 17: 528 – 537.

Goldsmith DJ. Soliciting advice: the role of sequential placement in mitigating face threat. Commun. Monogr. 2000; 67: 1 – 9.

Goldsmith DJ, Fitch K. The normative context of advice as social support. Hum Commun Res. 1997; 23: 454 – 476.

Hepburn A, Potter J. Designing the recipient: managing advice resistance in institutional settings. Soc Psychol Q. 2011; 74: 216 – 241.

Kao JH. Walking in your patient's shoes: an investigation of genetic counselor empathy in clinical practice. Minneapolis, MN: University of Minnesota; 2010. Retrieved from the University of Minnesota Digital Conservancy, http://hdl. handle. net/ 11299/96724.

Kessler S. Psychological aspects of genetic counseling. VII. Thoughts on directiveness. J Genet Couns. 1992; 1: 9 – 17.

Kessler S. Psychological aspects of genetic counseling. X. Advanced counseling techniques. J Genet Couns. 1997; 6: 379 – 392.

Mac Dougall K, Becker G, Scheib JE, et al. Strategies for disclosure: how parents approach telling their children that they were conceived with donor gametes. Fertil Steril. 2007; 87: 524 – 533.

Martin DG. Counseling and therapy skills. 2nd ed. Prospect Heights, IL: Waveland Press; 2000.

McCarthy Veach P, Bartels DM, LeRoy BS. Coming full circle: a Reciprocal-Engagement Model of genetic counseling practice. J Genet Couns. 2007; 16: 713 – 728.

National Society of Genetic Counselors. National society of genetic counselors code of ethics. J Genet Couns. 2017. https://doi. org/10. 1007/s10897 – 017 – 0166 – 8. [Epub ahead of print].

Nusbaum R, Grubs RE, Losee JE, et al. A qualitative description of receiving a diagnosis of clefting in the prenatal or postnatal period. J Genet Couns. 2008；17：336－350.

Patenaude AF, Schneider KA. Issues arising in psychological consultations to help parents talk to minor and young adult children about their cancer genetic test result: a guide to providers. J Genet Couns. 2017；26：251－260.

Phelps C, Wood F, Bennett P, et al. Knowledge and expectations of women undergoing cancer genetic risk assessment: a qualitative analysis of free-text questionnaire comments. J Genet Couns. 2007；16：505－514.

Quaid KA, Sims SL, Swenson MM, et al. Living at risk: concealing risk and preserving hope in Huntington disease. J Genet Couns. 2008；17：117－128.

Resta RG. Complicated shadows: a critique of autonomy in genetic counseling. In: LeRoy BS, McCarthy Veach P, Bartels DM, editors. Genetic counseling practice. Hoboken: WileyBlackwell; 2010. p. 13－30.

Schmerler S. Lessons learned: risk management issues in genetic counseling. New York: Springer; 2007.

Silver E. Should I give advice? A systematic review. J Fam Thpy. 1991；13：293－309.

Vehvilainen S. Evaluative advice in educational counseling: the use of disagreement in the "stepwise entry" to advice. Res Lang Soc Interact. 2001；34：371－398.

Weil J. Psychosocial genetic counseling. New York: Oxford University Press; 2000.

Wong YJ. The psychology of encouragement: theory, research, and applications. Couns Psychol. 2015；43：178－216.

咨询师的自我对照：自我披露和自我融入技巧 **11**

学习目标

1. 定义自我披露和自我融入技能。
2. 区分自我披露和自我融入回应。
3. 确定有效自我披露和自我融入回应的准则。
4. 描述每种应对措施的潜在益处和风险。
5. 找出适合反映自我融入反应的咨询师-患者场景实例。
6. 通过自我反省、实践和反馈，发展自我披露和自我融入技能。

遗传咨询师有两种类型的遗传咨询技能涉及自我参照：自我披露和自我融入回应。自我披露是遗传咨询师与患者交流有关自己的信息。自我披露包括一系列信息，如个人背景、信仰、态度、观念、经历、欲望和行动，以及对患者以外的人和/或事的感觉（McCarthy Veach 2011）。自我融入回应是咨询师就患者的感受和反应与其展开的直接交流（McCarthy Veach 2011）。这些反应的差异一定程度上取决于是以"我"为中心（即自我披露，"我母亲得了乳腺癌，所以我了解你所经历的一些事情"），而不是以"我们"为中心（关于咨询师-患者关系中自我融入表达，比如"你不回答我的问题让我很失落"）（McCarthy Veach 2011）。

11.1　自我披露

自我披露是一种影响遗传咨询过程和结果的多维技能。自我披露因受多种因素的影响而存在差异，包括亲密程度、内容、时机和时长、当前经历或过去情况的披露、相对患者经历的相似性或不同点、咨询师披露的动机、文化因素、披露是患者要求的还是咨询师发起、披露是有意还是不可避免的，以及咨询师和患者的性格特征等（McCarthy Veach 2011）。

11.1.1　披露还是不披露？

　　咨询师自我披露是一种颇具争议的行为。在遗传咨询中,有些作者(Kessler 1992)建议慎用,认为自我披露具有很强的指导性(例如,告诉患者如果你处在她/他的情况下你会做什么,从而暗示患者应该做什么)。有些心理健康领域的作者(Simone et al. 1998)认为自我披露可能反映咨询师的无意识需求(例如,亲密关系),模糊关系界限(例如,是咨询师还是朋友?)(Audet 2011),使咨询焦点从患者身上发生偏移(Audet & Everall 2003;Dewane 2006),混淆了患者对咨询本身的认知(Audet & Everall 2003),甚至颠倒角色,出现患者反过来关心咨询师的情况(Audet & Everall 2003;McCarthy Veach 2011)。

　　在心理治疗和遗传咨询等不同学科中,使用自我披露的一般原因有:"回应咨询对象的请求"(Peters et al. 2004;Thomas et al. 2006);帮助咨询对象克服孤单;传达对咨询对象境况的理解;减少咨询对象的焦虑;建立融洽的工作联盟;使咨询对象的感觉和反应正常化;鼓励咨询对象并灌输希望;提高临床医师的可信度;建立信任;建议/示范应对策略;鼓励咨询对象披露;提高咨询对象对不同观点的认知;为临床医师发起的话题提供论据;与其文化背景倡导此类的咨询对象建立联系;鼓励咨询对象表达情感;挑战咨询对象;避免咨询对象对咨询师的理想化等(Henretty & Levitt 2010)。

　　相反,避免自我披露的原因是为了避免模糊界限,固守以患者为中心,避免患者关心咨询师的福祉,避免给患者提供信息使其借此影响咨询师,避免令咨询师感觉不适(Balcom et al. 2013;McCarthy Veach 2011)。其他原因包括避免损害患者的自主性,以及认为自我披露通常与患者无关或者对其并无益处(Thomas et al. 2006)。Balcom 等(2013)研究了遗传咨询师在面对产前咨询患者要求其进行自我披露时的回应,"特别值得注意的是咨询师会避免披露他们认为具有高度指示性的信息,不管是由于其内容(例如,个人意愿和怀孕决定),还是因为他们察觉出患者提问的动机(例如,希望咨询师帮助其做出决定)。"

　　自我披露并非总是由咨询师发起,因为患者经常会要求咨询师这么做。一些研究表明,患者请求是遗传咨询师自我披露的普遍原因。Peters 等(2004)调查了遗传咨询师本人接受遗传咨询服务对其自身执业的影响。据报道,很大一部分受访者曾向患者透露过自身经历,而最常见的原因是患者的要求。Thomas 等(2006)采访了曾接受过遗传咨询服务的执业遗传咨询师,了解他们自我披露的一般做法。他们发现,尽管并非每个咨询师都坦述他们曾接受了遗传咨询服务,但恰如 Peters 等(2004)所述,自我披露最普遍的原因仍是患者的请求。

我们相信,有策略性且谨慎地使用自我披露对一些患者是有帮助的。你必须在遗传咨询中始终有意识地决定是否披露、披露多少及以何种方式分享自己的经历(McCarthy Veach 2011)。此外,"关于使用自我披露技巧运用中的所谓'永恒规则'(例如'从不披露'或'总是披露'某些信息)是不可取的。遗传咨询师应该灵活地运用自我披露与不披露等相关技巧,且必须使患者的利益最大化"(Balcom et al. 2013)。

11.1.2　间接与直接自我披露

在遗传咨询过程中,由于咨询师总会不可避免地透露一些关于自己的信息,因此会有一定程度的自我披露伴随其中。与患者接触的每一个行为(包括面部表情、姿势、语调等)都会无意之中透露一些关于你的个人信息(McCarthy Veach 2011)。此外,患者可能会依据你的行为表现,解读背后的涵义,判断(并不总是准确)你是否同意他们的行为,或是否会做出与他们一样的决定,等等。

你的个人特征亦会被患者主动解读:

- 性别:产前遗传咨询患者可能认为,女性咨询师可以更好地了解她的处境,而若你是男性咨询师,她则会质疑你的理解能力。
- 年龄:若咨询师看起来太年轻,患者就感觉你无法体验她多年不孕的感受。
- 种族/民族:若你看起来与患者是不同种族或民族的人,在患者看来你们之间的交流可能存在距离感。
- 感情状态:若你戴着结婚戒指,患者可能会认为你能够理解夫妇间的冲突。
- 体貌:若咨询师的体貌表现出遗传性疾病的特征,这可能会使一些患者不愿讨论受累胎儿终止妊娠这类话题。若咨询师孕态明显,则可能引起患者更多的回应(Clark 2010, 2012；Menezes 2012)。Balcom 等(2013)发现当察觉咨询师怀孕时,患者更可能要求咨询师自我披露。最常被问到的问题是:"你的预产期是什么时候?""怀孕期间你是怎么做这项工作的?""你孕期感觉怎么样啊?"

这种类型的间接披露不是你可控制或操纵的。重要的是需考虑你的特征和行为可能会传达给患者何种讯号。基于特定的情境,你可能需要直接与患者讨论你的无意披露对其产生的影响(McCarthy Veach 2011)。也有一些可以控制的间接表露,例如:

- **办公室装饰**:例如,你孩子的照片可能会让一些患者认为你了解妊娠,但对流产等的认识较少;你办公室里出现关于同性恋等性别取向友好的杂志,可能表明你对同性恋的包容和理解(VandenLangenberg et al. 2012)。
- **配饰/珠宝**:例如,昂贵的首饰和衣服可能会让经济困顿的患者认为你无法理解他们的境遇;宗教首饰可能会让患者对你的态度或信念得出结论,这些结论可能是准确的,也可能是不准确的。

与间接自我披露相反,直接自我披露指的是咨询师有意识地谈及自己。有时你可能会故意透露自己的信息,有时你的披露会回应患者的问题,例如,"你曾经接诊过像我这样有遗传性疾病的人吗?"直接披露是本章的学习重点。

11.1.3　自我披露亲密程度

自我披露的亲密程度有低、中、高的连续性变化。在表 11 - 1 中,我们描述并说明了不同程度的信息披露亲密度。

一般而言,分享个人经历(如不孕史)比分享个人职业经历(如咨询过的其他患者的感受或做法)更能增进亲密感。

表 11 - 1　不同亲密度的自我披露

	低亲密度			高亲密度	
自我表露话题	情景需要	信任	关于自身的实际情况	非由当前关系产生的个人感觉和看法	表达对过往患者的感觉和体验
自我披露事例	我是个有经验的遗传咨询师	做这样的决定一定不要着急,这是非常重要的	我是已婚人士	当检测结果没有定论时,我也很沮丧	上周跟您交流后我一直担心

11.1.4　自我披露的作用

如前所述,心理健康咨询师、遗传咨询师和其他医疗专业人员可能会披露一些私人信息,源于以下几种原因。

提高社会影响力

与大多数其他医疗保健专业人士一样，遗传咨询师的自我披露可以让咨询过程更人性化；他们介绍自己可使咨询本身更易被接受，给患者以热情、能干和值得信赖之感（McCarthy Veach 2011；Paine et al. 2010）。例如，"我在这家诊所工作了10多年。"

再如，患者经常询问咨询师桌上的照片："你有孩子吗？"或者"这是你的孩子吗？"咨询师承认这个问题，并透露有关孩子年龄的信息，这无形中拉近了与患者的心理距离。

患者："我担心这些测试结果会对我的孩子造成负面影响。"咨询师："我也有孩子，非常理解您的心情。"

"您看起来有些焦虑。当我预约医师的时候，也会有这种感觉。"

"我也有先天性心脏病，也知道没法改变这个事实，但我一直在努力控制饮食和运动！"

建立关系

自我披露可以表达你的兴趣和关心，表明你是真心的，透露自己的信息是对他们的信任。自我披露可以加强你和患者之间的联系（Simone et al. 1998；Ziv Beiman 2013）。例如：

"怀孕的时候，我一直很焦虑／担心。"

"您是芝加哥人，我童年也在那儿度过的，挺想念那里的。"

将患者视为父母："我认为，作为父母，在决定什么对我们的家庭最好时，自然是会焦虑的。"

患者："这次怀孕对我来说太重要了。我们花了5年时间怀孕，不得不做体外受精。"咨询师："不孕症会影响您的看法，觉得各种妊娠风险都不可接受。当我决定做产前检查时，也有这种感觉。"

加强患者自我披露

因为患者和你都冒着信息暴露的风险（Henretty & Levitt 2010），所以这也是一个付出和索取的过程。

患者："很难解释我现在的想法。"

咨询师："有时候我也会因思绪混乱而很难清楚地表达自己。我想知道此时您是不是也这样？"

确保患者不感到孤单

这种类型的披露倾向于使患者的感觉正常化或有效化,并减少患者的焦虑和孤立感。

患者:"我本来就应该做出这个决定,但现在感到很困惑。"

咨询师:"如果我是您,也会感觉很艰难的。"

提供实际测试

自我披露证实决策并非都正确(Dewane 2006; McCarthy Veach 2011)。

患者:"我都难以相信自己开始犹豫不决了! 之前告诉过你,我正在做 BRCA 测试,这样我就可以让我的女儿们知道她们是否有风险,但现在我害怕告诉他们检测结果。"

咨询师:"我的经验是,绝大多数人在这种情况下最初都和您一样感到困惑。"

建立新的视角

你可以通过提供不同的观点或策略来帮助患者做出决定。

患者:"如果你是我,你会怎么做?"

咨询师:"我不确定,但当我要做一个重大决定时,我会认真考虑一下,然后和家人商量。在想好之前尽量不急于做决定,这种做法对您现在的情况是否有帮助呢?"

引起强烈的情感

患者在咨询过程中可能会变得悲伤、愤怒或害怕。咨询师应该鼓励他们表达自己的感受,其中一种方法就是自我披露。

咨询师:"作为一名家长,如果有人告诉我,我家宝宝的新生儿筛查结果不正常,我会非常焦虑。你就是这么想的,对吗?"

咨询师:"看起来您想哭,而且您在克制自己。有时我也觉得哭会让人感觉不舒服,但这有助于发泄自己的不良情绪。"

提供教育

在设想场景中自我披露是非常有教育意义的。例如,一位临床医师可能会说,"我不能告诉您该怎么做,但如果我是您,我就会思考这个问题了……"（McCarthy Veach 2011，第 353 页）。

Paine 等（2010）与 151 名本科生和研究生做了一项调查。他们冒着被感染的风险向决定进行检测或监测程序的 FAP 患者描述一个假设的遗传咨询过程。患者问："如果你是我，你会怎么做？"咨询师要么分享其准备做的决定（个人信息披露），要么分享其他患者做过的决定（专业信息披露），要么转移问题（不披露）。参与者对采用不披露方式咨询师的社会吸引力（温暖度、可接受度）的评价显著低于采用披露方式的咨询师中的任何一位，并且满意度也低于有披露的咨询师。研究结果表明，自我披露可以增强咨询师的认知，分享其临床经验（例如，其他患者做了什么），从而为咨询对象提供有用的信息。

11.1.5　自我披露指南

几位作者提出了使用自我披露的建议。

审视自我披露的理由。自我披露应该有助于患者实现遗传咨询的目标，而不应是为了减少自己的焦虑或避免让患者失望、沮丧或愤怒等（Dewane 2006；Henretty & Levitt 2010；McCarthy Veach 2011）。在披露之前，扪心自问："我的披露是否有助于患者敞开心扉，看到不同的视角，或做出决定？"

Thomas 等（2006 年）研究遗传咨询师参与者后，发现在这些情况下"应该披露"，包括他们孕态明显、与咨询对象明显不同、患者要求他们自我披露以及咨询师有明显的个人特征（例如口音）。

Menezes 等（2010）采访了产前遗传咨询师，了解他们的工作对个人生活的影响，发现遗传咨询师在怀孕问题上同样面临着"无意的"或"不可避免的"自我披露。11 名在工作期间怀孕的咨询师中有 9 人曾披露了怀孕期间的检查类型。然而，咨询师在自我披露时也会困惑，例如感觉"被迫"透露自己怀孕的亲身经历。作者总结说，咨询师们"意识到他们与患者的关系不同，也许更多的是在个人层面上，意识到需要保持专业距离。这似乎是自我披露的担忧所在，因为咨询师更清楚患者由于怀孕可能会更亲近他们"（第 649 页）。

有意为之。保持你的信息披露简短和集中，一个有用的技巧是做一个披露，然后立即提出一个问题。"这对你来说是这样吗？"或者"你对我刚才说的话有什么想法（或者感觉如何）？"这会让患者重新集中注意力，并帮助患者重新思考当前的处境（McCarthy Veach 2011）。

选择适当的亲密程度。由于自我披露从简单的个人信息到私密的个人经历是连续变化的，为了不会吓到或疏远你的患者，必须非常谨慎地选择适中水平。例如，Balcom 等（2013）发现，当患者认为产前遗传咨询师"过度"披露个人信息时，这种自我披露反而会适得其反。衡量隐私信息披露的亲密程度的一种方法是问问自己，过去你告诉过多少人这些信息（McCarthy & Oakes 1998）。

选择适当的时机。如果你披露得太快，就会让患者逃避自己艰难做决定的过程。你冒着让他们直接利用你或你以前的患者的经验和解决方案的风险，当他们无法解决时，就会逃避而模仿你这个决定而非对自己最有利的选项。例如，一些患者确切地知道他们将如何处理某种情况；而其他人会告诉你他们不知道怎么做。在决策情境中，适时的自我披露最好是在患者描述了他们在决策过程中所处的阶段，并直接或间接地请求帮助之后。

慎用自我披露。当自我披露过于频繁、过于激烈或者过于冗长时，咨询师可能会将焦点转移到自己身上，让患者为你的问题感到担忧，分散他们的注意力（Audet & Everall 2003；McCarthy Veach 2011），并使患者感觉到你的披露过度（Balcom et al. 2013）。

有目的性和相关性。自我披露应该与治疗目标相关，并且应该以一种与患者密切相关的方式进行表达（Audet & Everall 2003；Henretty & Levitt 2010）。

保留更多非即时的个人信息披露。一般来说，从过去的经历获取信息比现在的风险更小（McCarthy Veach 2011）。例如，患者可能对得知你目前正在接受的 BRCA 检测感到苦恼，但他们可能会从得知你 5 年前接受 BRCA 检测中受益。

做好准备。Bonovitz 断言，"当我们陷入一种毫无准备的境地时，我们个人会在这些场合透露更多关于自己的信息"（第 295 页）。因此，最好事先考虑一下你永远不会向患者透露的信息种类及原因，以及你愿意分享的信息种类及原因。

与此相关的是，请记住，尽管你被要求需为患者保密，但你的咨询者却没有同样的被要求（Sweezy 2005）。患者可以向任何人透露他们关心的事情，因此，"在是否自我披露这个问题出现之前，要意识到选择和可能的后果"（Sweezy 2005，第 90 页）。在考虑你可能透露的话题时，你应该考虑如果患者把这些信息传递给其他人，你会有什么感觉。此外，患者对你的情况的敏感程度和客观判断程度也各不相同。

知道自己的反应。当你透露某些信息的时候，你应该预料到自己的感受，并避免那些会让你情绪化的话题，比如那些会让你非常痛苦、焦虑或愤怒的信息。

评估患者真实的需求并做出相应的反应。Thomas 等（2006 年）的遗传咨询师参与研究认为，出于对咨询师及其专业知识和可信度的尊重，患者要求咨询师自我披露的动机是寻求决策指导，寻求验证，建立关系/与咨询师建立联系，确定咨询师是否能理解他们及其相关情况，并避免对他们的决定及其结果负责。

考虑患者提问的可能动机，并以非批评/非防御性的方式询问是一个好方法。例如，一个患者可能会问一个遗传咨询专业的学生"你多大了"，问题可能仅仅是想更多地了解这个学生。这也可能是患者询问学生是否有足够的经验来满足其需求的一种间接方式。对于患者来说，问学生很多关于他们训练的问题是很常见的（例如，你的课程有多长？你什么时候毕业？你希望在哪里找工作？你为什么选择遗传咨询？等等）。想想看，一个患者可能真的对了解你或这个职业感兴趣。相反，患者可能试图将讨论偏离更敏感的话题。

当患者的问题是关于一个相对较低程度的亲密话题时，你可以回答这个问题，观察患者的非言语反应，然后决定是否继续问一个问题，例如，"你能告诉我更多你为什么问这个问题吗？"

当患者的问题是关于更私密的话题时，在决定是否自我披露之前，试着确定他们请求背后的"潜在问题"。患者真的需要这些信息吗？她希望得到一个特别的答案吗？患者在寻求你的支持吗？患者真的说她不相信自己的判断吗？她在质疑你的帮助能力吗？问你是否能真正了解她的情况？想让你告诉她该怎么办？想知道你的其他患者是怎么做的吗？想让你对她的决定负责吗？希望通过将注意力转移到你身上来"缓和情绪/从她强烈的感情中解脱出来"？希望当她与其伴侣或其他家庭成员意见不一致时你会站在她一边？

Sarangi 等提出，"通常客户对咨询师提出反问——如果是你，你会怎么做——在遗传咨询中常被称为'臭名昭著的问题'。很有可能，无论咨询师对这个问题的回答是什么，都可能被作为潜在的建议……这意味着，咨询师必须努力以互动方式进行沟通，以避免在他/她不想要的情况下担任顾问的角色"（第 137 - 138 页）。

根据患者的问题和提问动机，以下回答可能是合适的：

"我很乐意告诉您我的经历，但首先，我想知道您为什么问这个问题。"

"您希望我说什么？"

"也许您希望我能给您一个正确的答案？我在您这种情况下所做的可能不适合您。让我们一起努力找出最适合您的选择。"

"我的很多患者都会问这个问题。以下是他们在做决定时考虑的一些问题。让我们看看这些是否适用于您。"

"通过询问我的其他患者做什么，您似乎想知道您的决定是否合理。"

"这是一个如此艰难的决定。在某些方面，如果有人能告诉您该怎么做就好了。"

Thomas 等遗传咨询参与者建议遗传咨询师在自我披露之后，应该以不同的方式问"您希望我说什么？""我猜这不是您希望得到的回答。""您认为我的回答意味着我不能理解您吗？"或者"我的回答对您和您的处境意味着什么？"……当遗传咨询师自我披露时，他们应该澄清他们的情况和患者的情况之间的差异（第 178 页）。

观察患者的反应。Bonovitz 强调了"倾听自我披露对患者的个人影响"（第 298 页）的重要性，而不是假设你知道它会产生什么影响。

考虑患者的个人特征。有些患者是决策依赖者，他们依赖他人为他们做出决定。如果患者问你如果是你的话你会做什么，要注意这种动机。如果你决定不披露，你可以尝试使用 Kessler（1992）推荐的策略。他建议遗传咨询师避免回答关于如何做的问题，而是将注意力重新转移到过程问题上（例如，一位年轻的遗传咨询师回答了关于她是否有孩子的问题，说也许患者想知道她是否能够理解）。如果你真的选择披露，你不仅要说明你将要做什么，还要描述你的思考过程，以帮助患者理解（并可能使用）类似的过程。例如，"当我决定进行 BRCA 测试时，我首先与我的姐妹和女儿讨论了这个决定，因为我知道结果会直接影响她们。我发现了解他们的观点是有帮助的，尽管这并没有改变我接受测试的决定。"患者的认知能力也是重要的考虑因素，智力障碍患者可能更倾向于模仿专家的行为。

其他个人特征包括患者的年龄。Peterson（2002）指出，在心理治疗中，青少年的自我披露"可以塑造开放性和真实性"（第 27 页）。

考虑患者的文化特征。如果你认为这有助于建立信任关系，你应该考虑回答一些直接的问题。相反，自我披露可能与一些文化价值观相悖。试着熟悉不同文化的自我披露准则。当你感觉到你和患者之间存在文化"脱节"时，承认差异的自我披露可能有助于建立融洽/信任关系（Burkard et al. 2006）。此外，展示你自己的"独特的文化影响和种族是自我披露的一个例子,表明愿意包容和尊重不同的文化影响"(Dewane 2006,第556页)。

Glessner等人调查了遗传咨询师在咨询GLBT患者时的态度和做法。46名咨询师(23.6%)报告说,他们直接或间接地提及伴侣或展示结婚照,向患者透露了自己的性取向。最常见的披露原因是患者询问,患者感受和反应的正常化,融洽关系和信任的建立。样本中的GLB顾问也提到帮助患者感到不孤独,传达他们理解患者,并减少患者焦虑作为自我披露的动机。

实话实说。当你分享关于自己的信息,为什么要与患者分享以及为什么不分享某些信息时,要说实话(McCarthy Veach 2011)。巧妙地解释你的行为似乎比你是否真的披露或不披露对咨询过程有着更大的影响(Balcom et al. 2013;Hanson 2005;Redlinger-Grosse et al. 2013)。例如,Balcom等的产前遗传咨询参与研究指出,当他们对未披露的原因做出解释时,对患者请求的保密回应是成功的。例如,在回答"你做过产前检查吗"时,一位遗传咨询师可能会说,"我做的关于检测的决定可能不适用于你的情况,但我想到的一些事情是……"

11.1.6　自我披露话题和遗传咨询师自我披露示例

遗传咨询师报告披露的话题包括他们是否有孩子,是否接受过遗传咨询服务,共同生活经历,以及宗教/精神信仰、性取向。在产前遗传咨询中,回答患者有关咨询师个人问题(例如,"你有几个孩子"),关于患者决定的个人意见(例如,"如果你出现我的情况,你会怎么做"),遗传咨询师的个人怀孕经历/决定(例如,"你怀孕过吗""你怀孕期间做过羊膜穿刺术吗")和关于患者决策的专业经验/意见(例如,"你是否看到许多其他人有这种结果/情况")。

在Balcom等关于遗传咨询师对产前患者信息披露要求的反应的研究中,咨询师通常会回答:① 个人自我披露(例如,"如果人们问我是否有孩子,我会说'是的,我有一个小女孩',或者我会说'是的,我有一个孩子'");② 专业人士自我披露(例如,"通常患者问我怀孕时做了什么,我会给出一种群体披露……比说,如果我们在谈论怀孕前三个月的筛查,[我会告诉患者,]有四组人……一组人从来不想要羊膜穿刺检测,这可能不是对他们最好的检测。有些人想要诊断信息,他们不想要新的筛查结果,而且筛查可能也不适合他们,他们更愿意直接要求羊膜穿刺检测。或者中间两组人有点想避免穿刺,或者想知道更多的信息。在和您交谈之后,我真的感觉到您不属于任何一类群体,这是公平的评价吗?");③ 重新定向(例如,有时患者问我"你怀孕期间做了什么?"我说,"让我们关注对你来说真正重要的事情");④ 拒绝回答这个问题(例如,"当我被问到我将做什么时……我通常只是告诉他们我的情况与他们的不同,通过一小时的咨询,比起我他们更了解自己,更知道自己能做什么")(第 364 页)。

Redlinger Grosse 等研究了遗传咨询学生和遗传咨询师对假设产前患者要求自我披露的反应。调查者参与了一个因高龄产妇而被转介进行产前咨询的患者的情景。她对羊膜穿刺检测犹豫不决,问遗传咨询师"如果你是我,你会怎么做?"或者"你做过羊膜穿刺检测吗?"参与者给了患者一个回复,就好像他们是遗传咨询师一样,然后解释了他们的回复。"如果你是我,你会怎么做?"比"你做过羊膜穿刺术吗?"的自我披露率明显较高,类似于Balcom 等回应包括个人信息披露、专业信息披露或两者的混合。自我披露的普遍原因是为了促进决策,保持耐心,建立关系,提高咨询师的可信度,以及咨询师对自我披露的舒适度。

不自我披露包括拒绝回答[例如,"这是一个特殊情况,对我最好的选择可能对你来说不是最好的。""我知道你在为这个决定纠结,但我是否做过羊膜穿刺术并不重要。我们应该讨论一下你的想法和感受,以及我能做些什么来帮助你做出决定。"(第 462 页)]和重新定向(例如,"我想知道你是否在问我会做些什么,因为你对羊膜穿刺术不确定?""知道我是否接受过羊膜穿刺术会不会影响你的决定?")。不披露的普遍原因是非指向性、以患者为中心、支持患者、维护咨询师的隐私,而自我披露与此无关。

研究人员根据他们的研究重点,对信息披露和不披露的反应进行了分类。有些是正确的和字面上的回答,参与者以"表面情况"来回答患者的问题,而没努力找出问题背后的动机。其他的反应是解释参与者试图探究患者动机的陈述。Redlinger Grosse 等(2013)还指出,一些回应是非指向性的自我披露。非指向自我披露是避免影响患者决定的回应(例如,披露他们从未怀孕,因此无法回答患者的问题;或披露他们不希望影响患者的决定)。研究人员指出,非直接披露有一个潜在的缺点,"患者可以很容易地把问题转移到'但是如果你怀孕了呢'。因此,这种非指向性自我披露可能会导致进一步的自我披露请求"(第 465 页)。

以下是遗传咨询师对患者自我披露的其他几个例子:

"我也这么认为。有时候,我们现在拥有的技术只会让事情变得更复杂,100 年前怀孕肯定会更简单。"

"我想我也很难决定该做什么。"

"我也是一个非常注重事实依据的人，因此我可以理解，您在做出决定之前需要了解一切可能的情况。"

"我还没有孩子，所以我不知道做怀孕的决定是什么感受。但我过去也曾和我的患者经历过类似的情况。"

"我也知道与保险公司打交道有多难。我自己也遇到过类似的困难。我可以帮助您在此过程/检查方面取得一些进展。"

"我母亲患有乳腺癌，我记得生活在不确定中是多么困难。您觉得怎么样？"

"我理解，考虑宗教信仰对您来说是这一过程中极其重要的一部分。我的宗教信仰对我也很重要。所以，告诉我您在想什么。"

关于癌症检测："我向您保证，我将尽我所能使这一过程尽可能迅速和顺利地进行……"（Kao 2010，第 54 页）。

关于一个腭裂的场景，在这个场景中，一位母亲描述了她在孩子出生时发现其患有腭裂的痛苦经历："我可以想象，我也会有同样的感受"（第 68 页）；以及"从您分享的内容来看，房间里的每个人都感到惊讶和担忧，而您不知道发生了什么（初级同理心）。在这种情况下，我的想象力总是加班工作（自我披露）。您以为那就是您在做的吗？"

关于一名法布里病患者："我对这种疼痛略知一二，因为我认识镰状细胞患者……""我无法想象如何应对这种情况。""听起来它影响了您生活的每一部分。我会非常害怕和担心它什么时候会发生"（Kao 2010，第 77 页）。

关于一名长 Q－T 间期综合征患者："希望我能以所有可能方式帮助您做出决定，如果可能的话，让您与其他成功怀孕的长 Q－T 间期综合征患者接触。"

关于一名患亨廷顿病风险的患者："每当我看到有人谈论 HD 时，关于如何和何时告诉孩子们这个艰难决定是他们面临的最大困难之一……"；还有"……我想如果我的家庭中有那么多人受到亨廷顿病的影响，我也会有点害怕谈论它……"

11.2　自我融入式回应

如上所述，自我融入式回应是遗传咨询师在咨询当时对患者的直接回应反馈，综合表现了咨询师对患者的主观感受、对患者做出的互动，以及咨询师在此情此景对医患关系的理解。自我融入式回应是医患关系的即时体现,这种回应能够即时体现出医患双方中一方或双方被彼此的表现所感染。因此,使用这种回应令人感觉更亲密。当患者存在顾虑不愿意透露更深入的感受和想法时,自我融入式回应尤其有用(Hill et al. 2008;Hill et al. 2014; Novotney 2008);这种回应方式有利于减轻患者的焦虑(McCarthy Veach 2011; Shafran et al. 2017),并帮助患者感受到关爱(Hill et al. 2014);可以有效展现咨询师的真诚、友善和可信度;还可以改善医患关系(Dewane 2006)。

11.2.1 适合使用自我融入式回应的情形

在咨询时如果出现如下几种场景,遗传咨询师可以考虑采用自我融入式回应。

- 交谈正在失去方向。"我们的交流好像有点偏离了主题。能不能暂停一下,让我们绕回来?"

- 患者和咨询师之间存在紧张感。焦虑是一种很容易传染的情绪,也就是说,当你和焦虑的患者在一起时很容易变得焦虑。首先,咨询师需要意识到双方之间存在紧张感,然后尽量保持冷静,接下来,用一种沉着镇定的、对方又易于接受的方式来谈论这种紧张状态。例如,患者可能会对你提供的咨询信息感到非常焦虑。在这种情况下,你可能会说:"我担心我说的这些信息会让您非常紧张,可以谈谈您的感受吗?"可能反映患者紧张的一些迹象包括:依赖行为,不断寻求你的安慰,重复同样的问题,在涉及敏感问题时转移话题,不合时宜地开玩笑,经常打断你。

- 患者对咨询师缺乏信任。"我担心也许你不太愿意和我交谈。"在信任问题可能是由于文化差异的情况下可以说:"我觉得也许是因为我们来自不同的文化背景,我可能无意中说了一些冒犯性的话。如果有这种情况的话,请告诉我,或许我可以换个方式来帮助您。"

- 安排上存在冲突。"我知道您姐姐是来给您提供支持的,但现在,我担心我不能同时回答你们俩的问题。我们是否可以私下单独谈几分钟?"或者,一个患者可能对他的首诊医师表达了很多不满,因为首诊医师没能发现她/他的癌症早期症状。咨询师可以尝试说:"我能理解您的沮丧,因为您的癌症没有被早期诊断。但我觉得我们被困在这里了,我想花点时间和您谈谈基因检测,以及接下来能帮助您做些什么。"

- 刚刚给患者带来了坏消息。先给他们一段时间消化消息，然后再说："很遗憾，谁都不想听到这些。"这种情况下如果确实没有什么特别合适的话语，安静地等待，直到患者恢复平静之后再接着询问："我能为您做点什么吗？"

- 感觉到患者面临着决定的压力。可以尝试说："先不着急，等全部都准备好之后，再来做决定。"

- 患者看上去似乎很生气。"看起来您可能有点不太高兴，觉得我们继续讨论可能下去可能并不合适。"

- 患者分享痛苦的经历。例如，一位患者正在描述她因故终止妊娠的经历。你可能会发现自己已热泪盈眶了，这时可以说："听您说这些话的时候，我都快要哭了，当时的您一定很痛苦。"在 Kao（2010）的研究中有这样一个例子，一位母亲痛悉她的孩子有唇腭裂时，两位咨询师分别说，"我很难过您不得不经历这些……"（第 65 页）；"很抱歉您有生育这种孩子的经历（自我融入式回应），从医师口中听到这些话肯定很难受（高级同理心）（第 62 页）"。

- 当你犯了错误。"这让我感觉很糟糕。我以为我已经[为您安排了预约，在我给您的信中包括了这些信息，等等]。请接受我的道歉"（Klinger et al. 2012）。

11.2.2   关于使用自我融入式回应的一些注意事项

因为自我融入式回应需要你表达自己的感受，所以也可能会带来不利后果。在与你的患者讨论时，你必须能意识到自己的感受，并做出足够自然的表达。患者可能会对你的"感同身受"产生反感，或者因为他们不愿意讨论分娩的议题而无视你的回应。如果你使用了自我融入式回应表达过感受之后，患者并没有反馈，你可能需要将他们重新引导回你的内容上（例如，"您能告诉我您对我刚才说的话有什么看法吗？"），这样有助于搞清楚患者对你所讲内容的哪些部分存在困惑或担忧。此外，当你考虑将自我融入式回应应用在困难的场景下时（例如，患者正在生你的气），在决定说出你的感受之前（Hill et al. 2014，第 313 页；Novotney 2008），你需要首先思考你的反应会否带来不良后果，包括潜在的反移情效应（见第 12 章），例如愤怒发泄到你身上等诸如此类情况（Schema et al.）。最后需要记得一点，某些文化背景的成员（如中国患者）可能不愿意直接讨论情绪感受方面的问题。在这种情况下，你可以试着间接地讨论（例如，"有些人可能觉得不愿意和遗传咨询师交谈,因为他们不信任她")。

11.2.3　遗传咨询师自我融入式回应的例子

以下是遗传咨询师在咨询过程中做出的几种自我融入式回应的例子:

"我感觉您对某事很生气。我能帮您什么吗?"

"我觉得有些事情我不明白。能告诉我什么让您不安吗?"

"希望这些信息对您有帮助。"

"很抱歉,我们无法更确定您的风险。"

"我很担心您。"

"很抱歉,这次谈话让您很不舒服。我知道您一下子得到了太多信息。"

"我现在明白了,终止妊娠对您来说不是一个选择,如果我提出来的建议让您不舒服,我很抱歉。我只是想确定您知道所有的选择。"

"听说您儿子去世了,我非常难过。"(这与咨询无关,他不是死于遗传疾病,你应该对那些对患者非常重要但与当前话题无关的问题发表评论。)

遗传咨询涉及一名产前诊断孕妇及其伴侣。产前超声结果显示胎儿的神经管有缺陷。她的丈夫对此非常敌视和不信任。咨询师可以说:"我感觉你们很难接受我给出的信息。"

患者和她的丈夫接受遗传咨询,讨论产前诊断。她丈夫在讨论期间一直在看一本杂志。咨询师可以说:"您看杂志让我有点不舒服。在这次讨论中,您的参与及意见很重要。"

"我担心您把孩子的病情归咎于自己。"

"我担心您不愿意和妹妹分享这些信息。我知道您不想让她难过,但我担心如果她患上乳腺癌,并得知她可以预防或及早发现,她会有什么感觉。我能帮您做点什么吗?"

关于癌症检测:"很抱歉,这个过程需要很长时间。我明白您为什么会焦虑"(Kao 2010,第60页)。

面对长Q-T间期综合征患者:"我希望我们能有一个时间窗,让我们能够判断您的预后情况……"(Kao 2010,第86页)。

11.3　结束语

自我披露和自我融入式回应是非常有效的沟通技能,但在使用频率上会比我们在本书中讨论的其他咨询技巧都更低。因为自我参照反应隐含了过多指导作用,我们建议在自我披露或表达此时此刻你对患者情形的感受之前,先问自己两个问题:"我这样的反应满足了谁的需求?"和"我能用更少的指导性干预达到同样的效果吗?"

自我参照反应是更高级的咨询技巧。在你采用了坚定参与、基本的移情和提问技能之后,使用这些技能可以使你的咨询变得更易于接受和富有成效。另外,当你接待更多的遗传咨询患者时,你的自我参照咨询技巧也会提高。与所有的咨询技巧一样,最重要的是真正关心你的患者。

11.4　课堂活动

活动 1：自我披露与自我融入式反应（小组讨论）

学生讨论他们认为自我披露和自我融入式反应是什么,以及这两种技能的相似和不同之处。可以两人一组回答这些问题,以便讨论。

预计时间：10~15 分钟。

活动 2：自我披露界限（小组讨论）

一个小组的学生讨论以下问题:你认为我们有时、从不还是总是应该向患者披露什么? 教师在黑板上的三列中总结他们的意见:从不;总是;有时。

预计时间：10~15 分钟。

活动 3：自我披露（小组讨论）

学生们讨论下列每一个问题。可以两人一组回答这些问题,以便讨论。

- 如果可以的话,什么时候可以用个人故事向患者说明想法?
- 你认为遗传咨询中的自我披露与遗传咨询之外的自我披露有什么不同?
- 自我披露的潜在好处是什么?
- 自我披露的潜在风险是什么?
- 你是否遇到过对你的专业培训非常感兴趣的患者,或询问过很多关于你的问题? 你是怎么回答的? 他们的要求让你感觉如何?
- 描述患者向你提出的需要自我披露的问题。你是怎么回答这些问题的? 感觉怎么样?
- 你对回答患者要求你自我披露的问题有何看法? 如果没有经历过与

他们相似的经历你会怎么做呢？如果经历过又会怎么做呢？

- 遗传咨询师自我披露是一种咨询技巧还是一种咨询"错误"（改编自 Hanson 2005）？

预计时间：30~45分钟。

教师笔记

这项活动也可以作为一项日志记录练习。

活动4：自我融入式回应(小组讨论)

学生们讨论下列每一个问题。可以两人一组回答这些问题，以便开始讨论。

- 如果你对患者犯了错误，你会怎么做？
- 如果你不知道患者问题的答案，你会怎么做？
- 如果你和患者一起流泪/哭泣，你会怎么做？

预计时间：20分钟。

教师笔记

这项活动也可以作为一项日志记录练习。

活动5：针对患者要求非披露性回应集思广益(小组讨论)

以非披露的方式回答以下每个患者问题。为每个患者问题制订三个不公开的回答。

患者问：

- 你去教堂吗？
- 你有孩子吗？
- 你结婚了吗？
- 你对堕胎有何看法？
- 你相信上帝吗？
- 你认为希望我的残疾孩子从未出生是错误的吗？
- 你怀孕时喝酒了吗？
- 你不认为我的医师应该告诉我更多关于产前筛查的事情吗？
- 你认为我决定终止妊娠是否太仓促了？
- 如果你的家族史和我的相似，你会做这个测试吗？
- 如果你知道你有BRCA基因后会做乳房切除术吗？

预计时间：20~30分钟。

活动 6a：低水平自我参考技能示范

教师和一位遗传咨询志愿者参与角色扮演，在角色扮演中，咨询师表现出不良的自我披露和自我融入式回应。学生观察并记录不良自我参考行为的例子。

预计时间：10 分钟。

过程

学生讨论不良行为的例子，以及咨询师的不良行为对患者的影响。在其他学生发表意见后，患者可以提供其对咨询师行为的印象。教师可以将学生分成小组，一半关注咨询师的行为，一半关注患者的行为。

预计时间：15 分钟。

教师笔记

- 一种选择是继续在课堂上早些时候使用的角色扮演，这样遗传咨询师可以更快地转向自我参考技能。
- 学生可能难以区分自我披露和自我融入式回应。教师应帮助他们对角色扮演中观察到的反应进行分类。可能出现的一个问题是，患者和/或观察者对遗传咨询师的预期反应有不同感知。

活动 6b：高水平自我参考技能示范

教师和同一志愿者重复同样的角色扮演；只是这一次，遗传咨询师表现出良好的自我参考技能。学生记录良好行为的例子。

预计时间：15 分钟。

过程

学生讨论良好的自我参考行为的例子以及咨询师的行为对患者的影响。还可以将这次的角色扮演与以前的角色扮演进行对比。教师可以将学生分成小组，一半关注咨询师的行为，一半关注患者的行为。

预计时间：15 分钟。

教师笔记

学生们可以在两人一组的思维模式中共同努力，找出咨询师自我参考的例子及其对患者的影响。

活动 7：小组角色扮演

在小组中，学生自愿扮演患者和遗传咨询师。学生们默读他们的角色。

然后扮演遗传咨询师的学生大声朗读她或他的角色。接下来,学生们进行10~15分钟的角色扮演。如果扮演遗传咨询师的学生陷入困境,停止角色扮演,让小组(除了患者)集思广益,想出可能的方法来处理这种情况。重启角色扮演,这样学生可以尝试小组的一些建议。要求小组在角色扮演结束时向咨询师提供反馈,并就如何处理每种情况进行一般性讨论。留出大约10~15分钟来处理每次角色扮演。

患者角色1

你是一位37岁的妇女,正在和遗传咨询师讨论一个阳性的BRCA结果。在这个过程中,你对咨询师说:"好吧,你会等到你生完孩子后再做手术吗?"

遗传咨询师角色1

你的患者是一位37岁的妇女,她正在和你讨论一个阳性的BRCA结果。在这次会议上,她说……

患者角色2

你35岁,正在与咨询师讨论是否继续进行家族性结肠癌的检测。你害怕你会像你父亲一样死于癌症(但除非咨询师提出,否则你很不好意思承认这一点)。相反,你不断地问咨询师你该怎么做。

遗传咨询师角色2

你的患者35岁,他正在讨论是否继续进行家族性结肠癌的检测。患者不清楚自己希望做什么,你怀疑这与一些潜在问题有关。你说……

患者角色3

因为你有明显的乳腺癌家族史,你来这里找遗传咨询师做癌症的遗传咨询,你的教育背景是非常有限的,你还不能理解咨询师告诉你的一切。然而,你点头微笑,假装听懂。如果咨询师问你是否听懂了,不要马上承认你不明白。

遗传咨询师角色3

你的患者来找你做癌症咨询,因为她有明显的乳腺癌家族史。患者的教育背景非常有限,你不相信她理解了你告诉她的一切。你说……

预计时间:90分钟。

教师笔记

- 教师可能希望鼓励学生在角色扮演期间尝试自我披露和/或自我融入式反应,否则他们可能会因其他类型的反应而耽误时间。

活动 8：三人角色扮演

学生在 15~20 分钟的角色扮演中练习自我披露和自我融入技能，轮流扮演咨询师、患者和观察者。每次角色扮演后再给予 15 分钟的反馈。学生应注重使用良好的帮助行为。在这些角色扮演中，咨询师和观察者将不具备高级的动态咨询知识。与其他章节中的三人角色扮演一样，只有扮演患者的人才能完全了解患者的背景和问题。

咨询师自我参照行为的评价标准：

合适时机

谨慎

简明扼要

旨在达到患者目标

适当的深度/亲密度

用移情进行随访

估计时间：90~105 分钟。

教师笔记：如果咨询师明显卡住，观察员或咨询师可能希望停止角色扮演。然后，三人（除了患者）可以就患者的动态、问题等进行简短的谈话，以帮助咨询师。然后咨询师和患者恢复角色扮演。

过程：在一大群人中讨论：如何做这个练习？一般来说，你对自我参照行为有什么了解？关于你自己？你对这些技能还有什么疑问？

预计时间：20 分钟。

11.5　书面练习

练习 1：患者自我披露问题

对于以下每位患者，生成一个列表，列出你可以想到的患者可能要求你披露的所有问题：

- 妊娠，有多种异常的青少年妊娠。
- HD 检测呈阳性的 30 岁患者。
- 4 岁儿子被诊断为自闭症的父母。
- 一位 35 岁的妇女，她的母亲和姐姐死于卵巢癌。

接下来，从你产生的问题中选择五个，并像直接与患者交谈一样，对每一个问题写一个自我披露的回答。然后写一份对同样五个问题的非披露性回答,就好像你是在和患者直接交谈一样。

练习 2:间接自我表露

写三到四段文字来回答这些问题:

- 患者看着你时看到了什么?
- 你的身体特征对不同的患者意味着什么?
- 你认为就你的性格和行为,你可能会与患者交流什么?

练习 3:自我披露和自我融入式反应

阅读第 8 章练习 2 中列出的 14 个患者陈述,并对每个陈述给出一个自我披露回应和一个自我融入式回应。写下你的回答,就好像你在和患者说话一样。

提示:你可能需要推断出更多关于患者的信息,以便模拟你的反应。

示例

第 8 章中提到的 40 岁男子有患亨廷顿病的危险,练习有二:

自我披露:"如果得知自己有这种基因,我会非常害怕。我想知道您是不是也有这种感觉?"

自我融入:"我担心在您准备好之前您就做检测了。"

练习 4:角色扮演

与同学进行 30 分钟的遗传咨询活动。角色扮演可以基于你在诊所看到的患者,也可以是虚构的患者情况。在角色扮演过程中,把注意力集中在你迄今为止学到的所有帮助技巧上。试着至少包括一种自我披露和一种自我融入式反应。录音记录角色扮演。接下来抄写角色扮演并评论你的工作。使用以下方法转录会话:

咨询师	患　者	自我批评	教　师
对话的关键短语	关键短语	评论你自己的回答	将依据你的回答提供反馈

创建摘要:

1. 简要描述患者的特征(如年龄、性别、种族、社会经济状况、关系状况),以及寻求遗传咨询的原因。
2. 确定你在角色扮演过程中所说的/做的两件有效的事,以及你本可以做些不同的事情。

将录音、誊写记录/自我评价和总结交给将提供反馈的教师。

提示：这项作业鼓励你对临床表现进行自我反思练习。目标不是完美的遗传咨询过程。相反，目标是评估你能在多大程度上准确评估你的心理社会咨询技能。如果你能克制住不去说你作为咨询师打算说的话，你会从这个练习中收获更多。

参考文献

Audet C, Everall RD. Counsellor self-disclosure: client-informed implications for practice. Couns Psychother Res. 2003; 3: 223 – 231.

Audet CT. Client perspectives of therapist self-disclosure: violating boundaries or removing barriers? Couns Psychol Q. 2011; 24: 85 – 100.

Balcom JR, Veach PM, Bemmels H, et al. When the topic is you: genetic counselor responses to prenatal patients' requests for self-disclosure. J Genet Couns. 2013; 22: 358 – 373.

Bonovitz C. The illusion of certainty in self-disclosure: commentary on paper by Helen K. Gediman. Psychoanal Dialogues. 2006; 16: 293 – 304.

Burkard AW, Knox S, Groen M, et al. European American therapist self-disclosure in cross-cultural counseling. J Couns Psychol. 2006; 53: 15 – 25.

Clark K. Life as a pregnant genetic counselor. J Genet Couns. 2010; 19: 235 – 237.

Clark K. Life as a pregnant genetic counselor: take two. J Genet Couns. 2012; 2: 27 – 30.

Dewane CJ. Use of self: a primer revisited. Clin Soc Work J. 2006; 34: 543 – 558.

Glessner HD, VandenLangenberg E, Veach PM, et al. Are genetic counselors and GLBT patients "on the same page"? An investigation of attitudes, practices, and genetic counseling experiences. J Genet Couns. 2012; 21: 326 – 336.

Hanson J. Should your lips be zipped? How therapist self-disclosure and non-disclosure affects clients. Couns Psychother Res. 2005; 5: 96 – 104.

Henretty JR, Levitt HM. The role of therapist self-disclosure in psychotherapy: a qualitative review. Clin Psychol Rev. 2010; 30: 63 – 77.

Hill CE, Sim W, Spangler P, et al. Therapist immediacy in brief psychotherapy: case study II. Psychother Theory Res Pract Train. 2008; 45: 298 – 315.

Hill CE, Gelso CJ, Chui H, et al. To be or not to be immediate with clients: the use and perceived effects of immediacy in psychodynamic/interpersonal psychotherapy. Psychother Res. 2014; 24: 299 – 315.

Kao JH. Walking in your patient's shoes: An investigation of genetic counselor empathy in clinical practice. University of Minnesota; 2010. Retrieved from the University of Minnesota Digital Conservancy, http://hdl. handle. net/11299/96724.

Kessler S. Psychological aspects of genetic counseling. VIII. Suffering and countertransference. J Genet Couns. 1992; 1: 303 – 308.

Klinger RS, Ladany N, Kulp LE. It's too late to apologize: therapist embarrassment and shame. Couns Psychol. 2012; 40: 554 - 574.

McCarthy Veach P. Reflections on the meaning of clinician self-reference: are we speaking the same language? Psychotherapy. 2011; 48: 349 - 358.

McCarthy P, Oakes L. Blank screen or open book? A reminder about balancing self-disclosure in psychotherapy. Voices: Art Sci Psychother. 1998; 34: 60 - 68.

Menezes MA. Commentary on "life as a pregnant genetic counselor: take two". J Genet Couns. 2012; 21: 31 - 34.

Menezes MA, Hodgson JM, Sahhar MA, et al. "It's challenging on a personal level" — exploring the 'lived experience' of Australian and Canadian prenatal genetic counselors. J Genet Couns. 2010; 19: 640 - 652.

Novotney A. Go ahead, let it out: how to find the right moment to express emotions with clients. Monit Psychol. 2008; 39: 44 - 46.

Paine AL, Veach PM, MacFarlane IM, et al. "What would you do if you were me?" effects of counselor self-disclosure versus non-disclosure in a hypothetical genetic counseling session. J Genet Couns. 2010; 19: 570 - 584.

Peters E, Veach PM, Ward EE, et al. Does receiving genetic counseling impact genetic counselor practice? J Genet Couns. 2004; 13: 387 - 402.

Peterson ZD. More than a mirror: the ethics of therapist self-disclosure. Psychother Theory Res Pract Train. 2002; 39: 21 - 31.

Redlinger-Grosse K, Veach PM, MacFarlane IM. What would you say? Genetic counseling graduate students' and counselors' hypothetical responses to patient requested self-disclosure. J Genet Couns. 2013; 22: 455 - 468.

Sarangi S, Bennert K, Howell L, et al. Initiation of reflective frames in counseling for Huntington's disease predictive testing. J Genet Couns. 2004; 13: 135 - 155.

Schema L, McLaughlin M, Veach PM, et al. Clearing the air: a qualitative investigation of genetic counselors' experiences of counselor-focused patient anger. J Genet Couns. 2015; 24: 717 - 31. https: //doi. org/10. 1007/s10897 - 014 - 9815 - 3.

Shafran N, Kivlighan DM, Gelso CJ, et al. Therapist immediacy: the association with working alliance, real relationship, session quality, and time in psychotherapy. Psychother Res. 2017; 27: 734 - 748.

Simone DH, McCarthy P, Skay CL. An investigation of client and counselor variables that influence likelihood of counselor self-disclosure. J Couns Dev. 1998; 76: 174 - 182.

Sweezy M. Not confidential: therapist considerations in self-disclosure. Smith Coll Stud Soc Work. 2005; 75: 81 - 91.

Thomas BC, Veach PM, LeRoy BS. Is self-disclosure part of the genetic counselor's clinical role? J Genet Couns. 2006; 15: 163 - 177.

VandenLangenberg E, Veach PM, LeRoy BS, et al. Gay, lesbian, and bisexual patients' recommendations for genetic counselors: a qualitative investigation. J Genet Couns. 2012; 21: 741 - 747.

Ziv-Beiman S. Therapist self-disclosure as an integrative intervention. J Psychother Integr. 2013; 23: 59 - 74.

遗传咨询的心理动态：移情、反移情、痛苦、倦怠和同情疲劳 **12**

学习目标

1. 明确患者移情的定义。
2. 掌握应对移情的方法。
3. 明确遗传咨询师反移情的定义。
4. 掌握遗传咨询师应对反移情的策略。
5. 明确痛苦、倦怠和同情疲劳的定义。
6. 辨别同情疲劳与痛苦、倦怠之间的区别。
7. 明确痛苦、倦怠和同情疲劳的应对策略。

　　要成为一名成功的遗传咨询师，你必须意识到那些影响你与患者关系的问题。本章讨论了影响遗传咨询关系的几个关键问题：① 移情与反移情；② 咨询师的痛苦与倦怠；③ 同情疲劳。移情和反移情主要是（但并不总是）无意识的心态，源于咨询关系本身，而痛苦、同情疲劳和倦怠是咨询师逐渐滋生的心态，并蔓延到遗传咨询关系中。你会发现，解决这些问题的策略有一些相似之处，尤其是自我意识和自我反思。

12.1　移情与反移情

　　本节的重点是反移情——一种（咨询师）基于自己的需要和经验会影响临床工作的现象。有时反移情是对患者移情的反应。因此，我们首先简要地讨论患者移情。

12.1.1　患者移情的定义

　　移情是患者根据自己与他人相处的经历与遗传咨询师建立的无意识的相处方式（Djurdjinovic 2009；Weil 2010）。移情关系到患者如何看待以及对待咨询师。例如，患者可能将之前与他人交往的经历，投射到对咨询师的态度、角色和期望上。移情是患者对咨询师的误解,这种误解可能在第一次接触的时候就发生,甚至可能在遗传咨询之前。移情的一个重要内容是,患者对实际情况的感觉和反应往往是过度的。移情往往是无意识的,所以患者经常不会意识到他们正处于移情中(Djurdjinovic 2009)。移情是很正常的(例如,没有明显的原因就对某人产生直接的好感或厌恶),但是,只要反思一下,你会意识到这是因为这个人让你想起了一个家人或朋友。

当咨询关系(进行的)更长久、更深入和/或特别痛苦时,移情倾向变得更强烈;移情包括积极的情感(例如,喜爱或依赖感)、消极的情感(例如,敌意和攻击)或混合的情感(例如,对咨询师权威的矛盾情绪)。患者也可能会经历文化移情,将之前与你所属文化类型的人交往所经历的积极或消极感受移情到你。事实上,"移情和反移情经常发生在两个或两个以上的人之间,这些人具有自身的文化、民族和种族身份、社会阶层位等(认同感)"(Lewis 2010,第215页)。

对你有移情反应的患者可能会通过以下五种方式中的一种或多种来看待你(Watkins,1985):

- 偶像型咨询师。一个完美的人。患者的行为可能包括过分恭维你,和/或同意你所说的一切。例如,年龄相仿的患者可能会认为你的生活也是完美的。
- 先见型咨询师。你有所有正确的答案。患者的行为可能包括反复询问(换做是你)你会做什么。然而,请记住,患者的文化价值观可能会使他们将咨询师当作权威(Cura 2015)。在这种情况下,他们的行为可能不是移情,而是来自他们所属文化的普遍看法。
- 哺育型咨询师。你是他们力量的源泉。患者的行为可能包括表现出无助、过度哭泣和情绪化,以及提出解决问题的紧急请求/要求。
- 挫败型咨询师。你是他们经历的破坏者。患者可能过度防御,很少甚至不自我表露,并且会因为你告知的坏消息而错误的怪罪于你(Schema et al. 2015)。
- 空无型咨询师。一个没有生命的角色,没有感情,没有独特的视角,也没有欲望需求。患者的行为可能包括转移话题、不停地说话、无视你的解释和反应。例如,有时一对夫妇进行产前遗传咨询时,其中一方会在咨询过程中使用手机或笔记本电脑(Lafans et al. 2003)。

总之,患者移情是基于患者的误解,而误解又导致对现实情况的过度反应。然而,但请注意的是,并非所有的"第一印象"都是移情(或错误看法)。

例如,当你以非语言方式和语言方式表达出你的兴趣、关心和赞同时,大多数患者会准确地将你视为可以与他们进行沟通的人。

患者移情举例

- 一位 40 岁患者的产前检查发现胎儿有唐氏综合征,患者通过引产终止了妊娠。遗传咨询师告知患者检测结果,并通过电话提供一些初步咨询。患者频繁给咨询师打电话,并给她写了几封信。她要求进行后续治疗,但不愿进入咨询师工作的大楼,而是要求遗传咨询师与她共进午餐。遗传咨询师的建议或转介给其他卫生专业人员都不起作用。患者仍然很无助,但不接受任何建议。

- 患者因有乳腺癌家族史而接受遗传咨询。遗传咨询师打电话给患者告知其 BRCA 检测结果。患者表现得就好像她不记得见过咨询师一样。咨询师给了患者一些关于他们上次就诊的信息,然后问患者是否记得她。患者很不友好地回答说:"我怎么能忘记你!"患者很有防御性,不愿透露对检测结果的任何感受。

- 来访者是一名最近被诊断为天使综合征的 2 岁半儿童的母亲。这个孩子有中度到重度的发育迟缓——智力迟钝,不会说话,还有癫痫等症状。这位母亲是一位单亲母亲,她对自己的事业及孩子都处理得很好。然而,她对这一诊断,特别是精神障碍部分,有着异常强烈的反应。她表现出过度的哭泣和情绪化,希望遗传咨询师给予支持。她因一些急迫的问题或者需要反复确认的信息打了好几次电话,她要求再约个时间把资料再看一遍。

- 一对夫妇对一位遗传学家产生了强烈的负面反应,这位遗传学家在他们的咨询过程中告知胎儿软骨发育不全的产后诊断结果。他们给医院院长写了一封信,强烈投诉他缺乏同情心,而实际上,他举止得体、体贴周到。

- 一位因为唐氏筛查结果显示高危风险(1/44)而转诊来的 33 岁患者。上一次怀孕时唐氏综合征的风险为 1/180,但她说所有结果"都很完美"。尽管她以前从未见过遗传咨询师,但她认为遗传咨询师是她经历的"破坏者"。在咨询过程中,她几乎没有听咨询师在说什么,只是不停地说:"那些验血结果总是错的。"她甚至拒绝做超声检查,因为她不想再听到任何"假的坏消息"。

一种相当常见的移情情况是,患者会因为来诊所过程中糟糕的通勤或停车困难而感到精疲力尽或愤怒。其实来访的过程并不是那么艰难,只是患者常常将他们对即将接受遗传咨询的担忧(情绪)转移到了这里。后来他们可能会说,去办公室没什么大不了的,他们只是对来接受咨询过程感到紧张。

12.1.2　应对患者移情

应对患者移情不能采用单一的方式。根据不同情况和不同患者,可以尝试以下策略:

- 简单地接受它。像对待其他类型的患者情绪一样处理移情。让患者表达自己的感受,允许他们收回自己的情绪感受或继续表达(Schema et al. 2015)。
- 识别移情。识别可能要发生的移情,可以让你理解它,避免对患者的误解过度反应(Djurdjinovic 2009;Schema et al. 2015)。识别移情发生的线索包括困惑和不适感,以及你认为患者的行为包含一定程度的扭曲和误解(Djurdjinovic 2009)。
- 决定是否处理移情。对于将患者的注意转移到移情上要非常谨慎,因为"草率的决定会破坏你们的关系……由此产生的困惑可能会引起患者更强烈的反应"(Djurdjinovic 2009,第145页)。考虑到时间限制和必须达到的遗传咨询目标,遗传咨询过程中可能并不适合处理移情。你可以选择温和地处理移情,以减少它们对咨询过程的影响。例如,一位患者因为你不能根据产前检查结果绝对保证孩子的健康很生气时,你可以说,"我不知道您生气的部分原因是不是因为您认为我像您见过的其他医学专业人士一样,在敷衍您。"
- 澄清问题。例如,"您看起来很生气。能告诉我是什么困扰着您吗?"这种反应是高级共情的前奏(见第8章),但首先要探究患者的态度,给患者自己解释的机会。
- 表达移情的感受。例如,"您说不想讨论您的不孕病史,因为您认为这可能会让自己不舒服?"进一步的讨论可能会促使患者认识到,家人的负面反应使她不敢与人谈论此事。然后你应向她保证,你可以为她保守秘密。
- 直接解释移情的感受。例如,"有时当人们觉得他们与人分享的太多时,他们会对自己与那个人的关系感到不安。您认为这种情况会在这里发生吗?"一些研究者认为,移情(和反移情)是所有关系的一部分,包括遗传咨询关系(Kessler 1992；Reeder et al. 2017)。另一些研究者则认为,移情的发生与否更多地取决于咨询关系的深度以及遗传咨询师和患者性格的相互作用(Djurdjinovic 2009)。不管移情是否会发生在所有的关系中,重要的是要记住,不是患者的每个反应都是移情。患者可能对所处的情形和面对的人做出适当的反应(例如,对你的迟到感到恼火;如果你的信息陈述过于复杂或过于急躁,他们会感到困惑);或者按照他们自己的文化信仰行事(例如,认为遗传咨询师是权威,会告诉他们该怎么做)。但如果你没有做错,文化差异也不明显,而患者的反应极其夸大(例如,因为你迟到了几分钟而大发雷霆),那么就可能是发生了移情。

12.1.3　咨询师反移情的定义

咨询师反移情和患者移情是类似的现象,只是移情方向相反(Cerney 1985)。反移情是"临床互动中不可避免的,且具有潜在的价值……[它]是指遗传咨询师在咨询过程中的有意识和无意识的情绪、幻想、行为、感知和心理防御,是遗传咨询师在遗传咨询过程中应对各种情况的反应"(Weil 2010,第176页)。反移情包括对患者的情绪反应和投射,这些反应可能并不特别适合当前的遗传咨询关系(Djurdjinovic 2009；Reeder et al. 2017；Weil 2010)。例如,你可能会发现自己对一个在怀孕期间服用药物的患者感到愤怒,因为你正与不孕做斗争。或者,当一个与你年龄相仿的患者告诉你她被诊断为卵巢癌时,你可能会因为自己的焦虑而询问一些问题——"您有什么症状吗？您是怎么发现的？"与移情类似,反移情也包含误解(例如,认为患者过于依赖别人,而实际并非如此)和过度反应(例如,对大多数咨询师能够泰然处之的患者行为大为愤怒)。

反移情的原因

为什么会发生反移情？你和你的患者在很多方面存在相似或不同,比如你们的价值观、行为、态度、语言、外貌、年龄、性别等。这些相似和不同会影响你对患者的认同感。当你对患者有极度的认同感时(你认为患者"和我一样"),反移情就会发生。当你过度认同时,你会陷入患者的处境中,很难分辨患者的情感停于何处,而你的情感又始于何处。例如,你可能会发现自己对一名患者非常关心,因为他的孩子患有肌肉萎缩症,且和你儿子同龄。你越是认为自己与患者相似,越有可能对患者过度认同。

当你对患者有极度的不认同感时(你认为患者"和我一点都不像"),反移情也会发生(Watkins 1985)。当你对患者不认同时,你对患者会感到生疏、漠不关心,甚至可能产生敌意和排斥。例如,一名有明显家族史的患者拒绝接受直肠癌检测。你可能会认为他的决定是不负责任的,并发现自己在疏远他。你越是认为自己与患者不同,就越有可能不认同患者。

咨询师反移情有时是对患者移情的一种反应。例如,一些患者可能期望你是支持者,这可能促使你拒绝他们要求的反移情。此外,反移情可能是由某些特定类型的患者(如疾病晚期或认知障碍)引起的,和/或某些触动你的遗传咨询情况(如性别选择、未成年人的症状前检测)引起的,或者,这可能是你对所有或大多数患者的一种更为习惯性的反应(例如,对情绪强烈患者的疏离感、过度保护等)。

越来越多的遗传咨询文献表明,遗传咨询师反移情具有许多潜在的触发因素。包括患者的特征,如行为或外观(Reeder et al. 2017;Weil 2010);与患者的一般相似性以及医学/遗传相似性(Reeder et al. 2017);患者的情绪反应(Weil 2010),如愤怒(Reeder et al. 2017;Schema et al. 2015);患者的自我防御措施(Weil 2010);对疾病、残疾和损失的不适感(Geller et al. 2010;Reeder et al. 2017;Weil 2010;Wells et al. 2016);患者的行为与遗传咨询师的预期不同(Reeder et al. 2017);带来不好的消息(Mathisen 2012;Reeder et al. 2017;Weil 2010);询问患者某些问题的不适感,如精神疾病(Monaco et al. 2010);与患者情况相似的个人生活事件,如怀孕(Menezes 2012;Menezes et al. 2010;Sahhar 2010);终止妊娠(例如,匿名者,2008);残疾儿童的出生(Bellcross 2012);个人健康问题(Glessner 2012);爱人健康问题(Matloff 2006);等等。

文化问题也可能导致反移情反应。"与遗传咨询师具有不同的种族、文化、宗教、性取向、社会经济地位和/或残疾的患者可能会导致咨询师的反移情。在某种程度上,当遗传咨询师自己的背景和经验不能很好地理解患者的信仰、价值观、期望和反应时,偏见、恐惧、误解或曲解就可能会产生"(Weil 2010,第 183 – 184 页)。例如,女性遗传咨询师可能会对某些文化中的男性权威做出消极的反应(例如,以英语为母语的丈夫说不需要翻译,因为妻子是否理解谈话内容并不重要,他会为自己的妻子做出医学决定)。

反移情的影响

反移情既可以产生消极的后果,也可以产生积极的后果。你需要特别关注消极的影响。一个可能出现的消极后果是反移情会干扰你与患者的共情。患者面临的处境可能会触发你自己的经历，很快你就不再倾听患者的话，而是忙于思考和感受自己的处境（Kessler 1992）。你认为你的想法和感觉是关于患者的，但它们实际上（通常是无意识的）是关于你的。此外，患者的情况可能会重新触发你当前或过去的伤害，因为这是痛苦的，所以你可能会避免探究患者的感受，特别典型的应对方式是在情感上疏远你自己（Kessler 1992；Reeder et al. 2017）。反移情的一个可能的积极后果是，从你的过去引发的经验可能会增加你对患者的同理心（只要你的经验与他们的相似）。然而，正如前面所说的，总是存在这样的风险：你可能不太仔细地倾听患者的意见，而是将你的经验强加给他们。

与移情一样，你需要区分反移情和你对患者及其行为的真实反应（Cerney 1985）。例如，当患者为流产而悲伤时，你自然也会感到悲伤。然而，如果你因患者的情况而悲痛欲绝，这可能表明你对过去的流产经历还难以释怀。对为了进行基因检测而谎称自己有患病风险的患者感到气愤也是很自然的。但是，如果你对这个患者非常愤怒，这可能意味着你在之前的经历中因觉得被别人操控或控制而感到很愤怒（参见第 11 章"咨询师地自我对照"——更广泛地讨论咨询师的真实反应）。区分反移情和你对患者自然的、移情的反应也很重要。共情，正如在第 4 章和第 8 章所讨论的，包括对患者的经历感同身受的能力，同时保持界限以区别感同身受并非本我感受。共情还包括倾听患者的故事而不强加自我假设的能力。

Reeder 等（2017）调查了临床遗传咨询师的反移情经历。调查发现了四种类型的消极影响：无法建立融洽关系、过度情感认同、未能深度谈话沟通、咨询师情绪低落。同时，还发现了一种积极影响，即修复共情（遗传咨询师和患者之间建立的更好关系）。

反移情的类型

Kessler（1992）描述了遗传咨询中两种主要的反移情类型：

- 投射性认同。该认同产生于咨询师错误地把自我感受误当作患者的感受之时。例如，你自己感到非常不舒服，但你误认为这就是患者的感受，你可能会鼓励患者把注意力放在不那么令人痛苦的想法或想象上。当这种情况发生时，你更多的只有表面上的共情，因为这样你会避免让自己陷入痛苦的感受。当你因为自己的类似经历而错误地认为你知道患者在经历什么时，投射性认同也会发生。

- 关联性反移情。在关联性反移情中，患者的经历融入你的内在自我，你开始关注自己的想法、感受和感觉。像投射性认同一样，关联性反移情由你过去或现在的问题或情况触发，这些均与患者面临的情况相似。和投射性认同最主要的区别是，你知道这是你的感受，而不是患者的感受。当发生关联性反移情时，你会发现自己失去对患者的注意力。你的注意力从患者转移到你自己。你可能发现自己在幻想自己的处境，意识到已经有几秒钟或更长时间没有完全倾听患者讲述了。关联性反移情非常常见。正如 Kessler（1992）所指出的，咨询师必须面对这些患者，他们面临的情况与咨询师目前或过去经历的困难和问题相似。他进一步指出，"遗传咨询师确实遇到了不愉快的事情。但即使他们没有遇到，也会像其他人一样脆弱，会经历失去和痛苦。失望、失落、被拒绝和被误解的感觉、失败、尴尬、受伤等都是人类普遍遭遇的情况。任何人都不例外"（第304页）。

Watkins（1985）描述了四种反移情类型，这些反移情可以偶然发生在某些患者身上，也可以更普遍地发生在众多患者身上：

- 过度保护性反移情。你将患者视为需要照顾和保护的孩子，所以你缓和地提供信息（"大多数情况下，这个测试的结果是正常的"），或者修饰自己的措辞（"您告诉我您很生气，但我不知道您是否也很伤心。我可能说错了。这只是猜测而已，不要放在心上"），或者不允许患者体验和表达他们的痛苦感受（"一切都会好起来的，会没事的"）（Watkins 1985）。表明你可能过度保护的其他证据包括低声说话以及使用肢体语言，如拍拍患者的背，拥抱他们，或拍拍他们的手，这些均说明你将患者视为幼儿（Watkins 1985）。过度保护性反移情的另一个方面是过分担心患者，甚至到了强迫症的地步（梦见患者，寻找联系患者的理由，等等）。

- 温和性反移情。这种类型的反移情通常是由于强烈需要被患者喜欢，或是害怕患者的强烈情绪，特别是愤怒情绪的影响（Watkins 1985）。为了避免遭遇不受患者欢迎或强烈情绪的影响，你营造了一种对所有患者和情况都一样的氛围，这种氛围的特点是肤浅的情感互动、乐观、愉快的交流，以及对负面信息或问题的片面考虑（Watkins 1985）。当你表现得更像一个朋友而不是遗传咨询师，你们之间可能会有很多无关的闲聊，或者只关注于事实和数据而不是探索交流情感。

- 排斥性反移情。就像过度保护性反移情一样,你认为有些或大多数患者是依赖和不知足的,但你会做出惩罚性反应,变得疏远或冷漠,你的行为方式导致和患者之间产生距离,这或者是因为你害怕患者对你提出的要求,或者是因为你害怕对他们的福祉负责(Watkins 1985)。疏远行为的例子包括直截了当的解释("您知道您应该接受筛查,因为您的家族史说明您患癌症的风险非常高"),以及对患者要求的轻蔑回应("那是您的决定,我不是您")。以下是两个拒绝性反移情的例子,学生在监督下进行遗传咨询的一些陈述:"如果患者给我一个解释的机会,我对遗传疾病的解释就不会那么混乱了!""我不知道她从哪里得到我想要她终止妊娠的想法……她只是想找个人告诉她该怎么做"。在第一个例子中,需要注意的是,患者确实给了咨询师解释的机会;而在第二个例子中,患者没有任何迹象表明她想被告知该怎么做。

- 敌对性反移情。这种类型的反移情发生在当你不喜欢患者的某些方面时(例如,行为举止、身体特征、态度、价值观),你试图让自己尽可能地与患者的不同,以明显或隐蔽的方式与他们保持距离(Watkins 1985)。你甚至比排斥性反移情更进一步,可能会措辞严厉(例如,"我已经告诉过您,做这个决定的人不是我!")。你表达的态度是患者自作自受(Watkins 1985)。即使你永远不会对患者说这些话,但如果你是这样想的,那么你就有可能正在经历反移情,它会以微妙的方式"表露"出来。敌对性反移情更常发生于正在经历某些痛苦和/或倦怠的遗传咨询师身上。或许他们正在反复与那些非常需要帮助的患者群体打交道,而这个群体很难受惠于体制的改变(例如,医疗援助群体、新移民群体)。

Reeder 等(2017)开展了专门针对临床遗传咨询师的反移情倾向的第一项全面研究,发现了三种反移情类型:

- 控制性反移情。"咨询师的行为动机是对含糊不清的患者、情绪(患者的情绪或自己的情绪)和/或遗传咨询过程施加过度的影响"(第938页)。

- 避免冲突性反移情。"咨询师的行为动机是为了避免患者(如愤怒)和/或咨询师(如不安全感)情绪引起的冲突……遗传咨询师会避免直接冲突,对可预知到的批评做出防御性回应,如忽略某些话题,跳过某些话题和/或尽量减少某些话题"(第938页)。

- 指令性反移情。"指的是咨询师的行为动机是出于'推动'患者快速做出决定或'推动'患者做出决定,或是强迫他们自己决定,或是强行介入并为他们做决定"(第 940 页)。

Reeder 等还发现了管理反移情的一种策略:

- 自我调节。"咨询师可以通过自我反省、意识到自己的[反移情]和设定界限来管理[反移情]"(第 940 页)。

12.1.4　表明反移情的行为

反移情(和移情)可能会很难识别和解决,尤其因为它主要发生在无意识层面。你需要仔细观察和探究你的外显和内隐的行为来识别它的发生。

以下遗传咨询师的行为可能表明反移情,特别是当你表现出一种以上的行为:

- 给予强迫性建议(Weil 2010)。
- 对特定患者有异常强烈的感情(Reeder et al. 2017；Weil 2010)。
- 有"救世主"幻想,即相信自己能够帮助患者,即使其他人失败了(Weil 2010),或者当情况无法解决的时候(例如,患者有患家族性癌症的风险)。
- 害怕或者过于渴望与某个特定患者进行会谈(Hofsess & Tracey 2010)。
- 在会谈期间感到困倦(Hofsess & Tracey 2010)。
- 避开或反感患者的情感,特别是针对你的负面情感。你通过表示不赞同(皱眉、打断患者的话等)、回应变少和/或提供过多的信息来避免这种情感(Weil 2010)。
- 对遗传咨询的目标进行具有可疑价值/相关性的自我披露(Balcom et al. 2013；Menezes 2012；Peters et al. 2004；Redlinger-Grosse et al. 2013；Thomas et al. 2006；Weil 2010)。例如,Thomas 等(2006)对遗传咨询师的自我披露进行调查,并得出结论:"被调查者提出,可能的反移情证据是,当他们与患者的身份认同促使披露时,他们'试图不屈服于'披露"(第 174 页)。

Reeder 等(2017)的临床遗传咨询师样本调查描述了六种主要类型的反移情行为:自我关注;将情感投射到患者身上;对患者产生强烈的情感反应;过度投入;与患者脱离互动;以及咨询师的身体反应(如出汗)。

Hofsess 和 Tracey(2010)描述了表明咨询师反移情的许多行为。遗传咨询中出现最多的有以下几点:

- 幻想与咨询者的关系或相关的事情。
- 失去中立立场，站在咨询者一边。
- 在会谈期间以惩罚性的方式对待咨询者。
- 对咨询者举止轻浮或对咨询者产生性吸引力。
- 过度自我披露。
- 对咨询者有敌意。
- 在会谈中对咨询者采取顺从的态度。
- 害怕见到咨询者。
- 对咨询者产生保护欲。
- 表达被咨询者尊重、欣赏和喜欢的需要。
- 在与导师讨论咨询者的时候过度自我保护。
- 匆忙解决咨询者的问题。
- 会谈期间表现得好像和咨询者"不在同一时空"。
- 会谈中对咨询者漠不关心。
- 会谈中对咨询者所说或做的事情感到受伤。
- 与咨询者在一起时感到愤怒和沮丧。
- 与咨询者在一起时感到嫉妒、内疚或怜悯。

记住，一般来说，任何行为、想法、感觉或态度，如果不符合你的性格，或者被其他人（如你的导师、患者）认为是无效的或不恰当的，都可能是反移情的信号。

反移情举例

- 遗传咨询师见到和自己的家庭有许多相似之处的一个家庭。她知道她过于认同这个家庭，（对她来说）提供的咨询在情感上更加强烈。患者是一名14岁的健康女孩，有一个10岁时死于亨特综合征（MPS Ⅱ）的弟弟。患者的母亲带着患者来到诊所进行亨特综合征的携带者检测。遗传咨询师同样有一名14岁的女儿和一名10岁的儿子。咨询师非常强烈地认为这名患者不应该接受检测，但她试图客观地陈述利弊。她觉得有必要并渴望保护这个14岁的女孩。患者的母亲显然仍深陷于悲痛中，非常脆弱。患者的母亲要求进行检测的理由似乎都是她自己的需要，而不是患者的需要。
- 有不孕病史的遗传咨询师见到一位接受过不孕治疗的患者，咨询师向患者询问了一些有关治疗过程、感受和患者如何怀孕的问题，这些都与遗传问题无关,但遗传咨询师感兴趣。

- 最近刚生了孩子的遗传咨询师见到一位有6月龄大的小婴儿又再次怀孕的患者。遗传咨询师对患者说,再次怀孕您一定感到很震惊,也一定很累。患者告诉咨询师,这是一次有计划的怀孕,她没有感到震惊。

- 遗传咨询师见到一位23岁怀孕的单身女性,超声检查时胎儿被诊断为软骨发育不全。患者在决定是否继续妊娠的问题上犹豫不决。遗传咨询师年轻的时候曾经做过流产手术,现在觉得后悔。遗传咨询师认为患者的犹豫不决是希望有人告诉她,作为单身母亲抚养孩子是可以的。患者反复询问遗传咨询师她是否应该继续妊娠。咨询师解释说,孩子很可能仍然有很好的生活质量。

- 遗传咨询师近18个月正在积极治疗不孕症,认为她的患者对怀孕的态度是完全错误的。这名16岁的患者和她母亲一起来到诊所,她不成熟、天真并害怕打针,所以她拒绝接受任何有助于确定这次怀孕是否存在遗传问题(超声检查发现异常)的筛查/检测。遗传咨询师转向主要与患者的母亲交谈。

- 当患者拒绝让学生一同参与咨询会谈时,负责监督的遗传咨询师就会怀疑存在移情问题。例如,患者希望控制会谈,这是对交流中可能感到无力的反应。遗传咨询师在这些情况下的反移情是认为患者有操纵欲,即使她没有探索患者拒绝学生参与的原因。也许患者过去和学生们有过不愉快的经历,或者只是注重隐私,或者有其他各种解释。

- 遗传咨询师与权威人员交流有点问题,所以与律师和法官进行咨询会谈对她来说是个挑战。参加这些会谈时她感到有些不安。一位法官曾提出在会谈之外查看她诊所的同意书,他拿出了一份三页的简报,介绍了同意书的优点和局限性。这更加强了她的不安。

- 遗传咨询师与一位统计学家为讨论孕早期筛查结果进行了一次特别折磨人的会谈。统计学家对数值计算的算法进行了剖析,问题变成了剖析过程,而不是检测结果的意义。就好像等式中没有婴儿,只是一个风险评估问题。从这次会谈开始,遗传咨询师发现自己害怕与统计学家会谈。

- 一些怀孕的产前咨询师担心自我披露会不恰当地指导患者的决定(Menezes et al. 2010)。

- Lafans 等（2003）的一项研究是调查遗传咨询师在产前咨询中有父亲参与的棘手经历，研究者注意到这个例子："一名咨询师发现很难处理父亲的过度介入，因为她自己的家庭出身问题而引发反移情……对我来说最难的是那些霸道的［父亲们］——'我要告诉黄脸婆她应该做什么'——因为我成长的环境也是这样，很难让他让步，哪怕一点点……我希望能够说，'你能不能闭嘴！'显然，我们不能这样做"（第 239 页）。

- 在某些情况下，患者的行为可能会提供你正在经历反移情的线索（Cerney 1985）。例如，患者说，"你听起来就像我妈妈……"；或者"你看起来很沮丧！我会没事的"；或者"我知道你想让我做决定，但我现在还不能！"（把这些患者的意见解读为你的反移情迹象时，有一点要注意，它们可能是由于患者的移情所致）。

12.1.5　反移情的管理

可以考虑使用以下几种策略来识别和管理反移情：

- 接受反移情的必然性。每个人都会经历反移情。这并不意味着你是一个糟糕的遗传咨询师或一个坏人。采取一种接受的、非防御性的态度是必要的。

- 找到情绪的来源。Weil（2010）描述了个人情绪的三个潜在来源："① 这是对情况的正常反应［这不是反移情］；② 涉及咨询师的个人问题；③ 这是对患者情绪和行为的反应"（第 189 页）。要找到来源，问问你自己，"我想知道为什么会这样。为什么我要对这个人的话做出这种特别的反应？它的背后是什么？当我说这句话时，我的反应是什么？我为什么问这个问题？真的是为了帮助我的患者吗？"

- 练习自我调节。即有意识的自我反省和意识到自己的反移情，并在遗传咨询过程中设定和保持适当的界限（Reeder et al. 2017）。

- 寻求导师帮助/咨询/反馈（Geller et al. 2010；McCarthy Veach 2006；Peters et al. 2004；Reeder et al. 2017；Weil 2010；Zahm et al. 2008）。由于反移情大多是无意识的，可能直到发生后才被察觉（Reeder et al. 2017）。因此，自我反省和监督至关重要。在某次遗传咨询会谈后，你意识到你的行为不符合你的性格，或者你的导师或其他同事评论你对患者或情况的感情比较强烈（如强烈的喜欢或不喜欢，强烈的防御等），这些都是反移情的线索。在一次富有挑战性的遗传咨询会谈之后,不妨问问自己,有什么不符合你性格的行为,这对你来说会很有用(Cerney 1985)。

- 与你的导师一起分析会谈。如果你的反移情行为相当严重,并且你无法用之前的策略来管理它,请寻求个人咨询/心理治疗(Hyatt 2012;Reeder et al. 2017;Weil 2010)。

12.2　痛苦和倦怠

12.2.1　痛苦

遗传咨询需要在高度个人层面与患者密切接触。专业知识和良好的情绪健康是满足职业需求的必要条件。遗传咨询实践非常有压力。通常患者的遗传疾病和情况是无法补救的。此外,无论你是处于职业生涯的开端,还是在遗传咨询行业工作多年,你都面临着持续的挑战,即继续参与工作并对自己的工作感到满意(Miranda et al. 2016;Zahm et al. 2016)。这会很困难,因为在遗传咨询行业中,痛苦和倦怠很常见(Bernhardt et al. 2009;Johnstone et al. 2016;Werner-Lin et al. 2016)。

什么是痛苦?它是身体、情感和认知对超负荷的反应。痛苦的几种迹象和症状包括情绪耗尽、不知所措和失去控制;身体、精神和情绪疲劳;不愿意或害怕上班和面对患者;身体反应,如头痛、胃痛和背痛;对患者有愤世嫉俗的态度和/或感觉与他们过于疏远;缺乏满足感;并质疑自己是否在提供帮助或做了任何有意义的事情(Geldard & Anderson 1989)。

导致痛苦(和倦怠)的一个因素是承担太多的责任,以至于你感觉自己总是在工作,但总是不能按时完成(Volz 2000)。另一个常见的因素是独自工作或与其他人隔离(Lee et al. 2015;Udipi et al. 2008;Volz 2000)。你为自己留出的时间越少,在处理工作时越孤立,你就越有可能出现痛苦的症状。还有一个因素是你在咨询工作中难以保持适当的界限。尽管你必须与患者建立共情关系咨询才更有效,但你必须小心过度卷入其中:"有了经验,你将学会如何与患者共情,以及如何保护自己免受过度的情感痛苦,有时稍微后退一点,让自己平静下来,然后再次与患者交流"(Geldard & Anderson 1989,第177页)。

遗传咨询师在其职业生涯中的任何时候都可能经历痛苦和倦怠(Jungbluth et al. 2011;Zahm et al. 2016),所以你必须找到缓解症状的方法,减少或消除潜在的原因。

作为新手处理痛苦

尽管在你的职业生涯中，痛苦随时都可能发生（Zahm et al. 2016），但当你正学习如何成为一名有效的遗传咨询师时，你可能经历独特的压力源（Jungbluth et al. 2011；MacFarlane et al. 2016）。对遗传咨询学生的研究发现，压力源包括职业不确定性（如个人能力）、个人生活事件的影响（如财务、家庭状况）、人际需求（如挑战性互动）、学术需求（如学校表现），以及孤立的环境（孤独）（Jungbluth et al. 2011）。

作为新手应该如何处理压力？以下策略可能有效：

- 与同事和朋友讨论事情的进展。
- 与导师交谈，因为他们可以提供有用的支持和指导（MacFarlane et al. 2016）。
- 真正"听到"关于你工作的积极反馈，不要只停留在消极的反馈上。
- 积极地自我对话（例如，"这是我做得好的地方。我犯了这个错误，但这是初学者常犯的错误"）。在 Jungbluth 等（2011）的研究中一名遗传咨询学生说："如果你真的把注意力放在学习和获得经验上，以获得纯粹的乐趣，以及这些信息对你未来工作的重要性/相关性，你自然会发现自己比那些更担心'取得成绩'的学生压力要小"（第 281 页）。
- 保持幽默感。
- 观摩其他人提供遗传咨询，这样你就可以从多种模式中发展自己的风格（Hendrickson et al. 2002）。
- 敢于冒险：自愿参与角色扮演，在教师指导和课堂讨论中表达你的担忧等。
- 记录你的想法和感受。定期回顾以前的记录，这样你就可以看到你是如何成长为一名遗传咨询师的。
- 与同学或朋友一起模拟练习遗传咨询课程，并记录你的课程。回放并评价你的工作（哪些做得好，哪些做得不好）。
- 如果焦虑对你的临床工作产生负面影响和/或你对指导产生负面情绪，请寻求个人咨询。
- 设定遗传咨询的优先顺序。确定在会谈中哪些是最重要的事情，哪些是次要的。这需要战略和有意识的决策（Osborn 2004）。
- 在治疗过程中，尽量多关注患者，少关注自己，相信自己的感觉和直觉，知道如何正确回应患者。

- 练习自我保健，如寻找个人时间和空间，培养健康的发泄方式（Jungbluth et al. 2011）。
- 优化你的生活安排——"确保'家里'尽可能没有压力"（Jungbluth et al. 2011，第 282 页）。
- 管理你的岗位职责——确定优先次序，组织安排并跟上需求（Jungbluth et al. 2011）。
- 保持对自己、学术和临床经验以及课程的现实期望（Jungbluth et al. 2011）。定好自己的速度。在一项关于工作经验教训的研究中，一位遗传咨询师建议，"在你刚开始工作的时候，要克服你想给同事和上级留下深刻印象的本能，让自己超负荷工作。这就像一个马拉松运动员在最初几千米速度太快，并试图在整个比赛中保持这种速度——这会导致疲劳和精疲力竭"（Runyon et al. 2010，第 380 页）。

12.2.2　倦怠

职业倦怠是"个人与工作关系的一种严重破坏，导致一种个人职业价值和表现能力受到质疑的疲惫状态。倦怠会导致工作质量降低、患者/咨询者满意度下降和员工留用率下降，从而对个人和雇主的生活产生负面影响"（Johnstone et al. 2016，第 731 页）。倦怠包括"对工作中的慢性情绪和人际压力源的一种长期反应，其特征是疲惫、人格解体和缺乏个人成就感"（Bernhardt et al. 2009，第 527 页）。倦怠是一种比痛苦更为慢性但却更为严重的疾病；然而，痛苦的迹象和症状也同时表明倦怠。

倦怠发生率及诱因

Johnstone 等（2016）研究了遗传咨询师的职业倦怠和职业压力。他们发现超过 40% 的咨询师"要么考虑过离职，要么因为倦怠而离职"（第 731 页）。导致倦怠的因素包括"超负荷（工作需求/资源平衡）、任务冲突（相互矛盾的角色需求/忠诚水平）、职业压力（工作质量/输出/态度）、心理压力（心理/情绪问题）、身体劳损（健康担忧/身体症状）、职业转换（由于倦怠而转换或考虑转换工作）、婚姻状况和每周就诊的患者数量"（Johnstone et al. 2016，第 735 页）。导致遗传咨询师职业倦怠的其他因素有：患者就诊量大、后勤保障不足、来自行政工作的压力、缺乏职场支持、职场人际关系差、额外的专业责任（Benoit et al. 2007；Lee et al. 2015），以及从业时间短，从患者照顾中得到的体会少（Bernhardt et al. 2009）。

12.2.3 处理痛苦和防止倦怠的一般策略

不管你是一个刚开始工作的遗传咨询师，还是已经从业多年，以下策略可能会帮助你处理痛苦，避免倦怠，从而让你继续积极保持职业发展：

- 认识并承认你正在经历的事情（仅用此策略就会减轻一些症状）（Warren et al. 2010）。
- 参与自我监督和自我反省活动，如正念冥想、反思性写作、同伴支持小组和其他交流技能的培训（Bernhardt et al. 2009；Bernhardt et al. 2010）。
- 与其他人（导师、同事、可信赖的朋友）交谈你的感受，这样你可以获得新的视角（Bernhardt et al. 2009）。
- 确立明确的工作角色和期望（Johnstone et al. 2016）。
- 练习自我保健（Warren et al. 2010）。例如，尝试过一种平衡休闲、人际关系以及工作的生活（Runyon et al. 2010）。Peters（2010）指出："良好自我保健的一个重要基础是关注身体：注意充足的睡眠，吃健康的食物，找时间娱乐"（第 327 页）。
- 做放松操（Peters 2010）。
- 处理工作中产生的负面情绪（Warren et al. 2010）。"积极的情绪促进新颖和创造性的行为、想法和社会联系，这反过来又扩大了个人资源"（Peters 2010，第 327 页）。
- 如果你有完美主义标准，你需要调整对自己、患者、同事和雇主的期望（Jungbluth et al. 2011）。
- 保持对他人、职业发展和自己的好奇心（Osborn 2004）。
- 享受生活，培养和运用你的幽默感。
- 将工作和非工作活动分开。例如，在一项关于工作经验教训的研究中，一位咨询师说道："我知道我可以把工作和个人生活分开，但这需要有意识的努力。我知道我可以做好工作，在工作中有所作为，但不能让它定义我的整个生活。生活中拥有其他事情对我来说很重要，尤其是我不想在 5 年内就倦怠。毕业时，我的想法是让工作占据生活的方方面面才是最好的遗传咨询师。但是，后来我遇到了其他咨询师，他们教我如何'拥有一切'，我意识到我也要这么做。你可以成为一个好的咨询师，下午 5 点下班时把工作留在办公室"（Runyon et al. 2010，第 376 页）。
- 不要把你的问题带回家。当你不工作时，运用停止思考的技巧来避免担心患者。例如,如果你发现自己在担心,试着分散自己的注意力,或者告诉自己明天在某个特定的时间你会在工作中处理这些担心,然后专注于此时此刻你正在做的事情。

- 利用宗教或哲学信仰体系提供支持(Wells et al. 2016)。
- 每天工作前安排 30 分钟整理情绪,为即将到来的事情做好准备。
- 参与同行指导。同行指导可以起到缓冲压力和倦怠的作用,可以帮助你管理你的遗传咨询案例,并可以加强你的临床技能(Middleton et al.2007;Peters 2010;Zahm et al. 2008)。
- 寻求个人咨询或心理治疗来处理工作中遇到的危机(Reeder et al. 2017;Runyon et al. 2010;Volz 2000;Weil 2010)。
- 建立支持系统(Runyon et al. 2010;Peters 2010)。与遗传咨询领域以外的人交朋友(Volz 2000)。
- 给自己一些真正的休息时间,关掉电脑,放下文书工作(Volz 2000)。
- 如果可能的话,在一天中安排一些时间(上午 10 点左右、下午 3 点左右),让自己去散步、放松肌肉、冥想等(Fine & Glasser 1996;Miller & Sprang 2017)。
- 理智思考(Fine & Glasser 1996;Miller & Spring 2017)。在很大程度上,痛苦来自我们对自己经历的感知,而不是来自经历本身。例如,"对我提出的每一个要求,我都必须说'是'。""我不能犯任何错误,否则大家会认为我不称职。""如果我是一名优秀的遗传咨询师,我就不会感到如此不知所措。""如果我是一名优秀的遗传咨询师,我会把所有的信息都记在脑子里。"试着用更合理的想法取代这些不合理的想法。

12.3　同情疲劳

"期望我们每天沉浸在痛苦和失落中而不被它所触动,就好比在水中行走而不被弄湿一样不切实际"(Remen 1996,第 52 页;Miller & Sprang 2017)。

你是否因为你咨询过的人的痛苦经历而失眠过?或者因为它们会让你想起患者的痛苦经历而避免某些活动或情况?又或是遭受过你咨询过的人的痛苦?因为遗传咨询,对各种事情感到"紧张"?如果你对其中任何一个问题回答"是",你可能已经经历了同情疲劳。

正如 Pester(2010)指出的,"遗传咨询师显然目睹了许多痛苦和折磨,并可能成为同情疲劳的牺牲品"（第 314 页）。同情疲劳是一种来自反复暴露于患者的痛苦中的痛苦类型（Benoit et al. 2007；Bernhardt et al. 2010；Injeyan et al. 2011；Udipi et al. 2008）。当你经历同情疲劳时，你会感到被患者的痛苦压垮，感觉自己的关心好像已经达到了"失去共情"的地步。你会感到沮丧、疲倦、幻灭，并认为自己照顾患者的能力毫无价值（Zeidner et al. 2013）。同情疲劳被认为是由于不能"放下"留在你身边的"情感残余"的感觉和共情引起的（Figley 1995,2002），或者害怕和回避与患者产生共情，这会导致你花费大量精力假装共情（Miller & Spring 2017）。无论哪种情况，缺乏有效的应对策略都会加剧同情疲劳的影响（Miller & Spring 2017；Udipi et al. 2008；Zeidner et al. 2013）。

同情疲劳风险在遗传咨询师中普遍存在。多达 39%～57% 的遗传咨询师可能处于中等风险，26%～61% 处于高风险（Lee et al. 2015；Udipi et al. 2008）。这种比例并不令人惊讶，因为"跨环境的遗传咨询会谈通常充满了强烈的情绪：恐惧、担心、愤怒、悲伤和对信息局限的失望。目睹这种强度的情绪，并在集中的时间段内应对这些，会对咨询师造成损害"（Werner-Lin et al. 2016，第 865 页）。

虽然同情疲劳可能是照顾患者的不可避免的一部分，但只有当它没有得到有效的认识和管理时，才会成为问题。不受控制的同情疲劳会损害对患者的护理，损害咨询师个人的职业自信，甚至导致其离开这个职业（Lee et al. 2015）。

12.3.1 同情疲劳与痛苦、倦怠之间的区别

在更详细地描述同情疲劳之前，将其从痛苦和倦怠中区分出来是有帮助的。尽管同情疲劳和痛苦有相似的症状和体征和特定应对策略，但痛苦来自你的遗传咨询角色和责任的各个方面，而同情疲劳只存在于对患者痛苦的共情中。倦怠是对过度工作的一种反应，是感到没有能力做出与工作相关的积极改变。倦怠可以发生在任何类型的工作中，它包括身体和情感上的逐渐"耗竭"。相比之下，同情疲劳是由与痛苦的患者强烈互动以及对他们生活中发生的悲剧所产生的悲伤引起。同情疲劳是从事公共服务行业人员独有的一种症状，它可在单一强烈的经历后突然出现，也可在多次暴露后出现（Figley 1995,2002）。然而，这三种心理中的任何一种（即痛苦、倦怠、同情疲劳）都有可能让你面临体验其他两种心理的风险（Lee et al. 2015；Udipi et al. 2008）。

12.3.2　认识同情疲劳

Figley(1995,2002)开发了一个描述同情疲劳症状的模型,该模型有助于我们认识自己的同情疲劳。在这一节中,我们共描述六类症状,并以参加了同情疲劳研究的遗传咨询师为例加以说明。

- 一般症状。回避、高度警惕、过度觉醒和经历重现。

  示例:"一名患者被诊断为一种发病较急的神经系统疾病,他的妻子正在为该疾病的诊断以及这种疾病对日常生活和夫妻关系的影响而苦苦挣扎。患者的妻子多次联系我,讨论她的挫折感,并且不愿意与我介绍给她的专业人员沟通。我不想再接听她的电话,而只是收听她的电话语音留言。虽然我很想知道她是否好转,也想知道她是否和专业人士沟通过了,但这让我感觉力不从心"(Udipi 2007,第 129 - 130 页)。

- 身体症状。疲惫、疲沓、缺乏热情。

  示例:"我同时在心脏病学和神经病学诊所工作,并与这两个学科的团队合作。我发现在这样做的时候,我开始感觉到同情疲劳。因为每一个来到诊所的患者都希望在治疗前或治疗后与我单独交谈。我负责他们的日常治疗和家庭治疗管理等。当我不断地表现出共情心时,就会感到精疲力尽"(Udipi 2007,第 143 - 144 页)。

- 情绪症状。易怒、愤怒、哭泣和悲伤。

  示例:"我发现自己变得易怒,脾气暴躁,甚至偶尔会暴怒。我对自己感到沮丧——因为我也不想自己这样。我会在晚上醒来,反复思考患者的病情,以及我目前能做些什么治疗,或者之前应该怎样做能让结果更好,思考这些事情会让我失眠。这种情况每周至少发生一次"(Udipi 2007,第 134 页)。

- 理性症状。放弃职业或转入非临床职业工作。

  示例:"我们的一位正在随访中的双胎输血综合征患者(另一位遗传咨询师在最初的预约中见过她)。超声显示宫内的两个胎儿都死了。我负责告诉患者和家人这个事实。这件事已经过去了七年,我仍能回忆起那一刻。从那时起,我面对患者时就有了很大的压力和心理负担。这是我放弃继续直接接触患者的主要原因"(Udipi 2007,第 132 页;Udipi et al. 2008,第 467 页)。

- 行为症状。逃避。

  示例:"我的一名患者最近去世了。他才 23 个月大。几天后,我的一位家人也去世了。我决定不去参加葬礼,因为我不想再面对死亡了"(Udipi 2007,第 132 页)。

"我发现自己在社交上会避开那些正在怀孕或处于情感需求状态的人。我也发现自己在面对工作之外的'咨询'时,会用防御性的身体语言做出封闭式回答"(Udipi 2007,第 138 页)。

● 人际关系症状。脾气暴躁,反应急躁,无法满足生活需求。

示例:"当我无法'抹去'工作情绪去完成家庭任务时,工作压力会对我的生活造成最大的负面影响。特别是在帮助我的孩子们演戏方面"(Lee 2013,第 48 页)。

12.3.3 遗传咨询师同情疲劳的诱因和风险因素

一些研究已经确定了一个或多个同情疲劳的诱发因素和风险因素(Benoit et al. 2007；Bernhardt et al. 2010；Injeyan et al. 2011；Lee et al. 2015；Miller & Sprang 2017；Udipi et al. 2008；Zeidner et al. 2013)。同情疲劳的诱因包括:与难缠的患者打交道,传达坏消息,感觉对患者的痛苦负责,被你必须传达的信息压得喘不过气来,对患者投入情感以及感到无助。危险因素包括人格特征(高焦虑特质、富有同情心、自责、控制欲、低乐观性格倾向、低情商特征和低情绪管理/调节),种族/人种(非白种人),精疲力尽,病案量大,临床情况多样,与工作相关的人际关系压力。

12.3.4 对同情疲劳的应对策略

同情疲劳风险是你为患者及其家属提供服务的"副产品"。因此,重要的是你必须有各种应对策略,以尽量减少其对你的服务和职业发展的影响。越来越多的研究已经确定了一些策略,这些策略对控制同情疲劳症状的效果各不相同。最无效的策略(Benoit et al. 2007；Miller & Sprang 2017；Peters 2010；Udipi et al. 2008；Zeidner et al. 2013)是避免与患者共情,不与患者交流,过度思考,假装自己很好,孤立自己——不与他人分享你的感受和想法,不恰当地责怪自己,对自己失去信心,变得愤世嫉俗(对患者、遗传咨询、你的角色和责任)。如果你长期过度使用这些策略,就会变得尤其无效。

许多有效管理同情疲劳的策略与缓解痛苦和防止倦怠的策略是相似的,包括"咨询期间"和"非咨询期间"的一系列措施(Benoit et al. 2007；Burgess et al. 2015；Middleton et al. 2007；Miller & Sprang 2017；Miranda et al. 2016；Peters 2010；Udipi et al. 2008；Wells et al. 2016；Werner-Lin et al. 2016；Zahm et al. 2008；Zeidner et al. 2013）：

- 提醒自己,同理心是遗传咨询的一个关键方面,而且它本身是有意义和有效的。
- 在咨询过程中,努力克制对同情疲劳的担忧,这种担忧可能会阻碍我们在咨询中投入感情。一些大师级执业者已经注意到让自己感受的重要性:"有时候我只是随心所欲。如果有什么情绪跟着我回家,如果我感到悲伤,我只需要有一点空间来思考一下。我可能不会试图消除它"（Miranda et al. 2016,第 779 页）。
- 在遗传咨询之前、期间和之后使用情绪管理技能。例如,当你感觉不到共情时,采取好奇心的态度来帮助你理解。
- 反思你所做工作的意义。
- 与患者一起发展和使用以问题为中心的技能。
- 参与正念活动。
- 作为学生,向你的导师描述和汇报你的经历。
- 毕业后参加同行集体指导小组——致力于让此成为一项终身活动。
- 平衡照顾患者与其他专业活动。
- 必要时寻求外部支持。
- 短时"暂停"——绕着街区散散步,安静地坐几分钟。如果可行的话,请假一段时间,哪怕只有几个小时。
- 努力制订一系列应对策略。这样,你就可以根据需要在其中"挑选"。

12.4 个人咨询对遗传咨询实践的影响

个人咨询是解决一般的痛苦、倦怠、同情疲劳、移情和反移情的有效方法（Lee et al. 2015；Reeder et al. 2017；Weil 2010）,以及应对新手特有的压力。除了帮助你解决这些情况外,个人咨询或心理治疗还可以产生其他积极影响（Osborn 2004；Weil 2010）：

- 引入更多的共情、接纳和真诚,因为治疗提高了个人感知情感的能力,并使人能更自然地讨论情感。
- 让你了解作为一名患者的感受。
- 提供如何就心理社会问题进行咨询的楷模（例如,采用你的治疗师使用的技能和技巧）。
- 让你学会如何做自己。

- 帮助你了解自己的极限和界限。
- 帮助你学习什么是不该做的（即治疗师对你没有帮助的行为）。
- 帮助你学会如何区分自己的感受与患者的感受。
- 帮助你更深层次地解决与患者之间的问题。
- 为识别和探索移情和反移情提供途径。
- 可以增强个人适应力。"同情疲劳和倦怠的对立面是适应力……[适应力]涉及几个重要的核心要素：自我认识和洞察力、希望感、健康的应对方式、牢固的人际关系、个人立场以及更大的目标和意义"（Peters 2010，第 326 页）。

12.5 结束语

本章讨论的咨询中的心理动态是常见的。你不是唯一一个有反移情反应或感到痛苦、倦怠或同情疲劳的人；这些经历也不会让你变得奇怪或者说明你无能。你能做得最糟糕的事情就是假装你没有经历过这些现象中的一个或多个。如果不承认，情况只会变得更糟。你能做得最好的事情就是积极主动地认识和反思正在发生的事情；通过咨询他人、导师、教授、遗传咨询师和同事来处理这个问题；积极主动地建立和保持有效的应对策略。这些行动将帮助你在工作和整个职业生涯中"茁壮成长"，而不是"幸存"。

12.6 课堂活动

活动 1：移情（思考-配对-分享，两人组讨论）

学生讨论以下情况：你的患者对你应该为她做什么表达了不切实际的期望。她告诉你，你应该尽一切可能去检测，以保证她的孩子会没事，以及如果你更关心她的情况，你会告诉她，如果检测结果不正常，她应该怎么做。

- 你会如何处理她不切实际的期望？
- 你会不会尝试说服她，让她相信她的要求不现实？你会怎么做？
- 如果她收到异常的测试结果，你是否会倾向于告诉她你认为她应该怎么做？

过程

整个小组讨论应对此情况的对策。

预计时间：30 分钟。

活动 2：移情角色扮演 I（三人组或小组）

采用活动 1 中的情景，进行 5~10 分钟的角色扮演，其中遗传咨询师试图对患者的期望做出反应。

过程

在三人小组或整个小组中讨论咨询师对患者的反应和回应，患者对咨询师干预的反应，以及如何在遗传咨询会谈中管理移情。

预计时间：45 分钟。

活动 3：移情角色扮演 II（三人组或小组）

进行一系列 5~10 分钟的角色扮演，患者选择本章描述的移情类型之一（偶像型咨询师，先见型咨询师，哺育型咨询师，挫败型咨询师，空无型咨询师）。学生不要告诉任何人自己选择了哪种类型的移情。遗传咨询师试图管理患者的移情。

过程

在三人组或整个小组中讨论咨询师对患者的反应和回应，学生认为患者在角色扮演过程中表现出来的移情类型，以及遗传咨询会谈中管理移情的不同方式。

预计时间：45~60 分钟。

活动 4：反移情（思考-配对-分享，两人组讨论）

学生与同伴讨论他们的反移情诱发因素，使用书面练习 3 中列出的诱发因素。可以在完成书面练习之前或之后进行讨论，也可以代替书面练习。

过程

整个小组谈论他们讨论反移情诱发因素的感受。接下来，小组成员就如何预测和管理他们的反移情反应讨论彼此的想法。

预计时间：30 分钟。

活动 5：反移情（三人成组角色扮演）

在三人小组中，担任咨询师的学生从 Watkins 的四种反移情类型中选择一种，在 10~15 分钟的角色扮演中完成。学生不要告诉其他成员选择了哪种类型的反移情，并且微妙地表现反移情。

预计时间：30~45分钟。

过程

三人小组讨论他们认为咨询师表现的反移情类型以及表明咨询师反移情的行为。接下来，他们要讨论患者对咨询师行为的反应。他们也可以讨论咨询师可以说什么或做什么，以更好的管理反移情和使咨询更有效。

预计时间：45分钟。

教师笔记

教师可以就学生对移情和反移情角色扮演的反应，以及他们对这两种咨询师-患者心理动态的看法，组织大范围的小组讨论。

活动6：痛苦和倦怠（思考-配对-分享，两人组讨论）

学生们轮流谈论他们过去经历过的痛苦和倦怠的情况，以及他们如何应对每一次经历。接下来，他们将讨论遗传咨询工作的哪些方面容易使他们感到痛苦和倦怠。

预计时间：30分钟。

过程

整个团队讨论应对痛苦和倦怠的策略。各小组还可以讨论遗传咨询的哪些方面可能使他们个人更易遭受痛苦和倦怠。

预计时间：30分钟。

教师笔记

这项活动也可以变成书面练习，作为这项活动的后续行动或代替这项活动。

12.7　书面练习

练习1：非理性信念

列出所有关于你对成为遗传咨询师、被监督者和遗传咨询领域的专业人士的非理性信念。然后通过写下一个更合理的想法来反驳每一个信念。

举例

非理性信念："我必须对我所有的患者都很有帮助，否则我就不是一个好的遗传咨询师。"有争议的信念："我应该尽力帮助我的患者，同时认识到有些人会觉得我说的话比其他人更有帮助。"

练习 2：第一印象

去购物中心或其他公共场所,写下你对在那里看到的一个人的描述。或者,你也可以从报纸或杂志中选择一个人的照片进行描述。在描述中包括以下内容:

- 你对此人的第一印象。
- 如果你遇到这个人,你觉得你会喜欢他吗? 为什么或者为什么不?
- 你对这个人有什么假设(个性、亲和力、吸引力、智力、教育、爱好等)?

讨论是什么导致了你对所描述的人的印象和假设。你对自己的印象有多自信? 在哪些方面你可能错了?

练习 3：反移情问题

哪些类型的患者(如绝症、高度情绪化、权威人物等)和遗传咨询情况(如性别选择、拒绝向高危风险亲属透露信息、检测结果模棱两可、致命情况)"触动了你的神经",或者作为遗传咨询师,你特别难以与之合作的患者/情况? 是什么让这些患者/情况如此具有挑战性? 对于这些患者和情况,你可能会有什么类型的反移情反应?

练习 4：反移情和同情疲劳检查表

在空白处打钩,说明你是否有过这种倾向,或者你认为在未来的遗传咨询工作中你可能会有这种倾向:

＿＿＿我很可能在情感层面上对某些患者过度投入。

备注:

＿＿＿我可能会找到一些方法来避免患者对我产生强烈的负面情绪。

备注:

＿＿＿我担心我可能需要给出很多建议,我会操纵患者按照我认为他们应该的方式思考和行动。

备注:

＿＿＿为了保证会谈的结构和情感上的安全,我可能会向患者提供过多的信息。

备注:

＿＿＿我担心我可能会把患者的问题带回家,我会过度认同我的一些患者。

备注：

  ____我可以想象自己对那些不了解我的患者感到愤怒和沮丧。

备注：

  ____我倾向于对某些类型的人或言论做出防御性的回应。

备注：

  ____有些话题我觉得和患者一起探讨很不舒服，我可能会避开。

备注：

  ____如果患者不理解，不能做出决定，或做出错误的决定，我会感到有责任感。

备注：

  ____我担心我会同情那些身有残疾或生命垂危的患者。

备注：

  ____我怕我会崩溃，和患者一起哭。

备注：

  ____我通常尽我所能避免消极或愤怒的遭遇。

备注：

参考文献

Anonymous. A genetic counselor's journey from provider to patient： a mother's story. J Genet Couns. 2008；17：412－418.

Balcom JR, Veach PM, Bemmels H, et al. When the topic is you： Genetic counselor responses to prenatal patients' requests for self-disclosure. J Genet Couns. 2013；22：358－373.

Bellcross C. A genetic counselor's story of birth, grief, and survival. J Genet Couns. 2012；21：169－172.

Benoit LG, Veach PM, LeRoy BS. When you care enough to do your very best： genetic counselor experiences of compassion fatigue. J Genet Couns. 2007；16：299－312.

Bernhardt BA, Rushton CH, Carrese J, et al. Distress and burnout among genetic service providers. Genet Med. 2009；11：527－535.

Bernhardt BA, Silver R, Rushton CH, et al. What keeps you up at night? Genetics professionals' distressing experiences in patient care. Genet Med. 2010；12：289－297.

Burgess M, Tai G, Martinek N, et al. An exploration of Australasian genetic counsellors' attitudes towards compassion fatigue, mindfulness and genetic counselling. Ann Transl Med. 2015；3(Suppl 2)：AB117.

Cerney MS. Countertransference revisited. J Couns Dev. 1985；63：362－364.

Corey G, Corey M, Callanan P. Issues and ethics in the helping professions. Pacific Grove, CA: Brooks/Cole; 1984.

Cura JD. Respecting autonomous decision making among Filipinos: a re-emphasis in genetic counseling. J Genet Couns. 2015; 24: 213 - 224.

Djurdjinovic L. Psychosocial counseling. In: Uhlmann WR, Schuette JL, Yashar B, editors. A guide to genetic counseling. 2nd ed. New York: Wiley; 2009. p. 133 - 175.

Figley CR. Compassion fatigue: secondary traumatic stress disorders from treating the traumatized. New York: Brunner/Mazel; 1995.

Figley CR. Compassion fatigue: Psychotherapists' chronic lack of self care. J Clin Psychol. 2002; 58: 1433 - 1441.

Fine SF, Glasser PH. The first helping interview. Thousand Oaks, CA: Sage; 1996.

Geldard D, Anderson G. A training manual for counsellors: basic personal counselling. Springfield, IL: Charles C. Thomas; 1989.

Geller G, Rushton CH, Francomano C, et al. Genetics professionals' experiences with grief and loss: implications for support and training. Clin Genet. 2010; 77: 421 - 429.

Glessner HD. Will my voice be heard? J Genet Couns. 2012; 21: 189 - 191.

Hendrickson SM, Veach PM, LeRoy BS. A qualitative investigation of student and supervisor perceptions of live supervision in genetic counseling. J Genet Couns. 2002; 11: 25 - 49.

Hofsess CD, Tracey TJ. Countertransference as a prototype: the development of a measure. J Couns Psychol. 2010; 57: 52 - 67.

Hyatt J. Countertransference in the genetic counseling setting: one counselor's personal journey. J Genet Couns. 2012; 21: 197 - 198.

Injeyan MC, Shuman C, Shugar A, et al. Personality traits associated with genetic counselor compassion fatigue: the roles of dispositional optimism and locus of control. J Genet Couns. 2011; 20: 526 - 540.

Johnstone B, Kaiser A, Injeyan MC, et al. The relationship between burnout and occupational stress in genetic counselors. J Genet Couns. 2016; 25: 731 - 741.

Jungbluth C, MacFarlane IM, Veach PM, et al. Why is everyone so anxious? An exploration of stress and anxiety in genetic counseling graduate students. J Genet Couns. 2011; 20: 270 - 286.

Kessler S. Psychological aspects of genetic counseling. VIII. Suffering and countertransference. J Genet Couns. 1992; 1: 303 - 308.

Lafans RS, Veach PM, LeRoy BS. Genetic counselors' experiences with paternal involvement in prenatal genetic counseling sessions: an exploratory investigation. J Genet Couns. 2003; 12: 219 - 242.

Lee W. Role of anxiety in genetic counselors' risk for compassion fatigue. Minneapolis, MI: University of Minnesota; 2013.

Lee W, Veach PM, MacFarlane IM, et al. Who is at risk for compassion fatigue? An investigation of genetic counselor demographics, anxiety, compassion satisfaction, and burnout. J Genet Couns. 2015; 24: 358 - 370.

Lewis L. Honoring diversity: Cultural competence in genetic counseling. In: LeRoy BS, McCarthy Veach P, Bartels DM, editors. Genetic counseling practice. Hoboken:

Wiley-Blackwell；2010. p. 201－234.

MacFarlane IM, Veach PM, Grier JE, et al. Effects of anxiety on novice genetic counseling students' experience of supervised clinical rotations. J Genet Couns. 2016；25：742－766.

Mathiesen AM. Counseling the "angry patient"：a defining moment of changing focus from myself to the patient. J Genet Couns. 2012；21：209－210.

Matloff ET. Becoming a daughter. J Genet Couns. 2006；15：139－143.

McCarthy Veach P. Commentary on becoming a daughter：trauma is a powerful teacher. J Genet Couns. 2006；15：145－148.

Menezes MA. Commentary on "life as a pregnant genetic counselor：take two". J Genet Couns. 2012；21：31－34.

Menezes MA, Hodgson JM, Sahhar MA, et al. "It's challenging on a personal level" — exploring the "lived experience" of Australian and Canadian prenatal genetic counselors. J Genet Couns. 2010；19：640－652.

Middleton A, Wiles V, Kershaw A, et al. Reflections on the experience of counseling supervision by a team of genetic counselors from the UK. J Genet Couns. 2007；16：143－155.

Miller B, Sprang GA. Components-based practice and supervision model for reducing compassion fatigue by affecting clinician experience. Traumatology. 2017；23：53－64.

Miranda C, Veach PM, Martyr MA, et al. Portrait of the master genetic counselor clinician：a qualitative investigation of expertise in genetic counseling. J Genet Couns. 2016；25：767－785.

Monaco LC, Conway L, Valverde K, et al. Exploring genetic counselors' perceptions of and attitudes towards schizophrenia. Public Health Genomics. 2010；13：21－26.

Osborn CJ. Seven salutary suggestions for counselor stamina. J Couns Dev. 2004；82：319－328.

Peters E, McCarthy Veach P, Ward EE, et al. Does receiving genetic counseling impact genetic counselor practice? J Genet Couns. 2004；13：387－402.

Peters JA. Genetic counselors：Caring mindfully for ourselves. In：LeRoy BS, McCarthy Veach P, Bartels DM, editors. Genetic counseling practice. Hoboken：Wiley-Blackwell；2010. p. 307－352.

Redlinger-Grosse K, Veach PM, MacFarlane IM. What would you say? Genetic counseling graduate students' and counselors' hypothetical responses to patient requested self-disclosure. J Genet Couns. 2013；22：455－468.

Reeder R, Veach PM, MacFarlane IM, et al. Characterizing clinical genetic counselors' countertransference experiences：an exploratory study. J Genet Couns. 2017；26：834－847.

Remen RN. Kitchen table wisdom：stories that heal. New York：Riverhead；1996.

Runyon M, Zahm KW, Veach PM, et al. What do genetic counselors learn on the job? A qualitative assessment of professional development outcomes. J Genet Couns. 2010；19：371－386.

Sahhar MA. Commentary on "life as a pregnant genetic counselor". J Genet Couns. 2010；19：238－240.

Schema L, McLaughlin M, Veach PM, et al. Clearing the air: a qualitative investigation of genetic counselors' experiences of counselor-focused patient anger. J Genet Couns. 2015; 24: 717 - 731.

Thomas BC, Veach PM, LeRoy BS. Is self-disclosure part of the genetic counselor's clinical role? J Genet Couns. 2006; 15: 163 - 177.

Udipi S. An investigation of the personal and demographic predictors of compassion fatigue among genetic counselors. University of Minnesota; 2007. Available from Dissertations & Theses @ CIC Institutions; ProQuest Dissertations & Theses A&I. (304822912). Retrieved from http: // login. ezproxy. lib. umn. edu/login?url = https: //search-proquest-com. ezp3. lib. umn. edu/docview/ 304822912? accountid = 14586.

Udipi S, Veach PM, Kao J, et al. The psychic costs of empathic engagement: personal and demographic predictors of genetic counselor compassion fatigue. J Genet Couns. 2008; 17: 459 - 471.

Volz J. Clinician, heal thyself. Amer Psych Assoc Monitor. 2000; 31: 46 - 47.

Warren J, Morgan MM, Morris LN, Morris TM. Breathing words slowly: creative writing and counselor self-care — the writing workout. J Creat Ment Health. 2010; 5: 109 - 124.

Watkins CE. Countertransference: its impact on the counseling situation. J Couns Dev. 1985; 63: 356 - 359.

Weil J. Countertransference: making the unconscious conscious. In: LeRoy BS, McCarthy Veach P, Bartels DM, editors. Genetic counseling practice. Hoboken: Wiley-Blackwell; 2010. p. 175 - 195.

Wells DM, McCarthy Veach P, et al. Development, experience, and expression of meaning in genetic counselors' lives: an exploratory analysis. J Genet Couns. 2016; 25: 799 - 817.

Werner-Lin A, McCoyd JL, Bernhardt BA. Balancing genetics (science) and counseling (art) in prenatal chromosomal microarray testing. J Genet Couns. 2016; 25: 855 - 867.

Zahm KW, Veach PM, LeRoy BS. An investigation of genetic counselor experiences in peer group supervision. J Genet Couns. 2008; 17: 220 - 233.

Zahm KW, Veach PM, Martyr MA, LeRoy BS. From novice to seasoned practitioner: a qualitative investigation of genetic counselor professional development. J Genet Couns. 2016; 25: 818 - 834.

Zeidner M, Hadar D, Matthews G, Roberts RD. Personal factors related to compassion fatigue in health professionals. Anxiety Stress Coping. 2013; 26: 595 - 609.

专业精神：以伦理为基础的反思实践 **13**

学习目标

1. 审查成为遗传咨询师的动机及其对实践的影响。

2. 描述指导学生和医护人员道德行为的原则。

3. 认识到当患者有遗传问题时所产生的伦理挑战。

4. 对涉及遗传问题的案例应用伦理原则和模型。

5. 描述遗传咨询专业发展的关键方面。

6. 认识到自我反思实践在职业发展中的作用。

　　作为一名专业人士意味着要负责任地满足患者的需求和期望,这首先需要了解你自己和带入遗传咨询过程中的个人特征。例如,审查你成为一名遗传咨询师的动机,可以帮助你明确自己为临床带来的优势,并阐明你的需求或价值观可能会妨碍你为患者提供充分照顾的能力。本章阐述了成为遗传咨询师的动机,描述了几项伦理原则和伦理决策模型,确定了你可能遇到的一些主要的伦理和专业挑战,并提供了你可以用来应对这些挑战的资源。

　　当你从一个学生过渡到需要承担责任的遗传咨询专业人士时,也将有助于探索与职业发展相关的问题。终生学习和自我反思的实践,照顾好自己的情绪和身体健康,将有助于你在专业方面的成长。

13.1　遗传咨询师的动机、文化和价值观

　　你可能已经被很多人问过为什么要成为一名遗传咨询师。你通常怎么回答?你的回答包含了你选择成为遗传咨询师的线索。这些可能包括对成就感的需要,对刺激的需要(智力上的,情感上的,等等),对希望的需要,对乐趣的需要,对生活存在意义的需要,对帮助他人的需要,对感到强大和掌控的需要,对感到有能力的需要,对利他的需要,对安全的需要(经济的,社

会的,等等),被喜欢的需要,被尊重的需要。这不是一个详尽的列表,你可能还有其他动机。

根据国家遗传咨询师协会,遗传咨询有许多途径,选择遗传咨询职业的动机是多种多样的。许多人一开始对遗传学感兴趣,但他们想要比实验室工作更个性化的事业。有些人渴望进入医学领域,但并不认为医学院最适合他们。其他学生被吸引到遗传咨询的咨询方面,并享受遗传咨询所涵盖的独特内涵(例如,促进决策,减少内疚、悲伤和丧亲之痛)。选择遗传咨询的其他原因包括对临床研究、基因组技术、患者宣传和教育的兴趣,以及希望进入一个不断变化的领域。

你是否曾经担心过自己成为遗传咨询师的动机可能是错误的? 在我们看来,动机本身并没有对错、好坏之分。相反,如何以及何时满足我们的需求可能会导致积极或消极的结果。例如,你可能正在从事遗传咨询的职业,因为它让你感受到自己拥有的能力。这种动机的一个积极方面是,它可能会促使你不断提高自己的技能和知识。另一方面,如果你对能力的渴望太过强烈,也就是说,你认为自己必须对每个患者都有帮助,那么这种动机可能会驱使你在没有做好的情况下仍然试图让患者和主管认为你做得很好。同样,如果你希望被别人喜欢,那么积极的一面是,你可能会让患者感到温暖、安全并得到鼓励。但是过分需要被喜欢的感觉也会使你回避面对患者和/或阻止患者对你表达负面情绪(例如愤怒)。重要的是你要认识到并定期回顾你的动机,这样你才能评估它们对你临床实践的影响。对动机的回顾和认知可以使你对临床工作保持积极的态度,并设法为患者谋求最佳利益。

我们的动机深深植根于我们的文化价值观。Davis 和 Voegtle(1994)确定了塑造我们价值观的四种主要文化背景或关系。

宗教信仰

- 血缘关系
- 你所认同的宗教团体
- 与你认同的团体相关的价值或做法

社会经济阶层

- 原生家庭的社会经济阶层(你出生的家庭)
- 你自己的社会经济阶层

- 与你所在的阶层相关的价值观或做法

族裔

注意：族裔可能与宗教信仰有重叠。
- 原生家庭的族裔
- 你所认同的族裔
- 与你所认同的族裔相关的价值或做法

其他团体标识

注意：示例可能包括社区或邻居团体，社会行动组，或成员具有特殊兴趣的音乐或体育小组等。
- 原生家庭的其他团体身份证明
- 你认同的其他团体（例如，你的专业遗传咨询团队）
- 与你所认同的团体相关的价值或做法

我们倾向于认为文化问题是属于别人的。然而，我们都有自己的文化背景，因此，我们可以把自己独特的文化背景带到任何关系中。

Pirzadeh 等（2007）描述了遗传咨询师认为重要的个人价值观。作为研究的一部分，292 名遗传咨询师完成了施瓦兹普世价值问卷（SUVQ；Schwartz 1992）。SUVQ 是根据广泛的国际研究开发的，从而确定了跨文化存在的普遍价值类型。这些价值观与医师的职业行为和职业满意度有关（Eliason & Schubot 1995；Eliason et al. 2000）。参与者评价最高的四个价值观是仁慈（关心他人），自我指导（独立），成就（个人成功）和普惠主义（保护所有人的福利）。

13.2　职业价值观

美国国家遗传咨询师协会（NSGC）阐明了伦理规范中的基本职业价值观（见附录 B）。NSGC 伦理规范概述了咨询师对自己、咨询者、同事以及社会的义务。"本规范的每一节都从阐明相互关系入手，并说明这种关系的关键价值和特点。这些价值观来源于自主、仁慈、无害和公正的伦理原则，体现了忠诚、真实、正直、尊严和责任的职业原则"（见附录 B）。

对于所有的专业人士来说，确定个人价值观、职业价值观和工作机构的价值观均很重要。了解这些价值观，可以帮助他们决定每种情况下的适当反应,并确定在选择应对时需要考虑到的互为冲突的期望。

伦理挑战是对我们个人和职业价值观的挑战,是遗传咨询师日常工作的一部分。如上所述,NSGC伦理规范(附录B)概述了遗传咨询师对于咨询者、社会及自己的义务。由于这些多重的、有时相互冲突的责任,遗传咨询师将面临一些伦理问题而陷入困境。例如,对一个家庭或广泛社会来说最好的情况,有时对个人来说并不是最好的,并不适用于咨询者。

尊重原则(如尊重咨询者自主性)可能意味着忽视其他义务(如公平)。当咨询师体验到不同价值观的压力时,或当咨询者的期望与咨询师价值观冲突时,就会发生价值矛盾(Abad-Perotin et al. 2012;Alliman et al. 2009;Bower et al. 2002;Gschmeidler & Flatscher-Thoeni 2013;McCarthy Veach et al. 2001)。在这种情况下,你需要选择特殊情况下最重要的原则指导行动。下一节我们将描述作为决策基础的六个道德准则。

13.3   健康专业人员伦理准则

Beauchamp和Childress(2012)将道德哲学中的原则描述为健康专业的行为指南。这些原则是基于对所有个体的尊重,他们有与生俱来的固有价值。

13.3.1   尊重咨询对象的自主权

这一原则的重点是咨询者的自我管理,这是20世纪60年代末70年代初以来的医疗指导价值观。增强咨询者的自主性是遗传咨询的一个主要目标。NSGC伦理规范(附录B)认为,遗传咨询师"通过提供或阐明必要的事实并明确替代方案和预期结果,使咨询者能不受胁迫,做出知情独立的决定。咨询者自主性也是遗传咨询互动模式的一个主要原则,确切地说,必须支持咨询者的自主性"(McCarthy Veach et al. 2007,第719页)。如第10章所述,历史上用"非指导性"一词来描述遗传咨询师增强咨询者自主性的策略是有争议的;理解为遗传咨询师用来保护咨询者自主性的技巧更为合适。

Bartels等(1997)调查了咨询师对指导行为的描述,并发现遗传咨询指导过程和指导结果之间的区别。咨询过程是指让你面前的咨询者受益的遗传咨询程序。例如,你负责引导咨询者进行治疗(描述形式、概述目的等),

你也可能需要帮助咨询者辨别遗传信息在生命中的含义、帮助他们确定自己的价值观和决策。

指导结果意味着你用自我价值观影响咨询者。这种影响违背了尊重咨询者自我管理权利的原则。如果你认为必须告诉咨询者该怎么做，如是否对晚发性疾病进行预测性检测，你必须仔细考虑这一措施的理由。自问你是否在依据咨询者的需求/价值观或你自己的需求/价值观。指向结论应属于例外而不是常态。如第 10 章所述，区分临床信息和建议以及其他类型的建议或影响性回应，在遗传咨询中非常重要。遗传咨询的咨询者通常期望遗传咨询师具有一定的临床专业知识，能为他们提供帮助。

致力于保护咨询者自主性的遗传咨询师，有时会产生疑问，他们是否必须为了增强咨询者自主性而依从咨询者的选择，从而牺牲自己的价值观。答案是"不"。作为一个专业人士，有义务遵守职业观和个人价值观。清楚自己的价值观和动机，以及咨询者的动机，有助于分辨价值冲突可能在哪里发生。NSGC 伦理规范（见附录 B）指出当遗传咨询师意识到个人价值观、态度和信念可能会妨碍他或她为客户提供咨询意见的时候，遗传咨询师可以将"咨询者"推荐给另一位遗传咨询师或其他合格的专业人士。这是在你认为为咨询者提供的帮助意味着道德上的不正确时可做出的恰当举措。在大多数情况下，良好的沟通使咨询者和咨询师相互理解，尊重各自按照自我价值观行事的权利。

13.3.2　无损害

无损害意味着不做有伤害的事；这是公认的生物伦理底线原则。然而，随着新技术发展和提供未来疾病可能信息能力的增强，咨询师们经常发现，潜在的危害与提供的益处同在。例如，预测测试或易感信息的分享可以帮助希望计划未来的咨询者。与此同时，这些信息可能给接受这些信息的人带来压力，有时甚至会给他们的生活带来重大危机。"个人不得不长期与这些信息共存，也可以选择在做生育决定时采用或忽略这些信息"（Chapman 2002，第 362 页）。

请记住，伤害可能超出身体，包括情感上的伤害以及经济上的伤害，乃至对一个人的名誉或正直品格的伤害。例如，当你帮助咨询者决定基因测试时，你应该考虑到其对婚姻关系的伤害，甚至对就业或保险的伤害（Billings et al. 1992；Trepanier et al. 2004）。尊重自主权和防止伤害的一部分是履行专业职责，对基因检测提供知情同意。给予相关信息后，咨询者可以做好评估遗传检测危害及益处的准备,或承担相应的检测结果。预防伤害需要毕生致力于确保咨询者安全,了解专业标准和政策的最新进展,实践这些准则,保持实践能力。

13.3.3　仁慈原则

对医疗保健专业人员来说,仁慈通常意味着考虑咨询者的医疗利益最大化。例如,你可能相信大多数人会受益于知道自己是否易患家族性癌症。从你的观点来看,基因检测是他们最好的选择。然而,一些咨询者或家庭成员会拒绝参加检测,因为他们害怕无法接受阳性的检测结果。

在这种情况下,仁慈(为了咨询者最大利益)受到尊重咨询者自主的挑战。当我们自认为比咨询者的家人更能确定什么是他们的最佳利益,会以家长或父母的姿态自居。即使你不同意他们的决定,NSGC 伦理规范倡导尊重咨询者的自主权,挑战家长式作风,以便咨询者能够按照自己的价值观行事。在上述情况下,你可能需要首先确保咨询者了解参加或不参加检测的风险和好处。如果你发现咨询者正在进行一个知情的、自主的选择,首要义务是尊重她/他的决定。

13.3.4　公正和公平

公正是一项关于医疗保健负担和福利公平分配的原则。公正包括防止服务相关歧视。NSGC 伦理规范(附录 B)反对歧视,规定咨询师为他们的客户提供遗传咨询服务,尽量少考虑咨询者的能力、年龄、文化、宗教、种族、语言、性取向和性别认同。在咨询师和社会义务方面,伦理规范鼓励咨询师"推动政策去预防遗传性歧视和反对基于遗传信息的歧视"。

关于应该提供的遗传服务的类型,许多问题仍未解决,支付后得到什么,以及如何平衡成本和功效。例如,你会像其他咨询专家一样,考虑是否提供这么一个保险不负担且咨询者无法负担的基因检测。大多数咨询师会告诉人们所有的选择。然后你可能需要帮助咨询者为无法负担的选择寻求资金和/或支持。

公正的行为也意味着公平地为所有人服务。贯穿这本书,我们强调了提供遗传咨询的文化因素。"提高遗传咨询师的文化能力有助于改善临床遗传咨询中的民族/种族差异。有文化素养的咨询师可以影响临床和整个社会;有助于促进制定政策;有助于帮助受差异性影响的种族人群;关怀不同民族/种族人群遗传领域的健康和幸福"(Lewis 2010,第 202 页)。

13.3.5 忠实与真实

忠实性和真实性是保障咨询者自主性的原则。忠实或真实,包括遵守诺言、履行合同和值得信赖。NSGC 伦理规范(附录 B)第二节鼓励遗传咨询师"明确职业角色和与咨询者的关系,披露任何真实或可能的利益冲突,并提供其服务的准确描述"。

忠实的义务设定遗传咨询师有责任关怀他们的咨询者。咨询者通常认为他们的兴趣是咨询师关心的首要问题,遗传咨询师通常只关注咨询者的最大利益。当咨询师考虑到遗传信息对其他家庭成员的影响时,将面临尊重咨询者愿望的难题(McCarthy Veac et al. 2001; Hodgson & Gaff 2013)。

忠实还要求咨询师关注他们的承诺,让咨询者了解他们收到的基因信息的有限性和后果。关于对咨询者的承诺,记住有强制性的报告要求,涉及非法使用药物、虐待儿童和易受伤害的成年人、对自己或他人的威胁伤害。因此,你应该让咨询者知晓,在这种情况下,保密是不可能的。

关于提供遗传信息的后果,你通常会给予咨询者产前检查以及症状前测试的信息,需要告诉他们这些信息对于未来的工作和保险等情况意味着什么。

忠实,或真实,关系到你说真话的责任,也就是说你没有撒谎或欺骗咨询者。说实话有助于咨询者的自主权,因为只有咨询者得到准确的信息才有权做出决定。真实性与忠实性密切相关,体现在知情同意过程中分享准确的信息。

13.3.6 关于伦理原则的评论

伦理原则可作为解决伦理困境的指导方针,提供可用来与同事思考和讨论挑战性状况的言论。然而,你会发现对这些原则的认知不会自动提供伦理问题的答案。事实上,伦理困境往往包括相互竞争的责任,也就是说,一种做互不相容两件事的愿望。

在某些情况下,你希望为个人保守保密,也会牵涉到遗传信息未披露而对家庭成员造成的伤害。例如,遇到患有家族性腺瘤性息肉病(FAP)的父母拒绝向子女透露这一事实,你可能担心孩子认识不到癌症预防筛查的重要性。在这种情况下,必须权衡相关原则,咨询其他专业人士,并选择最重要的原则作为行动准则。

随着基因技术如微阵列分析和全外显子测序的应用,越来越多与知情同意和结果分享相关的伦理问题涌现出来(Blackburn et al. 2015;Lohn et al. 2014;Richardson & Ormond 2017)

当遗传咨询师面临伦理困境时,可以利用许多资源来帮助理清该做什么。临床遗传咨询师使用的策略(Bower et al, 2002)包括:

- 咨询者进一步讨论:分辨检测结果的可能影响,咨询者和/或家庭情况,以及相关的检测政策。
- 咨询健康专家:向遗传咨询师、其他健康保健专业人员(取决于所需的专业知识)和伦理委员会寻求帮助。
- 转介给专家:建议咨询者寻求其他专业人员的帮助(见第 6 章附录)。
- 告知/培训健康专业人员:阐明其他专业人员的错误情况,例如,错误的检测选择或对检测结果的错误解释,以及提供错误的健康专业教育。
- 遵循预先制订的规则或指南:遵循医疗机构政策、专业指南[如来自 NSGC 或美国社会人类遗传学(ASHG)的指南]和知情同意政策。
- 为咨询者谋求利益:申请从第三方获得医疗救助、基因检测或补偿。
- 信息控制:该策略通常涉及第三方要求提供信息。如果这会对咨询者不利,咨询师应避免透露信息。
- 淡化个人信仰和偏见:避免表达对咨询者决定的异议,促进咨询者的自主性。
- 确定家庭内部的界限:当面临家庭成员间的责任冲突时,明确自己的职业责任,与谁共享信息,哪位家庭成员负责做决定。

Groepper 等(2015)发现实验室遗传咨询师使用的策略与 Bower 等(2002)的相似。实验室遗传顾问的策略特点是沟通和教育(医务人员和患者)、咨询、遵守专业指南和政策,以及患者利益倡导。Balcom 等(2016)提出一系列伦理管理步骤以及实验室的专业挑战;我们认为这些步骤同样适用于临床:收集事实、确定有关各方及其责任、确定问题、明确行动方案、权衡潜在的伦理利益和风险(特别是关怀、正义以及仁慈/无害相关伦理)。重要的是要了解所在工作医疗机构的可用资源(既对于学生,也包括专业遗传咨询师),包括同行资源、导师资源、法律资源、伦理资源、转诊资源。重要的是要了解在你实习的机构中可用的资源(作为学生和后来作为专业遗传顾问)。这些资源包括同伴资源、监督资源、法律资源、道德资源、和推荐资源。为自己寻找支持和咨询资源是非常重要的(特别是作为一名学生和在早期实践中)。当遗传咨询师遇到挑战时,同事往往是第一个可求助对象。即使你已经决定在特定的情况下采取最好的行动,分享共同的经验也很重要。在美国,大多数医疗机构都设有伦理委员会。此外,NSGC 有一个委员会可以帮助解决伦理困境。他们提供关于可用选项的建议,而不是命令。

13.4 临床情况下伦理决策的道德模型

Crisham(1985)创建了临床决策的道德模型。在这个模型中,Crisham 明确地将伦理原则作为相关因素。道德模型包括一个网格(如表 13-1 所示),用于确定在做出特定决策时希望遵循的价值和需要做出的实际考虑。价值观可能包括本章前面所述的伦理原则,也可能隐含在明确的行为结果中,如最大限度地提高应对能力或避免家庭矛盾升级。实际考虑可能包括法律问题、时间限制、开支问题和其他影响特定工作环境中决策的因素。避免消极或愤怒的遭遇。

表 13-1 伦理决策道德模型网格

选　　项	标　　准	实 际 问 题
—	—	—
—	—	—
—	—	—
—	—	—
—	—	—

在做决定之前,你需要描述问题和参与者,包括谁做决定,什么道德价值或原则处于危险之中。Crisham 的决策模型中的步骤阐明了首字母缩略词 MORAL:

- 缓解困境:这个过程包括识别谁的利益卷入了冲突,并从他们的角度定义困境。患者的困境可能是一种相互矛盾的忠诚感造成的。要为决策制订一个目标,考虑从一句话开始:"我喜欢这样做……"
- 大纲选项:在左侧一栏中列出所有选项。在这一步中,确定尽可能多的选项是很重要的。与其他学生或同事进行头脑风暴可能会发现你单独做会错过的可能性。
- 评审标准并解决:标准是与情况相关的价值和实际考虑。将这些列在相应的列表中。接下来,遍历每个选项,在符合条件的列中放置一个加号(+),在违反条件的列中放置一个减号(-)。在这个过程中,你可能会认为一个标准比其他的更重要。在这种情况下,你会给标准更多的权重。查看列表,你将发现一些选项比其他选项更符合你定义的标准,因此它们是更可行的操作选项。

- 确认立场并行动:既然你已经做了道德分析,并在分析的基础上决定了你要做什么,你需要考虑一个基于道德承诺的行动策略。试着预测任何行动上的障碍。

- 回顾:在采取行动之后,考虑一下你有多成功,在分析道德困境和采取的行动时哪些是有效的,哪些是无效的。在这个过程中,你将了解什么对你有效,你将把什么模型带到你的日常咨询实践和道德决策中。

当你获得了更多的经验,你会认识到通常发生的伦理情况。尽管你仍然会经历伦理困境,但当你知道你有工具和资源来解决它们时,你会变得更自在。

13.5　反思实践与职业发展

这本书的每一章都提供了很多实践活动和练习,帮助你在学习和实践咨询技能的过程中不断自我反思。自我反思是专业成长和发展的重要组成部分。在这一节我们进一步定义和描述了反思实践,并讨论了它与职业发展的关系。

13.5.1　遗传咨询的职业发展

当遗传咨询学生完成他们的培训项目,他们一定很渴望踏上职业生涯。然而当主角变成你自己,从练习转换到实践的过程中,你可能会感到兴奋,但也会有些焦虑。你可能会问自己:"我真的准备好独立去看患者了吗?"或者"我接受这份工作的决定是否是正确的?"这可能是一个很好的时间点来思考作为一个遗传咨询师,如何专业地成长和发展。

遗传咨询从来都不是一个一成不变的工作。这一领域的不断发现使你必须终身学习。非常重要的一点:你要保持你的身心健康,同时不断反思职业和个人经历对你的实践工作的影响。NSGC 的伦理规范(附录 B)和ACGC 的实践能力(附录 A)收录了支持你职业发展的最核心的内容(ACGC 2015; NSGC 2017)。

NSGC 伦理规范的第一节内容：鼓励遗传咨询师接受继续教育和培训以持续更新相关的指南、法规、立场声明以及遗传咨询的实践标准。为保持自己的身心健康，按需寻求专业的医疗帮助。避免因为个人身心问题影响专业的判断（NSGC 2017）。

ACGC 实践能力的第四部分，介绍了与专业发展相关的能力，包括自我反思、循证和与时俱进的遗传咨询实践方法（ACGC 2015）。有助于培养这种能力的活动和技能包括以下几点：

- 展示终身学习的主动性。
- 认识到自己在遗传咨询实践中的能力和局限性。
- 寻求反馈并对表现评估做出适当的回应。
- 在遗传咨询过程中表现得更专业化：在准备和进行遗传咨询时使用基于证据的原则。
- 寻找合适的人和/或小组对自己进行监督和指导。
- 对自己的身心健康负责，因为它会影响到你的职业表现。

虽然第一眼看上去，这些条目可能有点吓人，但你可以从你的遗传咨询同事的经验中得到些鼓励。Runyon 等（2010）调查了 184 位遗传咨询师，问了他们两个开放式问题：作为遗传咨询师，在遗传咨询实践中学到的最重要的自我认识是什么？对于那些刚刚开始职业生涯的遗传咨询学生，你有什么建议吗？对第一个问题的回答归纳为三个主题：关于自我的经验、人际关系经验和专业经验。

关于自我的经验包括：

- 自我效能感。例如，如何更准确地评估自己的能力，并为自己的专业表现设定切合实际的期望；在不断处理难题时增强自信。
- 个人生活和职业经历之间的协同作用。例如，个人生活经历提高了他们理解患者处境的能力，职业经历有助于澄清他们对自己生活经历的看法和感受；自我保健的重要性；设定界限以避免情绪崩溃。
- 不要有控制欲。学会包容患者的观点和决定；学会不把患者引向某个特定的结局；学会识别和管理他们关心的问题；学会接受有些事情是无法控制的。

人际关系经验包括：

- 与患者关系的意义。加深共情和与患者建立关系的能力；学习如何管理患者的不良情绪以及他们自己的情绪。

- 管理不确定性。不知道一切没关系;具备处理未知或新情况的能力。

专业经验包括:

- 发现某些专业活动(如教学、临床工作、解决问题、指导)特别令人愉快。
- 某些特性、行为和态度有助于工作场所的最佳运作。例如,完成重要工作的自主权、确定优先级、倡导积极的改变。
- 一些人报告说,他们从处理工作中不愉快的方面(比如与同事的关系)中获得了经验。
- 能量和成长来自从各种资源中不断地学习。

对于第二个问题"对刚开始职业生涯的遗传咨询学生有什么建议"的回应,也被归纳成类似的主题:个人的建议、人际关系的建议和专业的建议。纵观所有建议的主题与领域,其关键点是:① 通过学习应对策略、在工作环境中保持自信、培养与工作无关的兴趣、在生活和工作中创造平衡来使自己处于良好的状态;② 保持开放的态度:包括接待患者的整个过程,遗传咨询的策略,以及学习的途径;③ 通过合理管理对自己和他人的期望值,来培养自信;④ 在专业上,努力培养自己的独立性,包括知道何时以及如何寻求他人的帮助;⑤ 通过加入学会、参加其他国家机构等方法,寻找更多的社会角色与社会职责,发展个人的职业;⑥ 不要拘泥于向患者灌输已准备好的信息,以共情之心关注咨询中遗传病对患者及其家庭的心理社会影响(Runyon et al. 2010,第 383 页)。

Zahm 等(2016)对新手、有经验的和经验丰富的遗传咨询师进行了关于职业发展的访谈。基于他们的发现,研究人员开发了一个如图 13-1 所示的遗传咨询师职业发展模型。

Zahm 等(2016)将职业发展描述为一个持续的、非线性的、渐进的过程,不过存在有关键时刻或重要事件提供了爆发性的发展的机会。专业发展的过程,影响和结果是相互的,一个领域的变化可能促进其他领域的变化(第830 页)。研究参与者一致认为:"自我反省是专业发展的关键。这些发现与文献结果一致:最佳成长方法是经历伴随着不断的反思与总结,从而使感性的个人经验转化为理性的专业认知"(第 830 页)。作者指出,虽然专业发展过程、影响和结果在新手、有经验的和经验丰富三个阶段是大体相似的,经验丰富的遗传咨询师有着更广泛和深度的临床经验,更多的方法使他们的个人生活与工作相互交织与影响,并对这个领域有更加深入的认识。

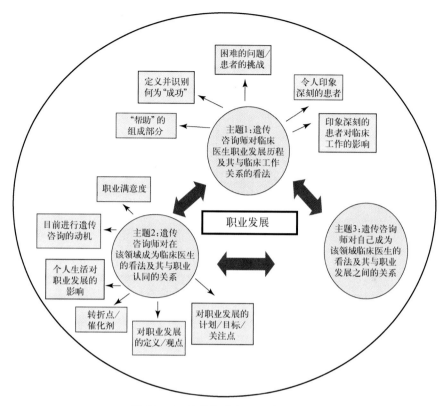

图 13-1 遗传咨询师职业发展历程

注：圆圈代表三个主题；方格代表 11 个部分；箭头代表在遗传咨询师职业发展过程中各主题间的相互作用。来源：Zahm 等（2016）。经 Journal of Genetic Conseling 许可转载

　　Miranda 等（2016）使用定性访谈法对 15 名同行提名的遗传咨询师进行访谈，定义了"大师级遗传咨询医师"。他们的描述与 Zahm 等（2016）提出的遗传咨询师专业发展模型一致，即大师级的遗传咨询师具有深刻的共情，受患者和同事的启发，从工作中获得个人意义。他们会受到工作的情绪影响，但能有效地控制这种影响。他们认为自己的职业发展是持续的，受到同事、患者、导师、多元文化的思维方式和他们自己家庭的影响。他们还认为，职业发展是通过对一个人积累的经验进行批判性反思而逐步提升的（第 767 页）。

13.5.2　反思实践

　　在你受训成为遗传咨询师的整个过程中，你很可能接触到很多更有经验的遗传咨询师，他们是你的积极榜样和导师。无论是在教室、诊所、研究所、实验室还是其他环境中，你与遗传咨询师、其他遗传学家和医务人员的

互动有助于就什么是称职的专家形成自己的看法。虽然这些经历大多是积极的,但你也可能与但你也可能与有负面影响的、你不认可的遗传咨询师或其他人互动。你需要意识到的一件事是,拥有年资与经验并不代表拥有专业知识与能力。虽然最鼓舞你的榜样可能是经验丰富的遗传咨询师,但你也很可能受到只有毕业后几年经验的遗传咨询师的启发。实际上,Miranda 等(2016)的"大师级遗传咨询师"研究项目的一些参与者只有几年的咨询经验。

Zahm(2010)全面探讨了反思实践在专业发展中的作用。她认为,仅仅有一项经验或一套经验——例如,10 周的临床轮转——是不够的,必须持续的积累。例如,两名毕业后拥有 5 年工作经验的遗传咨询师,在他们的职业发展上可能会有很大的不同,部分原因是他们对于反思实践的意愿和能力不同。Zahm 将反思实践描述为深思熟虑的,需要有意识的努力来思考一个人的经验,并将由此产生的反思整合到他或她的实践中(第 356 页)。这里的关键点是不要局限于一个案例或经验,而是利用你从反思中获得的洞察力来改变你的实践(优化技能)。如前所述,其他研究(Miranda et al. 2016;Runyon et al. 2010;Zahm et al. 2016)也强调了反思在遗传咨询师职业发展中的重要性。正如第 12 章所讨论的,自我反思也是预防或管理情绪崩溃和/或同情疲劳的有用策略。

Zahm(2010)提出了一些优化反思实践的建议。这些包括参与同行监督小组,与同事的非正式互动,阅读反思性文献,定期对工作进行回顾与自我批评,并留出时间进行反思实践(第 369 - 372 页)。

你可能想知道如何在繁忙的临床或其他职业场景中找到时间进行反思。记住,重要的不是思考的时间长度,而是思考的质量。花点时间想想你对患者处境的看法是如何随着时间的推移而改变的,或者是如何受到你生活中发生的事情的影响。你是否发现,自从自己怀孕以来,你对怀孕患者的关注点有了不同的认识? 是否存在讨论患者的健康问题时,你自己或近亲的健康遇到了问题,从而改变了你对待患者的方式?

你可能会发现自己在上下班途中思考一些临床病例或其他情况。或者你可以和同事非正式地讨论困难或棘手的情况。这些类型的讨论可以使你更进一步认识到如何应对这些情况,以及积累在未来处理类似情况的有用的建议和策略。更正式的案例会议也可以达到类似的目的。Zahm(2010)建议你考虑以下问题作为反思实践的催化剂:注意一种体验,记住它,并思考它和它的细微差别。发生了什么? 怎么发生的? 这对我有什么影响? 我从中学到了什么? 这次经历对我个人有什么影响? 专业吗? 由于这次经历,我的遗传咨询实践会发生怎样的变化？我想要怎样的改变？我过去做的有什么可以改进的地方？我会怎样改进？这次经历对我的人性的认识有什么影响？我对遗传咨询实践的看法有何改变？考虑与你信任的人讨论这些问题的答案（第 371 页）。

13.6 结束语

在这一章我们讨论了选择遗传咨询职业的动机、职业价值和伦理原则。我们提出了应对道德挑战的策略。我们也讨论了职业发展和反思实践的重要性。

作为一名执业遗传咨询师,你将继续获得经验,发展你的专业知识,并提高你的能力。你会影响你的患者、同事和学生,反过来他们也会影响你。无论你的职业生涯把你带向何方,我们鼓励你参与能让你对工作保持热情的活动。相信你自己,从你的经历中学习,对他人和自己保持真诚和同情心。

13.7 课堂活动

活动 1：成为遗传咨询师的动机（思考-配对-分享二人组）

学生组队与一位同学讨论他们决定成为遗传咨询师的主要原因。共同找出这些原因可能给他们的实践带来的优势和局限。

预计时间：20 分钟。

活动 2：文化与帮助者（第一部分：讨论、思考-配对-分享二人组）

学生两人一组讨论以下问题：① 什么是文化？ ② 什么是遗传咨询？ ③ 文化是如何影响遗传咨询的？ ④ Pirzadeh 等（2007）确定了四种对遗传咨询师很重要的价值观：benevolence（仁慈）、self-direction（独立）、achievement（个人成就）和 universalism（普惠）。这些价值观中哪些对你是重要的？你还有其他重要的价值观吗？⑤ 这些价值观会如何影响你对患者的工作？

预计时间：30 分钟。

活动 3：文化与帮助者（第二部分：讨论、思考-配对-分享二人组）

学生两人一组讨论以下问题：① 我注意到别人有什么文化差异？ ② 我

应当如何应对在别人身上看到的差异?③ 我是否意识到自己有哪些偏见?

预计时间:20分钟。

过程(从活动1到活动3)

你为什么认为讨论成为一名遗传咨询师的动机与文化差异有关是重要的?

你从这些练习中学到了什么?你对审视自己的文化价值观、动机和文化差异有何感受?

预计时间:10~15分钟。

活动4:文化认同(思考-配对-分享二人组)

学生两人一组完成活动。

学生应轮流就各自的文化身份进行10分钟的访谈。可以包括以下内容:

1. 你在哪里出生?你在哪里长大?

2. 你认为你的文化/民族遗产是什么?

3. 你对自己的文化节目有什么反应或好奇心?

4. 你目前的文化归属是什么(例如,宗教、种族联盟)?

5. 你的文化认同的任何方面与其他方面有冲突吗

过程

● 学生应该在完成访谈时做笔记。

● 访谈结束后,学生们轮流向全班介绍他们访谈的人。

● 介绍应该只包括被介绍学生愿意向全班公开的信息。

学生们讨论他们在完成这个练习时学到的关于文化和身份的知识。

预计时间:20分钟访谈(如果在课堂上进行);10分钟介绍。

活动5:结构化争论

结构化争论活动给你提供了一个尝试和评估不同观点的机会。按照结构化争论说明中描述的步骤和时间分配来处理以下情境。

情境:一位有HD家族史的16岁健康患者要求检测。患者有50%的风险罹患疾病。他的父亲因患病最近去世。患者的母亲坚决不让他在这个时候接受检查。她担心他将无法承受阳性的结果,这一结果可能会对他目前面临的其他决定(如上大学、就业、人际关系等)产生重大的负面影响。虽然有未成年人检测的指南,但并不是每个患者都遵循这些指南,尤其是对年龄较大的未成年人。你需要决定是支持母亲的还是儿子的立场。无论你支持哪一种立场,你都需要能够讨论你的决定背后的理由。

结构化的争论说明

- 指定一个人做计时员。
- 清点参与者；奇数占据一个位置，偶数占据另一个位置。
- 首先，奇数的人站在母亲的角度，偶数的人站在患者的角度。

指定立场视角

- 与同伴一起准备演示（20 分钟）。
- 陈述论点（每边 5 分钟；共 10 分钟）。
- 当对方陈述完毕时，提出澄清问题（5 分钟）。
- 综合讨论（5 分钟）。

预计时间：40 分钟。

反转立场视角

- 和同伴一起准备演示（10 分钟）。
- 提出对方未包括的论点（5 分钟）。
- 陈述论点（每边 5 分钟）。

预计时间：20 分钟。

开放讨论：决策

- 放弃立场视角。
- 寻求并提供澄清、阐述、论证和基本原理。
- 总结观点。
- 得出结论。

预计时间：15 分钟。

报告准备（可选）

- 准备一份书面回答（你小组的结论，支持你结论的数据/论据，你结论的反方论据，以及这些反方论据的弱点）。

预计时间：20 分钟。

小组与大组讨论结论/基本原理

预计时间：15 分钟。

13.8　书面练习

练习 1：文化对成为遗传咨询师的动机的影响

准备一份三到四页的论文，双倍行距，讨论以下内容。

- 你如何定义文化?
- 你个人对文化的定义是否因课堂讨论而改变? 如果是这样,是如何改变的?
- 描述你自己的种族文化背景。
- 确定你的四条个人动机(欲望、需求),并讨论它们在你的遗传咨询实践中是如何产生有益和潜在有害影响的。
- 对于每种动机,请描述:① 它如何通过对患者和你都有益的方式影响你的咨询;② 它如何通过对患者和你都有害的方式影响你的咨询。
  提示:动机与特质不是一个概念。例如,仅仅说你有这种成为遗传咨询师的愿望是因为拥有共情心是不够的,需要明确的是这种特质为什么会激发你成为遗传咨询师的愿望,以及是怎样激发的。
- 你的文化背景对你成为遗传咨询师的动机有什么影响?

练习 2:促进患者自主(知情同意)

提供知情同意的目的是增强患者的自主权。理想情况下,遗传咨询师与患者的关系是一种协作关系,在这种关系中,咨询师试图了解患者的期望,并解释咨询将如何进行。

考虑以下问题:

- 关于遗传咨询的目的,患者可能想知道哪三件事?
- 关于遗传咨询的过程和结果,他们可能想了解哪些?
- 他们想了解关于你的情况(假定你仍是学生角色)?
- 关于保密的局限性,你会告诉他们什么?
- 如果你是患者,你想知道什么?

创建一个你将与患者讨论的问题清单,使他们了解遗传咨询相关内容。然后将你的清单与其他同学进行比较,并整合成一个遗传咨询问题的列表。

练习 3:处理伦理困境

使用表 13-1 中的道德模型表,列出你可能需要定义和处理以下举例中描述的伦理困境的每个选项。在表格的顶部,列出你想在回答中强调的伦理原则。例如,以确保对我的患者没有伤害的方式咨询。然后列出一些实际的考虑因素,如检测的实用性、补偿,法律上的关注也必须考虑。应用道德模型表工作。以伦理原则和实际操作为依据,在道德模型表格中选择你需要的理由进行决策。

个案实例

一个 4 岁的女孩艾米丽正在你的诊所接受检查。艾米丽有不明原因的发育缺陷。以前遗传评估染色体核型正常,脆性 X 染色体检测阴性。艾米丽的母亲苏今年 31 岁,她的父亲约翰 32 岁。她是这对夫妇的第一个孩子。在回顾家族史时,你会得到以下信息:苏有两个妹妹,一个 28 岁,一个 26 岁。她的母亲死于乳腺癌,年仅 49 岁。她的两个妹妹都有两个孩子,都没有发育问题。约翰的父母都健在。他是独子,但他的母亲经历了两次流产。苏渴望了解艾米丽发育缺陷的原因。她也十分想知道,如果继续生育,他们的孩子有类似发育问题的风险是否会增高。苏已经听说外显子组测序(WES),并特别要求对艾米丽进行这项测试。苏提到她的家人不支持这个检测。苏告诉你她不同意她的妹妹们的观点,她认为知识就是力量。她希望尽可能多地了解艾米丽的发育问题,希望可以找出对她有所帮助的干预措施。你注意到,在整个讨论过程中,约翰一直保持安静。直接问他对进行WES 的检测有什么想法。约翰回答说,苏要他做什么他就做什么,但他个人对反复评估艾米丽和多次找医师和发育专家感到"疲惫"。他倾向于同意苏的妹妹,他们应该继续生育孩子,有更多的孩子和最好的希望。但艾米丽的血液样本全外显子组测序(WES)结果没有发现与她的发育缺陷有关的基因,却发现了 BRCA1 的突变。此结果是否应该告知苏和约翰?

教师笔记

- 可以要求学生重做一个替代的 WES 结果,如 PSEN1 基因的突变(早发性阿尔茨海默病)。这个结果应该告知苏和约翰吗?

- 你可以使用学生表格作为课堂活动的基础,他们在课堂中分享对以下问题的回答:你们每个人都选择了哪个选项? 选择该选项的理由是什么? 在讨论了他们的回答后,学生们将一起考虑该模型的哪些因素可以解释他们选择中的相似或不同之处。

- 学生们还应该讨论一些咨询前的策略,这些策略将有助于处理诸如此类的情况。

练习 4:角色扮演

与学生进行 20 分钟的遗传咨询角色扮演。角色扮演可以基于你在诊所见到的患者,也可以是虚构的患者情况。关注在互动过程中出现的伦理困境。录音记录角色扮演。接下来抄录角色扮演并评论你的工作。使用以下方法抄录会话:

咨询师	患 者	自我评价	指导老师
对话的关键词组	关键词组	对自己的回答进行评论	对你的回答进行反馈

创建一个简短的摘要:

- 简要描述患者资料(例如,年龄,性别,种族,经济地位,社会关系),寻求遗传咨询的原因以及所产生的伦理困境的类型。
- 找出你在角色扮演中说过或做过的两件有效的事,以及两件你本可以做的不一样的事。

把录音、文字记录和自我批评交给老师,老师提供反馈。

提示:这项作业鼓励你对自己的表现进行自我反思。目的不是做一次完美的咨询谈话。相反,目的是了解你可以准确评估你个人的心理社会咨询技能。如果你能克制住不去说你作为咨询师打算说的话,你将从中受益匪浅。

参考文献

Abad-Perotín R, Asúnsolo-Del Barco Á, Silva-Mato A. A survey of ethical and professional challenges experienced by Spanish health-care professionals that provide genetic counseling services. J Genet Couns. 2012; 21: 85-100.

Accreditation Council for Genetic Counseling. Practice based competencies for genetic counselors. 2015. http://gceducation.org/Documents/ACGC%20Core%20Competencies%20Brochure_15_Web.pdf. Accessed 18 Aug 2017.

Alliman S, Veach PM, Bartels DM, et al. A comparative analysis of ethical and professional challenges experienced by Australian and US genetic counselors. J Genet Couns. 2009; 18: 379-394.

Balcom JR, Kotzer KE, Waltman LA, et al. The genetic counselor's role in managing ethical dilemmas arising in the laboratory setting. J Genet Couns. 2016; 25: 838-854.

Bartels DM, LeRoy BS, McCarthy PR, et al. Nondirectiveness in genetic counseling: a survey of practitioners. Am J Med Genet A. 1997; 72: 172-179.

Beauchamp TL, Childress JF. Principles of biomedical ethics. 7th ed. London: Oxford University Press; 2012.

Billings PR, Kohn MA, de Cuevas M, et al. Discrimination as a consequence of genetic testing. Am J Hum Genet. 1992; 50: 476-482.

Blackburn HL, Schroeder B, Turner C, et al. Management of incidental findings in the era of next-generation sequencing. Curr Genomics. 2015; 16: 159-174.

Bower MA, Veach PM, Bartels DM, et al. A survey of genetic counselors'strategies for addressing ethical and professional challenges in practice. J Genet Couns. 2002; 11:

163 – 186.

Cavanagh M, Levitov JE. The counseling experience a theoretical and practical approach. 2nd ed. Prospect Heights IL: Waveland Press; 2002.

Chapman E. Ethical dilemmas in testing for late onset conditions: reactions to testing and perceived impact on other family members. J Genet Couns. 2002; 11: 351 – 367.

Crisham P. How can I do what's right? Nurs Manag. 1985; 16: 42A – N.

Davis BJ, Voegtle KH. Culturally competent health care for adolescents. Chicago: Department of Adolescent Health, American Medical Association; 1994. p. 19 – 24.

Eliason BC, Guse C, Gottlieb MS. Personal values of family physicians, practice satisfaction, and service to the underserved. Arch Fam Med. 2000; 9: 228 – 232.

Eliason BC, Schubot DB. Personal values of exemplary family physicians: implications for professional satisfaction in family medicine. J Fam Pract. 1995; 41: 251 – 256.

Groepper D, McCarthy Veach P, LeRoy BS, et al. Who are laboratory genetic counselors and what ethical and professional challenges do they encounter? J Genet Couns. 2015; 24: 580 – 596.

Gschmeidler B, Flatscher-Thoeni M. Ethical and professional challenges of genetic counseling — the case of Austria. J Genet Couns. 2013; 22: 741 – 752.

Hodgson J, Gaff C. Enhancing family communication about genetics: ethical and professional dilemmas. J Genet Couns. 2013; 22: 16 – 21.

Lewis L. Honoring diversity: cultural competence in genetic counseling. In: LeRoy BS, McCarthy Veach P, Bartels DM, editors. Genetic counseling practice. Hoboken: Wiley-Blackwell; 2010. p. 201 – 234.

Lohn Z, Adam S, Birch PH, et al. Incidental findings from clinical genome-wide sequencing: a review. J Genet Couns. 2014; 23: 463 – 473.

McCarthy Veach P, Bartels DM, LeRoy BS. Ethical and professional challenges posed by patients with genetic concerns: a report of focus group discussions with genetic counselors, physicians, and nurses. J Genet Couns. 2001; 10: 97 – 119.

McCarthy Veach P, Bartels DM, LeRoy BS. Coming full circle: a Reciprocal-Engagement Model of genetic counseling practice. J Genet Couns. 2007; 16: 713 – 728.

Miranda C, Veach PM, Martyr MA, et al. Portrait of the master genetic counselor clinician: a qualitative investigation of expertise in genetic counseling. J Genet Couns. 2016; 25: 767 – 785.

National Society of Genetic Counselors. National society of genetic counselors code of ethics. J Genet Couns. 2017. https://doi.org/10.1007/s10897 – 017 – 0166 – 8. [Epub ahead of print].

National Society of Genetic Counselors. n.d.. http://www.nsgc.org/page/frequently-asked-questions-students. Accessed 1 Nov 2017.

Pirzadeh S, McCarthy Veach P, Bartels DM, et al. A national survey of genetic counselor personal values. J Genet Couns. 2007; 16: 763 – 773.

Richardson A, Ormond KE. Ethical considerations in prenatal testing: genomic testing and medical uncertainty. Semin Fetal Neonatal Med. 2017. https://doi.org/10.1016/j.siny.2017.10.001. [Epub ahead of print].

Runyon M, Zahm KW, Veach PM, et al. What do genetic counselors learn on the job?

A qualitative assessment of professional development outcomes. J Genet Couns. 2010; 19: 371 – 386.

Schwartz SH. Universals in the content and structure of values: theoretical advances and empirical tests in 20 countries. Adv Exp Soc Psychol. 1992; 25: 1 – 65.

Trepanier A, Ahrens M, McKinnon W, et al. Genetic cancer risk assessment and counseling: recommendations of the National Society of Genetic Counselors. J Genet Couns. 2004; 13: 83 – 114.

Wells DM, Veach PM, Martyr MA, et al. Development, experience, and expression of meaning in genetic counselors' lives: an exploratory analysis. J Genet Couns. 2016; 25: 799 – 817.

Zahm KW, Veach PM, Martyr MA, et al. From novice to seasoned practitioner: a qualitative investigation of genetic counselor professional development. J Genet Couns. 2016; 25: 818 – 834.

Zahm KW. Professional development: reflective genetic counseling practice. In: LeRoy BS, McCarthy Veach P, Bartels DM, editors. Genetic counseling practice. Hoboken: Wiley-Blackwell; 2010. p. 353 – 380.

附录 A　美国遗传咨询认证委员会(ACGC)基于实践的能力建设

　　本章定义并描述了遗传咨询入门者/初入门的遗传咨询师的 22 种基于实践的遗传咨询技能。它为培训和评估遗传咨询师的持续执业能力提供了指南。遗传咨询培训课程和维持遗传咨询师执业能力的教学和实践需要在以下几个领域发展相关的能力：① 遗传学专业知识和分析能力；② 人际沟通、社会心理和咨询技巧；③ 教育能力；④ 职业发展与实践。这些领域描述了作为遗传咨询师在遗传咨询实践中所需要具备的最基本的技能。有些能力可能涉及多个领域。文后附术语表，详细解释相关词汇。

领域 1：遗传学专业知识和分析能力

1. 能展示并利用对遗传学和基因组学的核心概念和原理知识的广而深的理解。
2. 能整合社会心理学与遗传学知识以增进咨询者的良好健康状态。
3. 能建立相关联的、针对性的、全面的个人和家族史以及家系图谱。
4. 能在遗传咨询中鉴定、评估、促进并且整合基因检测的选项。
5. 能基于其家系图谱、检测结果和其他有效信息，评估个人及其亲属患遗传疾病的可能性或携带的状态。
6. 能运用遗传咨询技巧成功管理遗传咨询案例。
7. 能严格评估遗传学/基因组学、医学和社会科学的文献资料。

领域 2：人际沟通、社会心理和咨询技巧

1. 能与咨询者建立共同商定的遗传咨询议程。
2. 能运用积极聆听和访谈技巧来识别、评估并共情地应对咨询者描述的和即将发生的情况。
3. 能运用多种遗传咨询技能和模型促进知情下的决策制订及遗传风险或疾病的适应。
4. 能促进以咨询者为中心的、知情的、非强制性的和基于价值的决策。
5. 能了解如何运用遗传咨询技能应对各种服务模式。
6. 能针对不同的咨询服务模式调整遗传咨询技巧。

领域3：教育能力

　　1. 能根据咨询者的需求、特征和实际情形，对其进行有效地广泛的遗传学和基因组学信息的教育。

　　2. 能为不同教育背景的受众撰写简明易懂的临床和科普信息。

　　3. 能有效地展示有关遗传学、基因组学和遗传咨询内容的信息。

领域4：职业发展与实践

　　1. 能按照遗传咨询专业的伦理、法律、哲学的原则和价值观以及机构或组织的政策行事。

　　2. 能展示对研究过程的理解。

　　3. 能倡导个人、家庭、社会与遗传咨询职业的利益。

　　4. 能展示自我反思的、循证的、与时俱进的遗传咨询实践方法。

　　5. 了解指导临床遗传咨询培训人员使用的方法、作用和职责。

　　6. 无论团队还是一对一场景，建立和保持专业的跨学科关系，处理好个人在大的医疗体系中的角色。

附录：有助于培养基于实践能力建设的活动和技能示例

这些示例可能有助于课程的设计和发展，实施对培训项目和遗传咨询师的评估。它们并非旨在详尽无遗，也不是强制性的，因为可以通过多种方式实现能力建设。

领域1：遗传学专业知识和分析能力

1. 能展示并利用对遗传学和基因组学的核心概念和原理知识的广而深的理解。

　　a. 展示人类学、医学、公共卫生学和遗传学、基因组学以及相关学科的知识原理。包括如下：

　　孟德尔和非孟德尔遗传

　　群体与数量遗传学

　　人类变异和疾病易感性

　　家族史和家系分析

　　正常/异常生理和心理

　　发育

　　人类生殖学

　　产前遗传学

　　小儿遗传学

　　成人遗传学

　　个体化基因组医学

　　细胞遗传学

　　生化遗传学

　　分子遗传学

　　胚胎学/畸形学/发育遗传学

　　肿瘤遗传学

　　心血管遗传学

　　神经遗传学

　　遗传药理学

　　精神遗传学

　　b. 应用遗传学知识原理,理解其对病因、临床表现、疾病表达、自然史、鉴别诊断、遗传学检测及检测报告的解读、病理生理学、复发风险、治疗管理、预防和人群筛查的作用。

2. 能整合社会心理学与遗传学知识以增进咨询者的良好健康状态。

　　a. 展现对遗传咨询相关的社会心理、伦理和法律相关问题的理解。

　　b. 描述遗传咨询中常见的情绪和/或行为反应。

　　c. 认识到了解具有不同遗传/基因组疾病的人生活经历的重要性。

　　d. 评估心理社会问题对咨询对象决策和服从医疗管理的潜在影响。

3. 能建立相关联的、针对性的、全面的个人和家族史以及家系图谱。

　　a. 熟练使用系谱符号、标准符号和命名法。

　　b. 利用交谈技巧引出家族史并进行相关的询问。

　　c. 使用主动倾听技巧,根据家族史和/或可能的诊断结果为咨询者设计结构化的问题。

　　d. 收集和评估与医学、发育、怀孕和社会心理、历史相关的信息。

　　e. 从现有医疗记录中提取有价值的信息。

4. 能在遗传咨询中鉴定、评估、促进并且整合基因检测的选项。

　　a. 调查筛查,诊断,预测性遗传学/基因检测技术的可及性,分析有效性,临床有效性和临床功效性。

　　b. 评估认定检测实验室,并根据临床情况选择最合适的实验室和检测方法。

　　c. 识别并讨论基因检测的潜在收益、风险、局限性和花费。

　　d. 协调并协助咨询对象进行适当的基因检测。

　　e. 解释基因检测报告的临床意义。

　　f. 识别并区分基因与基因组、临床与研究测试相关的知情同意、结果公布、机构审查委员会(IRB)指导方针和临床决策。

5. 能基于其家系图谱、检测结果和其他有效信息,评估个人及其亲属患遗传疾病的可能性或携带的状态。

　　a. 根据家系分析、遗传模式、遗传流行病学、数量遗传学原理和数学计算,利用相关知识和数据,评估患遗传病或携带状态的概率。

　　b. 结合筛查、诊断和预测性基因/基因组检测的结果,为咨询者提供准确的风险评估。

　　c. 评估基因/基因组检测结果的家族意义。

　　d. 确定并整合有关环境和生活方式因素等相关信息进行风险评估。

6. 能运用遗传咨询技巧成功管理遗传咨询案例。

　　a. 制订并执行包括案例准备和随访工作在内的案例管理方案。

　　b. 根据需要评估和修改案例管理方案,纳入管理和监督建议的变更。

　　c. 根据专业和机构的指南和标准,以咨询者理解的方式,用口头和书面形式,清晰简洁地记录和介绍遗传咨询信息。

　　d. 遵循隐私、人类受试者保护及地区和机构标准,确定并介绍选择参与科学研究事宜。

　　e. 识别、评估并向咨询者提供有关当地、区域、国内及国际方面的诊疗资源、服务和帮助信息。

7. 能严格评估遗传学/基因组学、医学和社会科学的文献资料。

　　a. 计划并对文献全面搜索和复习。

　　b. 评判科学论文,并通过应用相关研究方法和统计分析的知识来得出合适的结论。

　　c. 总结文献综述中获得的信息,用于遗传咨询。

　　d. 将医学和科学文献纳入基于证据的实践中,认识到知识和数据也存在局限性和不足。

领域2:人际沟通、社会心理和咨询技巧

1. 能与咨询者建立共同商定的遗传咨询议程。

　　a. 向咨询者描述遗传咨询过程。

　　b. 引导了解咨询者对遗传咨询的期望、认知、知识和担忧,以及被推荐做咨询的原因。

   c. 结合咨询者的期望、认知、知识和关注点来制订双方同意的议程。

   d. 为解决新出现的问题达成新的一致适当地修改遗传咨询议程。

2. 能运用积极倾听和访谈技巧来识别、评估并共情地应对咨询者描述的和即将发生的情况。

   a. 了解评估咨询者的情绪、个人和家庭经历、信仰、行为、价值观、应对机制和适应能力。

   b. 通过建立融洽的关系，运用积极的倾听技巧，表现出同理心，与咨询者建立良好关系。

   c. 对咨询者通过口头和非口头方式表现的情绪和行为，做出评估和回应，包括影响理解、情感保留、感知和决策等情绪。

3. 能运用多种遗传咨询技能和模型促进知情下的决策制订和遗传风险或疾病的适应。

   a. 展现心理防御、家庭动态、家庭系统理论、应对模型、悲伤过程和对疾病反应的知识。

   b. 利用一系列基本的咨询技巧，例如开放式问题、反思和正常化。

   c. 运用各种高级的遗传咨询技能，例如预期导向和对咨询者面对风险抉择反应的深入探索。

   d. 评估咨询者的社会心理需求，并评估干预和转诊的需求。

   e. 应用循证的模型来指导遗传咨询，例如以咨询者为中心的短期咨询、悲伤咨询和危机咨询。

   f. 制订适当的后续随访计划，以解决当面咨询中出现的心理社会问题，包括在咨询者有需要时提供心理转诊服务。

4. 能促进以咨询者为中心的、知情的、非强制性和基于价值的决策。

   a. 当涉及遗传咨询时，认识到自己的价值取向和偏见。

   b. 积极协助咨询者做出与其价值观一致的决策。

   c. 认识并应对可能影响咨询师与咨询者之间的动态关系，例如移情与反移情，这可能影响遗传咨询过程的互动。

   d. 阐明从无指向性到有指向性的连续性，并针对特定遗传咨询进行适度把控。

   e. 确保指导性建议，自我披露和自我参与的响应符合咨询者的最大利益，保持职业界限。

5. 能了解如何运用遗传咨询技能应对各种服务模式。

   a. 针对各种服务提供量身定制沟通方式，以满足各种咨询者的需求。

　　b. 根据遗传咨询原则,比较不同服务提供模式的优势和局限性。

　　c. 阐述远程咨询的优点和局限。

　　d. 利用语言和非语言形式的沟通,针对各种服务提供量身定制的遗传咨询。

　　e. 认识到远程遗传咨询特殊的心理社会问题。

6. 能针对不同的咨询服务模式调整遗传咨询技巧。

　　a. 阐明各个方面的文化,包括语言、种族、生活方式、社会经济地位、残障、性取向、年龄和性别对遗传咨询的影响。

　　b. 评估和回应与咨询者相关的文化信仰。

　　c. 利用多元化遗传咨询资源,规划和调整遗传咨询议程,评估和咨询受咨询者。

　　d. 确定遗传咨询师个人文化特征和倾向性怎样影响面临的问题,并利用这些知识来有效维护以咨询者为中心的服务理念。

领域3：教育能力

1. 能根据咨询者的需求、特征和实际情形,对其进行有效地广泛的遗传学和基因组学信息的教育。

　　a. 确定影响学习过程的因素,例如智力、情绪状态、社会经济因素、体能、宗教和文化信仰、动机、语言和教育背景。

　　b. 接受并运用风险沟通的原则和理论,使得咨询者实现最大程度的理解。

　　c. 告知相关的遗传和基因组信息,以帮助咨询者了解并接受、适应特定的健康状况或可能的风险,并参与知情的决策。

　　d. 利用多种工具来提升学习体验,例如讲义、视觉教具和其他教育技术。

　　e. 采用清晰明了的沟通风格和方法,进行口头和书面方式交流。

　　f. 描述有不同健康状况的人群的生活经验时应注意全面均衡。

　　g. 解释并解除咨询对象对遗传隐私和相关保护事项的顾虑。

　　h. 与口译员合作时,采用相关策略进行顺利有效的沟通。

2. 能为不同教育背景的受众撰写简明易懂的临床和科普信息。

　　a. 编写针对目标受众的书面教育材料。

　　b. 认识到医疗信息记录和保密的专业性和合法性是很重要的。

　　c. 评估文化水平较低的受众所面临的挑战,并调整文字的描述以降低其识字的负担。

3. 能有效地展示有关遗传学、基因组学和遗传咨询内容的信息。

　　a. 根据受众的需求和特征评估并确定教育目标和学习目标。

   b. 制定一套高效的教育方法,可以最有效地达到教育目标并关注到受众的特点。

   c. 以一种清晰、明确的传递方式向目标受众呈现。

   d. 评估自己的教学风格,并使用教学反馈和其他效果评价数据来完善今后的教育。

领域 4:职业发展与实践

1. 能按照遗传咨询专业的伦理、法律、哲学的原则和价值观以及机构或组织的政策行事。

   a. 遵循国家遗传咨询师协会的伦理规范指南。

   b. 认识并应对遗传咨询实践中出现的伦理和道德困境,并在需要时寻求外部咨询帮助。

   c. 认识并应用促进咨询者自主性的因素。

   d. 在机构、州、地区、和国家层面确定并遵守现行的资质认证要求。

   e. 认识并承认可能存在利益冲突的情况。

2. 能展示对研究过程的理解。

   a. 阐明研究对增强遗传咨询实践的价值。

   b. 展示提出研究问题的能力。

   c. 认识到遗传咨询师在研究团队中可起到的不同作用,并确定参与和/或主持研究的机会。

   d. 找出可用的研究相关资源。

   e. 应用研究方法论和研究设计的知识来严格评估研究成果。

   f. 应用研究方法论和研究设计的知识,对咨询者提供与他们家庭相关的研究教育。

   g. 描述保护受试者的重要性以及机构审查委员会(IRB)的作用。

3. 能倡导个人、家庭、社会与遗传咨询职业的利益。

   a. 认识到受众、家庭、社会和遗传咨询行业之间的潜在矛盾。

   b. 支持咨询者和社区在获取或拒绝社会和健康服务及临床研究中的利益。

   c. 确定遗传相关专业组织,描述参与和领导的机会。

   d. 采用能增加或促进获得遗传咨询服务的策略。

4. 能展示自我反思的、循证的、与时俱进的遗传咨询实践方法。

   a. 终身学习的主动性。

   b. 认识到遗传咨询实践中,个人具有的能力及其局限性。

c. 寻求反馈,并对绩效考评做出恰当的回应。

d. 遗传咨询时需注重相关的学术方法,包括在准备和开展遗传咨询时使用循证的原则。

e. 选择合适的个人和/或团体,获得持续的个人指导。

f. 注重自己的身心健康,因为这会影响职业表现。

g. 认识并尊重咨询者、同事和主管之间存在着专业界限。

5. 了解指导临床遗传咨询培训人员使用的方法、作用和职责。

a. 积极反思自己的临床指导经验。

b. 利用资源提升自身的培训指导技巧。

c. 理解指导/被指导人员间关系的职责和相互作用。

6. 无论团队还是一对一场景,建立和保持专业的跨学科关系,处理好个人在大的医疗体系中的角色。

a. 将遗传咨询的执业范围与其他医疗职业的作用区分开。

b. 与不同学科的专业人士建立积极的关系。

c. 熟悉医疗保健系统,因为它与遗传咨询实践有关,包括相关的隐私法规、转诊和付款系统。

d. 与医疗保健体系内其他专业人员有效互动,促进遗传咨询服务的合理和公平。

e. 帮助非遗传保健专业的服务人员,经济有效的利用遗传信息提升患者的健康水平。

f. 积极促进遗传/基因组技术和信息的有效利用,以提升个人、社会和公众的健康水平。

术语表

病例管理:合理规划和协调医疗保健服务,以达到理想的医疗和/或心理服务效果。在遗传咨询中,病例管理要求评估咨询者或其家人的身体状况及相关风险、评估心理需求、制订和实施护理计划、为咨询者协调医疗服务资源,倡导咨询者利益、交流个体的医疗需求并关注进程,促进以客户为中心的决策和高性价比服务。

以患者为中心:卡尔·罗杰斯(Carl Rogers)在 20 世纪四五十年代提出的一种非指示性的谈话疗法。以患者为中心的咨询,目的是为了认识到他们的态度、感觉和行为是如何受到负面影响的,并努力寻找到他们真实的、积极的、正面的因素和潜力。咨询师应采用真诚、同理心和无条件的积极态度,以期使咨询者找回自我(这也称为以人为中心的疗法或罗杰式疗法)。

咨询者:是指任何正在寻求专业的遗传咨询服务的人。包括寻求遗传咨询师帮助的任何人,例如咨询个人健康信息、风险评估、遗传咨询、检测和病例管理的人、医疗专业人员、研究对象和公众。

约定:遗传咨询师与患者/咨询者之间的双向沟通的过程,旨在阐明双方的期望和目标。

远程咨询:现在,将来更是如此,临床遗传服务将由与患者或咨询者不在同一地点的咨询师提供。这也被称为远距离的会面,有时尽管他们的空间距离相距不远。可以提供这种服务的方式包括:实时的双向视频会话;通过将患者图像、数据和临床问题,从患者/咨询者的医疗保健提供方转发到遗传服务提供者,完成非同步的虚拟咨询;遗传咨询师与患者/咨询者之间的电话咨询;遗传咨询师与患者/咨询对象之间,目前尚无法想象、将来可能实现的其他的互动形式。

家族史:对特定家族的过去和当前状况进行系统研究和叙述,通常包括医学和社会信息。

遗传学:生物科学的一个分支,旨在研究和描述基因的分子结构和功能,基因功能如何在生物体中产生影响(表型),基因如何从亲代传递给后代以及基因变异在人群中的分布。

遗传咨询:帮助人们理解和适应遗传因素对疾病的医学、心理和家族影响的过程。遗传咨询师在各种环境中工作,并为不同的客户提供服务。

基因组学:研究生物体内基因集合的生物学分支。基因组学和遗传学之间的主要区别在于:遗传学通常研究单个基因的结构、变异、功能和表达,而基因组学则研究生物体中的大量基因及其相互关系。

医疗保健系统:由人员、机构和资源组成的,提供医疗保健服务以满足目标人群健康需求的组织体系。管理医疗保健系统的法律、法规和政策在国家,州/省和机构之间存在差异。

跨学科关系:来自不同实践领域的医疗保健人员和团体相互之间的交流和互动。

家系图谱:家庭成员关系图,使用符号表示人,用线条表示关系。这些图使家庭中的关系可视化更加容易,尤其在大家庭中。

人群筛查:对已鉴定,无症状的目标人群中的个体进行检测,这些个体可能有特定疾病的患病风险或可能生育患有特定疾病子代的风险。人群筛查可以为政策制定、早期诊断以及改善治疗或疾病预防提供重要信息。

　　遗传概率：含有遗传因素的个人或特定人群发生遗传疾病的概率，通常表示为分数或百分比。该处特意使用术语"概率"而不是"遗传风险"，因为"风险"的概念与"概率"并不相同。概率的起源可能来自孟德尔遗传原理或流行病学。遗传疾病的概率有别于遗传疾病的风险，因为概率传达了单个患者或特定人群的数值估计，而风险包括疾病负担在内的其他因素。

　　群体遗传学：研究进化过程中的等位基因频率分布和变化，包括诸如Hardy-Weinberg定律和数量遗传性状研究等概念。

　　研究方法学：制订收集数据的活动(如何、何时、何地等)的过程。

　　实践范围：遗传咨询师是医学遗传学科或其他专科/亚专科(包括肿瘤科、神经科、心脏病学、妇产科和妇科等)的医疗团队的成员。他们经过独特的培训，可以为遗传病患者或可能面临这些疾病风险的个人和家庭提供信息、咨询和支持。遗传咨询的实践范围是通过合作关系进行的，合作对象有临床遗传学家和其他医师以及其他相关的医疗保健专业人员，例如护士、医师和社会工作者。

　　研究设计：医学和流行病学研究的试验和实验规划。研究设计可以是定性、定量、描述性(例如，病例报告、病例系列、调查)、分析观察性(例如，横断面、病例对照、队列研究)和/或分析性实验(随机对照试验)。

　　来源：遗传咨询鉴定委员会。遗传咨询师实践能力；2015年。于2017年11月22日访问，网址为 http：//gceducation.org/Documents/ACGC%20Core%20Competencies%20Brochure_15_Web.pdf。

　　© 2015年遗传咨询咨询委员会

附录 B　NSGC 伦理规范

《NSGC 伦理规范》旨在阐明和指导专业人员的行为,以期实现该行业的最佳目标和价值观。

前言

遗传咨询师是经过专业教育、培训,具有医学遗传学和咨询经验的健康专业人员。美国国家遗传咨询师协会(NSGC)是遗传咨询行业的领导者、权威机构和倡导者。通过这一伦理规范,NSGC 陈述了其成员应具有的伦理责任。希望 NSGC 成员了解其专业行为的伦理意义,遵守本规范中的伦理准则。

介绍

伦理规范是试图阐明和指导专业人员行为的文件,以便最佳地实现该行业的目标和价值观。NSGC 伦理规范基于遗传咨询师与自己、咨询者、同事和社会之间的独特关系。该规范分 4 节对上述关系做了解释,并对这些关系的核心价值和特点进行了阐述。这些核心价值来源于自主、仁慈、无害和公正的伦理原则。这其中也包括了忠实、真实、诚实正直、尊严和责任的职业原则。

没有一套指导原则可以适用于所有情况,尤其是不同的价值观存在冲突时。在某些方面,仍然存在一些模棱两可的地方,遗传咨询师可根据遇到的实际困难做出最佳选择。

第一节:遗传咨询师自己

遗传咨询师重视自身以及彼此之间的专业水平、技能、诚实正直、客观性、准确性、尊严、责任和自尊。因此,遗传咨询师致力于:

1. 寻找并获取给定情况下所需的均衡、准确和相关的信息。
2. 继续接受教育和培训,与有关遗传咨询实践的指南、法规、立场声明和标准同步。

3. 在专业实践范围内工作,并认识到自己的知识、专长和技能的局限性。

4. 准确体现自己的经验、技能和资历,与学位、资质认证、执照和相关培训相符。

5. 确定并遵守机构和专业利益冲突准则,并建立机制来避免或管理这些实际存在或被视为存在的利益冲突。

6. 识别并向相关方披露可能干扰或影响专业判断或客观性的情况,或导致实际存在或可能存在的利益冲突的情况。

7. 确保机构或专业特权不被用于谋取私利。

8. 对自己的身心健康负责,根据需要寻求专业帮助。遗传咨询师自身的身心健康可影响专业判断和咨询表现。

第二节:遗传咨询师与其咨询者

咨询师与咨询者关系的基础是关怀和尊重咨询者在临床和研究互动中的自主性、个体性、幸福以及自由的价值观。因此,遗传咨询师致力于:

1. 排除个人利益或偏见,在其执业范围内为咨询者提供遗传咨询服务,并根据需要将咨询者推荐给相关有资质的专业人员。

2. 理清、界定其专业角色和与咨询者的关系,披露任何实际存在或可能存在的利益冲突,对其服务进行准确的描述。

3. 不管咨询者的能力、年龄、文化、宗教信仰、种族、语言、性取向和性别认同如何,为咨询者提供遗传咨询服务。

4. 为咨询者提供或解释必要的事实,并阐明替代方案和预期的后果,使咨询者能够做出非胁迫性的知情决策。

5. 尊重咨询者的个人信条、意愿、境遇、情感、家庭关系、性取向、宗教信仰、性别认同和文化传统。

6. 如果遗传咨询师的个人价值观、态度和信条可能妨碍其为咨询者提供咨询服务,需将咨询者介绍给其他遗传咨询师或其他有资质的专业人员。

7. 严守咨询者保密信息和个人可识别医疗信息的隐私性和安全性,除非咨询者自己发布或法律要求予以披露。

8. 避免为了个人、职业或机构获利利益而利用咨询者。

第三节:遗传咨询师与其同事

遗传咨询师与其他遗传咨询师、实习生、员工、雇主和其他专业人员的职业关系建立在相互尊重、关爱、协作、忠诚、诚实和支持的基础上。因此，遗传咨询师致力于：

1. 分享他们的知识，并为其他遗传咨询师、员工、实习生和同事的职业发展提供辅导和指导。
2. 尊重同事实习生和其他专业人员的知识、观点、贡献和专长领域。
3. 鼓励同事的道德行为。
4. 确保他们负责管理的同事承担与其知识、经验和训练相匹配的工作。
5. 与实习生、员工、雇主和同事保持适当的界限以避免利用和被利用关系。
6. 仅对他们实际完成或参与的工作承担责任和接受荣誉。
7. 合理地认可他人的工作和贡献。
8. 使雇主知晓《NSGC 伦理规范》中规定的遗传咨询师的伦理义务。

第四节：遗传咨询师与社会

遗传咨询师与社会的关系包括关注和参与旨在推动社会福祉以及促进遗传和医疗服务的活动。这些关系基于真实性、客观性和完整性的原则。因此，遗传咨询师个人或通过其专业组织致力于：

1. 推行旨在防止遗传歧视的政策，反对利用遗传信息进行歧视。
2. 为雇主、决策者、付费者和公务人员提供可靠的遗传咨询信息和专家意见。在公开谈论这些问题时，遗传咨询师应注意区分其陈述和意见是否代表私人或是雇主或是专业学会。
3. 参与公众遗传学教育，为其介绍科技进展在遗传学的应用和对社会的潜在影响。
4. 推行符合伦理规范的遗传学研究政策。
5. 遵守适用的法律法规。当此类法律与专业原则相冲突时，遗传咨询师应努力促其修改，使其向有利于公众利益的方向发展。

来源：美国国家遗传咨询师协会 1/92 版；修订记录 12/04、1/06、4/17。https：//www.nsgc.org/p/cm/ld/fid＝12。